干燥综合征中医治疗
理论与实践

董振华◎著

人民卫生出版社

·北 京·

图书在版编目（CIP）数据

干燥综合征中医治疗理论与实践 / 董振华著 .
北京：人民卫生出版社，2025.1. -- ISBN 978-7-117
-37244-2

Ⅰ. R259.932

中国国家版本馆 CIP 数据核字第 20251ZY858 号

人卫智网	www.ipmph.com	医学教育、学术、考试、健康，购书智慧智能综合服务平台
人卫官网	www.pmph.com	人卫官方资讯发布平台

干燥综合征中医治疗理论与实践
Ganzao Zonghezheng Zhongyi Zhiliao Lilun yu Shijian

著　　者：董振华
出版发行：人民卫生出版社（中继线 010-59780011）
地　　址：北京市朝阳区潘家园南里 19 号
邮　　编：100021
E - mail：pmph @ pmph.com
购书热线：010-59787592　010-59787584　010-65264830
印　　刷：北京顶佳世纪印刷有限公司
经　　销：新华书店
开　　本：710×1000　1/16　印张：18　插页：2
字　　数：304 千字
版　　次：2025 年 1 月第 1 版
印　　次：2025 年 2 月第 1 次印刷
标准书号：ISBN 978-7-117-37244-2
定　　价：89.00 元

著者简介

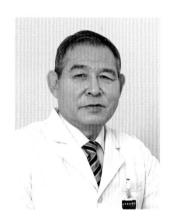

董振华，男，北京协和医院中医科主任医师、教授，著名中医学家祝谌予教授学术经验继承人、国家中医药管理局首批全国优秀中医临床人才，第五批全国老中医药专家学术经验继承工作指导老师，北京市首都名中医，第六批北京市中医药专家学术经验继承工作指导老师。

现任世界中医药学会联合会风湿病专业委员会副会长、中华中医药学会风湿病分会顾问；曾任中华中医药学会理事、中华中医药学会风湿病分会副主任委员、北京中医药学会风湿病专业委员会副主任委员、中华中医药学会内科分会常务委员、世界中医药学会联合会内科专业委员会常务理事等。

1978年毕业于北京中医药大学，于北京协和医院从事医疗、教学和科研工作四十余年，临床经验丰富，擅长应用中医、中西医结合方法诊治多种疑难病症，尤其侧重于风湿免疫病（干燥综合征、类风湿关节炎、系统性红斑狼疮、SAPHO综合征、儿童硬皮病等）、慢性肝病和妇科病研究。主编《祝谌予经验集》和《祝谌予临证验案精选》等医学专著五部，发表专业学术论文一百余篇。

王　序

干燥综合征是一种以外分泌腺受累为主的炎症性、全身性自身免疫病，常表现为口干、眼干等症状，此外还可引起肺、肾、血液、神经等系统性损害。有资料显示其患病率约为 0.7%，并有逐年增长的趋势。目前，中西医尚无特效药和根治的方法。

董振华教授长期执业于北京协和医院，在干燥综合征中医药治疗方面作了深入研究。四十余年来，他坚守"宁中不西""先中后西""中西并重""减毒增效""守正创新"的原则，坚持中西医有机融合、优势互补的方法，经不懈努力、钻研探索，诊治了数以千例患者，均获得满意疗效。近期他将多年之心得提炼升华并撰成《干燥综合征中医治疗理论与实践》一书，我先睹为快，受益匪浅。全书共计十二章，突出中医辨证，从寻找"切入点"入手，在"病证结合"处着眼，论药述方，严密精当，分析案例、综述文献，内容翔实，全面系统总结了以用中医药为主治疗干燥综合征的学术思想及临床经验，难能可贵。

我与董振华教授为同窗挚友，他是我的师兄，交往近四十五个春秋，感情深厚。他同时担任世界中医药学会联合会风湿病专业委员会副会长，在我主编"风湿病中医临床诊疗丛书"（中国中医出版社出版）时，他担任主审，夜以继日，认真审阅，耐心指导，其功不可没。

董振华教授是我国著名中医学家祝谌予先生的得意门生，他熟读经典，博采众长，勤于临床，为人谦和，淡泊名利，崇德敬业，学养深厚，品行高洁，堪称杏林楷模。

《干燥综合征中医治疗理论与实践》是董振华教授多年临床经验与心血的结晶，其匠心独运之处非常人所能及也，读之若明镜可鉴，思之可得解惑津梁。是书付梓面世，实为中医药界之幸事，诚医道同仁之至宝、干燥征患者之福音。感慨之余，不揣浅陋，爰为之序。

世界中医药学会联合会风湿病专业委员会会长、首都国医名师
王承德
2023 年 8 月于北京

张 序

祝贺董振华教授撰写的《干燥综合征中医治疗理论与实践》一书即将问世。这本书是董教授集四十余年的临床经验，从实践到理论再回到实践的总结，从中医角度阐述了干燥综合征发病机制，为中医治疗本病在理论方面奠定了基础，发挥了中医的优势，将使众多干燥综合征的病人得到更有效的中西医结合治疗。

干燥综合征早在一百多年前就已为西方医学所认知并被临床描述。1933年瑞典眼科医师 Henrik Sjögren 对此病进行了较详细的描述，后本病被命名为 Sjögren Syndrome（SS），可音译为"舍格林综合征"。这个疾病临床以口眼干为主要突出表现，在中国被形象地翻译成"干燥综合征"。

这个病以往被描述为少见病，往往继发于慢性活动性肝炎和类风湿关节炎。直到二十世纪八十年代，北京协和医院的张乃峥教授，做了有关干燥综合征的流行病学调查，才提出干燥综合征是一常见病，到二十一世纪初这一理念也为国际医学界所认可，干燥综合征是一种与类风湿关节炎患病率类似的病。进一步研究，发现干燥综合征常常与自身免疫性肝病及类风湿关节炎重叠，而不是继发于这两个疾病。由于这些新的认识，使得干燥综合征在医学中得到了更多的关注及研究，并制定了有关干燥综合征的诊疗指南。尽管如此，对干燥综合征认识仍远远不够，无论是发病机制，还是治疗，特别是治疗学上进展缓慢。对一些没有系统损伤的患者，目前仍然是以临床观察为主，出现系统和器官损伤的病例，也是以糖皮质激素加免疫抑制剂为基础进行治疗。虽然现在已进入以疾病致病通路为靶向治疗的时代，但是对于干燥综合征的药物临床试验，多没有达到预期目标，即使有效，效果也不尽满意。中医药是一个伟大的医学宝库，中医有自己完整的理论及治疗药物。因此发挥中医的优势治疗干燥综合征成为一条应该积极探索的途径。

《干燥综合征中医治疗理论与实践》一书是笔者见到的第一部有关干燥综合征的中医专著。全书用中医的理论解释干燥综合征的病因、发病机制，在治疗上根据患者受累的系统器官辨证论治，制定不同的治疗方案，这符合对自身免疫性疾病治疗要个体化的原则，发挥了中医药的独特优势。同时作者把自己几十年对干燥综合征治疗的经验总结成方，无私地奉献给医学界的精神值得称赞，这一书籍问世将会有助于我们对疾病的研究。

我是一个西医学医师，做干燥综合征基础与临床研究整整三十年，我深切体会到干燥综合征发病的复杂性，在当下的临床治疗中也存在诸多问题及不尽如人意的地方。我希望能有越来越多有效治疗干燥综合征的新方法，解除广大病人的痛苦。

真诚感谢董振华教授，为我们实现这一目标作出的贡献。

中国医师协会住院医师规范化培训专业委员会内科委员会主任委员

北京协和医院风湿免疫科教授

张奉春

2023 年夏于北京

前　言

医道之难，难在辨证。中医古籍，以证言病，多以证候为病名，故后人常谓中医不知病也。忆及二十世纪八十年代初，余初闻"干燥综合征"之病，亦觉茫然。细究其症，思辨其证，循中医"燥证""痹证"思路，遵养阴润燥、蠲痹通络治法，虽有得心应手之处，然尚未能十全。

中西医各有所长，中医讲辨证，西医讲辨病，然中西医有机融合、优势互补，把握"宁中不西""先中后西""中西并用""减毒增效"的原则，不失为吾辈上策。干燥综合征是一种全身性、难治性的自身免疫性疾病，不仅侵犯外分泌腺，还可累及多个系统，造成多脏器损害，严重影响患者的生活质量。实践证明，中医治疗干燥综合征，在缓解症状、稳定病情、提高生活质量方面，特色突出，优势明显。中医风湿病前辈房定亚老师提出的"先辨病，后辨证，病证结合再议治，治以专病专方"的诊治思路，非常切合临床实践与理论提升的需求，一语中的，值得效仿。

随着时代进步，医学知识普及，很多患者以干燥综合征西医病名来就诊，对医疗质量要求颇高。中医诊治不能墨守成规，首先要借助现代检测手段以明确诊断，判断病情活动与进展、有无系统受累等状况，然后运用中医理论，针对不同证候类型辨证治疗。既要使其主观症状缓解或消除，还要达到客观指标稳定和好转，使患者保持良好的心态，像健康人一样生活、学习和工作，何乐不为？

现代认为干燥综合征属于异质性疾病之一，由于病因、遗传素质不同，其发病机制、病程各异，临床表现的轻重、类型、治疗反应、预后也各不相同。患者临床表现多样，常以系统性受累为首发症状，唾液腺和泪腺受累所致口干、眼干反而易被忽略，部分还同时合并其他非风湿病的疾病，在疾病发展过程中病情变化多端，主次难分，治疗远非一法、一方、一药治疗所能及。近年西医精准医学受到热捧，强调个性化医疗，其与中医"因人制宜"治则可谓殊途同归。临证之时，不可孤立地看待疾病，而要考虑到患者的禀赋、性别、年龄、生活环境等差异，遣方用药。中医治病有常法，亦有变法。常法循辨证论治之一般规律，变法则根据治疗过程中的病机、证候变化，随之而变。即仲景先师所云："观其脉证，知犯何逆，随证治之。"知常达变，圆机活法，方为上工。

余究心干燥综合征四十余载，诊治患者数以千计，很多来自全国各地。虽有愚见，揣摩再三，不敢贸然成篇，但当闻及患者的乞求陈述，深感其痛苦与无奈，也从同仁们求知的眼神里读懂了他们的探索与希企。为此沉思良久，乃焚膏继晷，查阅文献，整理资料，稿凡数易，历时五载，集腋成裘，遂成是书，奉献给同道。

是书以病名为纲，以辨证为目，力求纲举目张，宗旨正要，提纲挈领，条分缕析。先抓住切入点剖析病情，又将临证心悟，独立成章，阐发心知；每因病情复杂多变，尤恐歧路迷津，次第以损及之系统，受累之脏腑，梳理出辨证治疗法则，一一条陈，审证求因，随证应对，有的放矢，切中肯綮，并附以病案佐证，可资参考；继而谨遵师教，谋出药对二十，实乃经验之谈；再续名方三十首，以演其法制规章；结篇不避续貂之嫌，补备先贤古训、现代研究、护理调摄及转归预后，欲期万全。框架初觉完美，执笔方知艰辛，学亦难，说亦难，附纸着墨难之又难。本编所及，皆思虑偶得，多系经验；隙窥管见，务实结集，不敢以精专自诩，恐贻笑于大方之家。

本书编撰期间，承学棣宣磊、王景、刘伟、杨梅帮助收集临床资料、整理文献，一并致谢。书中如有差讹及识见未到者，敬请指正。

董振华

2023 年 8 月于北京

目　录

第五章　**干燥综合征多系统受累的中医治疗**

第六章 **儿童干燥综合征的中医治疗**

第七章 **干燥综合征常用经验对药**

第八章　干燥综合征常用方剂

第九章　中医古籍有关干燥证、 燥病的论述

第十章　中医药治疗干燥综合征研究进展

第十一章　干燥综合征的饮食调养

第十二章　干燥综合征的护理与康复

第一章

中医治疗风湿病的切入点

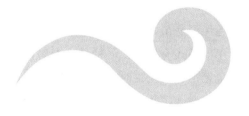

　　风湿病学是一门既古老又新兴的学科。中医对风湿病的认识历史悠久，将其归属于"痹证""痹病"的范畴。两千多年前成书的中医经典《黄帝内经》（以下简称《内经》）中，多处都有痹证或痹病的记载，尤其是《素问·痹论》，对痹证的成因、分类、症状及转归、预后等均进行了系统而精辟的论述。东汉张仲景《金匮要略》则首次提出"风湿"这一病名，以后经过历代医家在临床实践中不断补充，逐步形成了中医系统的痹证理论，积累了丰富的治疗经验，其中对部分病症的描述与现代风湿病非常贴近。近年来，随着西医免疫学、免疫组化学、分子生物学等研究的飞速发展，中医对风湿病的认识也在逐步深化，显示出其独特的防治优势，中医风湿病的队伍不断发展和壮大，中医药治疗风湿病的疗效在逐步提高，理论认识也不断深入。笔者从事中医药临床治疗风湿病 40 余年，深感中医在风湿病诊治方面还存在着某些问题和不同见解，有必要做进一步的探讨和商榷。

一、 辨证与辨病相结合

　　这是目前中医诊治风湿病最常用的方式之一，已经形成中医或中西医结合临床医师的共识。主要模式有两种：一种是在西医诊断的前提下，不拘束于西医病名，进行辨证论治，在论治时将西医诊断和中医辨证结合起来。另一种即辨证分型论治，对西医诊断明确的疾病按中医理论进行辨证分型，制定相应的治疗方案。两种模式各有优劣：

　　前者保留了中医的思维方式，遣方用药更能体现个体化治疗的特点，但不利于总结出对某些风湿的辨证规律。

　　后者在西医辨病的病名下划分几种中医的证型遣方用药，固然容易掌握和学习，但违反传统中医的思维方式，使辨证论治理论僵化或教条，影响临床疗效的发挥，主要存在以下六个方面问题：

　　——多数风湿性疾病属于疑难病症，其症状复杂、重叠、多变；病情迁延、反复、难愈。尤其是弥漫性结缔组织病如类风湿关节炎（RA）、系统性红斑狼疮（SLE）、干燥综合征（SS）、系统性硬化症（SSc）、皮肌炎（DM）、混合性结缔组织病（MCTD）、原发性胆汁性胆管炎（PBC）、系统性血管炎等所累及的器官和系统性损害非常广泛，包括肾脏、肺脏、血液、神经、心脏、消化、内分泌、关节、肌肉、皮肤、口腔、眼睛等，从中医辨证角度分析，病机复杂，证候繁多，治疗棘手。

——弥漫性结缔组织病除了出现多系统受累、多器官损害之外，另一种情况是几种疾病的重叠，如 SLE+SS、RA+SS、SS+PBC+甲状腺功能减退、SSc+PBC 等，诸如此类，中医辨证可以辨出多种证型的叠加，寒热错杂，虚实互见。如气阴两虚兼见湿热阻络、肝肾不足兼见痰瘀互结等复合证型，甚至三种以上的不同证型出现在一个患者身上，很难用单一的证型概括。我们曾对 200 例 SS 患者中医证型特点研究，发现单证型者 32%；复合证型者 53%[1]。提示 SS 以复合证型为主，而以阴虚血瘀证最为多见。

——风湿病的中医证型在发生、发展和治疗过程中可以转化，并不是一成不变的。同一种风湿病在不同的发展阶段，可以出现不同的证型；而不同的风湿病在其发展过程中又可能出现同样的证型。如 RA 急性活动期辨证可能是热毒、湿热痹阻，而在缓解期则常见气血亏损、肝肾不足或痰瘀互结等证型；SLE 的急性发作期多为气营热盛或气血两燔证，转为慢性缓解期时多为阴虚内热证或脾肾阳虚证。再如无论是 SLE、皮肌炎还是成人斯蒂尔病等，在高热不退发斑发疹时均可出现热入营血证或气血两燔证。

——人体是一个整体，部分风湿病患者同时患有如糖尿病、高血压、甲状腺功能亢进、更年期综合征等非风湿性疾病，这些疾病的证候与风湿病的证候共同出现在同一个体身上，究竟应该从哪个病症确定中医的证型？近年来，医学界提出所谓"多病共存"（简称"共病"）的概念[2]，即多种慢性疾病共同出现于同一个体。风湿病的共病一般定义为：某原发病患者存在与其原发病相关的其他疾病情况，但不包括该原发病的系统表现。张旭飞[3]等分析 128 例 RA 患者共病的临床特点，发现有 101 例存在着共病情况，患病率为 78.91%。依次为骨关节炎、高血压、高脂血症、心血管疾病、脂肪肝、糖尿病。其发生频率高、病种分布广泛，值得引起重视。

——中医临床在治疗风湿病的同时，多数情况下不可避免地会应用西药，如糖皮质激素、非甾体抗炎药（NSAIDs）、病情缓解抗风湿药（DMARDs）类药物等，这些西药的治疗效应或毒副作用或多或少会影响疾病本来的中医证型，使其原貌发生变化，疾病也就不可能完全按照中医病症自身的变化规律发展和演变。如应用大剂量糖皮质激素治疗后很多患者早期会出现阴虚火旺、毒热蕴结等证候；应用来氟米特、雷公藤制剂等，部分患者可能发生肝损伤，除了肝功能异常，还出现乏力、纳差、腹胀甚或黄疸等脾虚湿热的证候，此时就不能按照某个具体风湿病的证候分型治疗。

——在某些西医仅仅是根据实验室指标异常确诊的风湿病，患者没有明

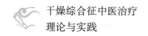
显的临床表现，或症状不典型，甚至无证可辨，如果用中医的辨证分型标准则无法收录其中。比如某些 SLE、SS 早期或未分化的结缔组织病等。仅仅是通过化验检查出 ANA 阳性，或抗 SSB 阳性等，无法辨证分型。

辨病必须以中医辨证为基础，脱离了中医的辨证理论，不用中医的思维方法去辨病，就丢失了中医的特色。反之，完全依靠中医辨证，在诊断和治疗上不参考现代西医的标准与方法，也会阻碍中医学术理论的发展，使之难以和现代西医风湿病的认识接轨，甚至会出现医疗差错或事故。

随着医学媒体的传播、医疗知识的普及，目前很多患者都能够了解和掌握西医的部分知识。笔者认为，从事中医风湿病的医生仅仅作为一名纯中医，不去参照西医的诊断和辅助检查，是不符合时代要求的。2013 年初夏笔者曾治疗北京高中毕业生某女，当年正值高考，成绩也名列前茅，夜以继日复习功课。3 月初高热 1 周伴关节疼痛，以为是普通感冒，经慕名请一中医治疗 1 月余，发热仍不退，继之出现皮肤红斑，仍不去正规医院诊治，直至出现神志障碍，方到北京协和医院急诊，确诊为狼疮性脑病，因救治及时，转危为安，以后到我的门诊继续中西医结合治疗，病情趋向缓解，第二年顺利考上大学。因此只有辨证与辨病有机结合，中西医互参，才能扬长抑短，取得疗效。

二、 风湿病辨证论治的方法

辨证论治是中医的精髓，多数教科书是这样描述的："辨证就是根据四诊所收集的资料，通过对患者的症状和体征进行分析、综合，辨清疾病的病因、性质、部位，以及邪正之间的关系，最后判断为某种证候。论治就是根据辨证的结果，确定相应的治疗方法"。这种教科书式的辨证论治方法目前已成为现代多数中医"规范"的诊疗程序或临床途径。但在临床实际中，按照这种方法进行辨证论治，在某种情况下有时疗效并不满意。有鉴于此，笔者推崇和临床常用以下四种辨证论治的方法。

（一） 抓主症

许多有经验的老中医，治病常常是抓几个主要症状就处方用药，称为"抓主症，对症用方"，如胡希恕、刘渡舟、印会河、路志正等诸前辈。张琪教授认为"辨证抓主症理论"是对中医"辨证论治"理论体系的继承和升华,是指导临床治疗的创新性中医理论学说[4]。辨证的实质主要就是识别主症,只有准确地识别主症,才能了解和掌握疾病的本质,制定准确的治疗方案。抓主症的同时,还必须兼顾次症、兼症。主、次症兼顾,也是为了更好地治疗主症。

中医治疗风湿病同样要抓主症和主要矛盾,突出治疗的重点。如遇到RA 的患者,只要是关节红肿热痛伴有舌苔黄厚腻,辨证为湿热阻络者,治疗以清热利湿、消肿止痛为主,均用加减木防己汤或宣痹汤等化裁;pSS 患者以反复的腮腺肿痛、发热、舌红苔黄燥等为主要见症,辨证为热毒蕴结,伤阴化燥者,治疗均以清热解毒、生津润燥、软坚散结为主,用升降散合普济消毒饮、增液汤等加减;结缔组织病(CTD)合并肺间质病变,只要是气短不足以息,动辄加重,脉弱无力,属于肺肾两虚、大气下陷者均可用升陷汤加味治疗。

(二) 方证辨证

笔者随师临证抄方时,看到老师在辨证之后,经常是选用某个古代名方或经典方为主,再根据患者的具体病情不同而随证加减,每获良效。我们阅读古今医案,发现多数前贤名家也是应用这种辨证方法治病的。业师祝谌予[5]教授尝云:"自后汉张仲景以降,历代医家之名方都是经过临床反复验证、极为有效之剂,组方严谨,用当通神。我们应当向古人学习,细心体会和揣摩其组方之理。运用《伤寒》《金匮》诸方时要结合现代病症,使古方有新意,即所谓'古方今用',如果我们有古人现成验方即可'拿来'就用,又何必每见一病即毫无章法、凑药成方呢?我们也可以组方,都是从临床实践中而来……但绝不是'大撒网'式的处方,所以我们作为良医,应善用方,善组方。"可以说,辨证立法是处方的总原则,所谓"方从法出,法随证立"。

处方对其主治病症、病机具有高度针对性,通常被表述为"方证辨证""方证相关"或"方证对应"。方证辨证是一种独特的辨证模式,所谓方证,是指与某个方剂具有良好对应关系的病症。而方证辨证就是根据方剂的主治脉证判断是什么证候,从而做出以方为名的证候诊断结论的过程。张仲景《伤寒杂病论》有"桂枝证""柴胡证"等名称,就是以方名证的范例。这些方剂不是随意凑药之方,而是经方、名方、验方,同时也是"有是证即用是方"的"活方"。

方证辨证操作简捷方便，可以简化辨证思维的复杂过程，精确高效，具有很强的可行性。因为无论经方还是时方都是前人临床实践的经验总结，有极高高的实用价值。对于那些诊断尚不明确或无特殊疗效的疾病，不必探明病因病理，不必明确其诊断，只要抓住主症，就可辨明某一方证，找到相关的治疗方剂，取得满意的疗效，与抓主症治疗有异曲同工之妙。

如《备急千金要方》的独活寄生汤、犀角地黄汤、苇茎汤三方：独活寄生汤方证是肝肾不足、气血两亏感受风寒湿痹，但凡 RA、OA、AS、坐骨神经痛等辨证符合均可应用；犀角地黄汤的方证是血热妄行，可治疗 CTD 合并血小板减少、皮肤血管炎、过敏性紫癜、抗磷脂抗体综合征之血栓形成以及成人斯蒂尔病热入营血之斑疹、高热不退；苇茎汤的方证主要是湿热、痰热壅肺或热腐成痈，常用治疗 CTD 肺间质病变合并肺部感染、支气管扩张合并感染及长期服用糖皮质激素引起的真菌感染性的鼻窦炎等。

（三） 合方治疗

合方是指由两首或两首以上的成方组合后进行应用，是中药方剂应用的一种特殊形式。合方所针对的是临床上病因病机及证候错综复杂、难以用单一方剂治疗的疾病和情况。合方之后，不仅能拓展方剂的治疗范围，而且可以产生新的治疗作用。焦树德教授擅长用合方治病，笔者曾经在《学习焦树德教授三合汤、四合汤治疗胃脘痛经验的启示》[6]一文中做过介绍。

风湿病尤其是弥漫性结缔组织病，大多属于证情复杂、多脏腑同病、寒热虚实兼见、难以用单一成方治疗的疾病，更适于合方治疗。实践证实，很多古代名方的合方组成后对现代风湿病均有较好的疗效，如柴胡桂枝汤（小柴胡汤与桂枝汤的合方）治疗肝胆气郁、营卫不和的风湿性多肌痛、纤维肌痛综合征（FMS）、SS 伴关节疼痛；双合汤（导痰汤与桃红四物汤的合方）治疗痰瘀互结的 RA 关节肿痛、畸形或 CTD 引起周围神经损害的肢体麻木；温清饮（四物汤与黄连解毒汤合方）治疗血热蕴结的口腔溃疡、皮肤结节、激素性痤疮；清瘟败毒饮（白虎汤、黄连解毒汤与犀角地黄汤的合方）治疗气血两燔的 SLE、皮肌炎急性活动期；八珍汤（四君子汤与四物汤合方）治疗 CTD 血液系统受累所致气血两虚的血象低下；知柏地黄丸合萆薢分清饮治疗 CTD 合并泌尿系感染反复发作；滋水清肝饮（丹栀逍遥散与六味地黄丸合方）治疗阴虚肝郁的 CTD 自身免疫性肝病等。只要在辨证论治的前提下应用，都能取得一定疗效。

（四） 专病专方

清代医家徐大椿《兰台轨范·序》指出："欲治病者，必先识病之名，能识病名而后求其病之所由生，知其所由生又当辨其生之因各不同，而病状所由异，然后考其治之之法，一病必有主方，一方必有主药。"认为不同的疾病因其病因病机不同，病状有异，故治法、主方、主药必然不同。当然，这里的病是指诸如"消渴""臌胀""肺痈""痰饮"等中医病名，尽管与现代西医病名有所不同，但确实强调了辨病论治的重要性。

岳美中[7]教授在论述辨证论治时曾说："某病以某方主之，即为专病专证专方，某病症'可与'或'宜'某方，是在辨证之下而随宜治之之意"。房定亚教授治疗风湿病提出了"先辨病，后辨证，再议治，以专病专方专药"的见解[8]，值得我们学习和提倡。风湿病既然是一类疾病，中医论治时首先应明确西医的诊断，并以国际分类（诊断）标准为依据。疗效判定不但要达到主观症状的缓解，同时也要有实验室指标的改善，这样既辨病又辨证，有利于探讨中西医结合治疗途径及中西医之间进行交流和沟通。

房定亚教授认为，"专方专病"理论是建立在辨病与辨证相结合的基础之上的，"专方专病"的初始阶段恰源于辨证论治，一旦形成了"专方专病"，就发展了辨证论治。房定亚教授治疗风湿病经验的专方专病主要有：四妙消痹汤（四妙勇安汤加白花蛇舌草、青风藤、萆薢、山慈菇、蜈蚣、干地黄、白芍、土茯苓）治疗 RA 活动期；解痉舒督汤（葛根、白芍、生甘草、威灵仙、生薏苡仁、川牛膝、生黄芪、钩藤、蜈蚣）治疗 AS 脊背僵硬疼痛；甘草解毒汤（四妙勇安汤加炙甘草、清半夏、黄芩、黄连、党参、赤小豆、生姜、大枣）治疗白塞综合征的口腔溃疡等。

笔者临床也摸索出部分风湿病的专方：五子衍宗丸加味治疗 SS 合并肾小管酸中毒；《太平惠民和剂局方》甘露饮合升降散治疗 SS 的口干、腮腺肿痛；甘草泻心汤或温清饮加减治疗白塞综合征引起的口腔、生殖器溃疡；黄芪桂枝五物汤加味治疗产后身痛；验方"三两三"合柴胡桂枝汤治疗 SAPHO 综合征；升陷汤加味治疗 CTD 合并肺间质性病变等。

三、 中药的减毒增效

中西药物联合治疗，中药可以减轻或拮抗西药的毒副作用，并且能提高疗效，称之为"减毒增效"。不能否认，大剂量糖皮质激素的冲击疗法，以及应用免疫抑制剂等，确实挽救了许多危急重症风湿病患者，使死亡率和致残率得以明显下降，生存期延长。但同时不可避免地会产生一些毒副作用。因为激素或免疫抑制剂虽然抑制了异常的免疫反应，同时也可导致正常免疫功能的低下。如大剂量或长期应用糖皮质激素引起的库欣综合征、痤疮、感染、类固醇糖尿病、无菌性股骨头坏死等；NSAIDs类药物导致消化系统损害的溃疡、出血以及肾损害；来氟米特、雷公藤多苷引起的肝损伤；环磷酰胺导致的卵巢功能减退、闭经、诱发膀胱癌等，都可以同时服用中药治疗，发挥减毒增效的作用。

糖皮质激素长期应用后，由于反馈性抑制了垂体-肾上腺皮质功能，引起糖、蛋白质、脂肪以及水、盐代谢亢进，早期可出现面红升火、多食易饥、心烦失眠、痤疮多毛等阴虚阳亢症状；而在减停激素后又可有情绪低沉、怕冷乏力、夜尿频数等阳气不足的表现。因此多数学者认为激素类药物助阳生热，属于阳刚之药，久用有伤阴耗气之弊。如何在撤减激素同时又能保持其治疗效应，抑制或减轻病情的反弹，可以根据激素治疗的不同阶段进行中药干预，早期宜用滋阴清热药，病情缓解或撤减阶段宜用温阳益气药，目前已达成中西医联合治疗的共识。

中医有许多能促进肾上腺皮质激素或类糖皮质激素分泌的药物和方剂。常用滋阴药如生地黄、熟地黄、知母、龟板，温阳药如淫羊藿、巴戟天、补骨脂等。部分中药还有拮抗皮质激素副作用的效果。范永升教授[9]等从毒瘀虚论治SLE，应用解毒祛瘀滋肾方（升麻、炙鳖甲、青蒿、干地黄、白花蛇舌草、积雪草、赤芍、薏苡仁、佛手、炙甘草）加减观察对激素治疗SLE不同阶段的增效减毒效果。通过多中心、大样本的临床研究，证实该方案能提高SLE临床疗效，减轻激素等的毒副作用。另外，如清热解毒药具有良好的抗感染作用，尤其对于激素诱发的感染及感染再次加重，而无引起二重感染之弊；健脾补肾药可提高机体的抗感染能力；补肾活血可以防治激素导致的股骨头坏死。

NSAIDs和DMARDs联合应用后主要表现为对胃肠道及胃黏膜的损害，临床观察表明，健脾和胃中药可保护胃黏膜，减轻其对胃肠道的刺激。如吕菲菲[10]等对15例RA患者随机分为两组，治疗组用甲氨蝶呤、尼美舒利、甲泼尼龙加用中药升阳益胃汤；对照组加用泮托拉唑钠胶囊，疗程90天，结果治疗组胃黏膜损伤及上消化道症状发生率明显低于对照组（$P<0.05$），

两组治疗前后 ALT、ESR 及 CRP 比较，治疗组明显好于对照组（$P<0.05$），认为升阳益胃汤能有效防治 RA 治疗过程中出现的消化系统副作用，同时对 RA 在改善症状、控制疾病进展等方面具有较好的疗效。此外，临床发现甘草配伍雷公藤，能加速雷公藤甲素等成分的代谢转换，降低毒性；配伍白芍能够减少肝损伤[11]。药理研究证实，中药凤尾草能显著降低雷公藤甲素毒性，对雷公藤甲素所致的肝损伤有很好的保护作用，并且对雷公藤甲素的免疫抑制活性和抗炎镇痛作用基本无影响[12]。

笔者临床也常用知柏地黄丸加味治疗糖皮质激素引起的库欣综合征；温清饮合五味消毒饮加减治疗痤疮；四二五合方加减治疗环磷酰胺或雷公藤制剂导致的卵巢功能减退、闭经；升阳益胃汤或香砂六君子汤合平胃散治疗 NSAIDs 类药物消化道副作用；柴胡解毒汤、滋水清肝饮加减治疗抗风湿药物性肝损伤等。

曾治张某，女，48 岁。2015 年 6 月因"多关节肿痛伴晨僵 2 年，右膝关节反复积液半年"就诊。当时化验 RF 高滴度阳性，抗 CCP 抗体>1000U/ml，确诊为 RA。先用甲氨蝶呤（MTX）、雷公藤多苷、洛索洛芬钠片配合清利湿热活血通络中药治疗 3 个月，关节肿痛略有好转，复查 CRP28mg/L，ESR75mm/h。2014 年 11 月加生物制剂（注射用重组人 II 型肿瘤坏死因子受体-抗体融合蛋白）治疗 1 个月后关节肿痛和晨僵明显缓解，CRP 和 ESR 趋于正常，病情稳定，但继续用至半年病情反复，刻下多关节肿痛明显加重，尤其以右膝关节为著，晨僵，行走受限。复查 CRP 17mg/L，ESR24mm/h。中医辨证为湿热痹阻，治用加减木防己汤重用生石膏（先煎）120g，桂枝 15g，再加金银花 50g，生黄芪 30g，石斛 20g，苍术 15g，黄柏 10g，牛膝 15g，蚕砂 15g，白芥子 10g。服用 1 个月，关节肿痛明显减轻，晨僵和右膝关节肿痛消失，行动自如。复查 CRP 1.55mg/L；ESR 15mm/h。随访半年，未再反复。

四、 把握中医治疗风湿病的切入点

尽管目前在我国有为数不少的风湿病患者服用中医药治疗，并且取得了较好疗效，但在诊治方面仍然是西医占主导地位。这是因为现代风湿病是以西医命名的疾病，诊治标准都是由西医制定的。西医在诊断和治疗上针对性较强，多数病症均要求参考客观的化验指标，许多疾病制订了统一的疾病活动评价平台，因为仅仅症状的缓解并不意味着实验室指标恢复正常和病情得到控制。西药治疗某些疾病起效快，能迅速缓解病情，尤其在抢救风湿病危重症方面具有很大的优势，如大剂量激素冲击治疗狼疮脑病、肾病，血管炎；免疫抑制剂治疗 CTD 肺间质病变；生物制剂治疗 RA、AS、SLE 等。但西医也有很多不足之处，如过于关注客观检查结果的变化，不去关注患者本身主观感觉；重视大样本的群体而忽略个体差别；长期使用各种免疫抑制剂产生毒副作用，对于产后身痛、情志痹的认识不足等。

相对而言，中医防治风湿病注重人体自身内在机能状态的调整，中药对患者可进行多方位、多靶点的干预。在辨证上虽有优势而在辨病上则略显逊色，传统的望、闻、问、切的"四诊"方法也代替不了风湿病的化验指标或影像学检查。中医治疗风湿病的方药众多而重复性差，缺乏规范化和标准化研究也是亟待解决的难题。

风湿病患者寻求中医治疗一方面是对中医的疗效信任，更多的则是对西药（如糖皮质激素、免疫抑制剂等）毒副作用产生的恐惧心理，尤其是经过西药治疗后出现不良反应或疗效不理想。也有在应用西药治疗的同时，希望中西医结合减毒增效。简言之，所有的风湿病患者都可以服用中药治疗，我们应该对中医的疗效充满信心，关键是把握中医治疗风湿病的切入点，笔者认为以下几种情况更为适合：

——某些风湿病如 SLE、RA、SS、DM 等病情稳定且无内脏损害，疾病活动指标趋于正常的患者，可以单纯用中医辨证论治，改善临床症状，阻断或延缓病情发展。中药疗效虽缓慢却作用持久，副作用相对较小。

——某些西医疗效不理想或不确定的风湿，如纤维肌痛综合征、风湿性多肌痛、痛风性关节炎、自身免疫性肝病、妇女产后身痛可以单纯用中医辨证论治。

——多数风湿病可能是终身疾病，患者因长期的罹病和不间断的诊治，承受很大的精神负担和肉体痛苦，严重影响其生活质量。也有的患者畏惧糖皮质激素及免疫抑制剂带来的副作用，心理压力大，病情多次反复。经中药综合调理可以减轻心理压力，提高生活质量。

——部分患者经大剂量糖皮质激素及免疫抑制剂冲击治疗后，病情稳定在撤减的过程中，中药干预治疗一是可以顺利撤减激素，防止病情反跳；二是长期服用中药可以巩固疗效，防止病情出现复发。就是上述的减毒增效作用。

——对于风湿病的多系统损害如肺间质病变、肝功能异常、肾脏病变、血液系统受累、血管炎等中药都有一定的治疗作用，与西药联合应用可以控制病情，改善预后。有时经过多种西医的方法治疗无效后，长期坚持中医辨证论治，很可能收到意想不到的疗效。

曾治疗邵某，女，48岁。2011年8月因"多关节肿痛6年，双手掌红斑反复1年"就诊。外院化验抗中性粒细胞胞浆抗体（ANCA）、PR3阳性，拟诊为系统性血管炎，给予口服激素、免疫抑制剂治疗，患者拒绝，求治于中医。刻下伴有口眼干燥，乏力心慌，耳鸣多梦，大便干燥，辨证为气阴两虚、湿热痹阻，方用四神煎、四妙勇安汤、加减木防己汤、犀角地黄汤合方加减治疗，关节肿痛消退、手掌红斑明显缓解和控制。至今有10余年，ANCA一度阴性，一直没服用西药，红斑控制良好，病情稳定。

又治白某，女，38岁。2013年10月因"血小板减少伴皮肤紫癜反复发作2年"就诊。血小板最低时$2×10^9$/L；当地医院确诊为SS继发血小板减少。用甲泼尼龙40mg/d，羟氯喹、来氟米特等治疗后血小板恢复正常，但激素减量到12mg/d时即血小板即低于$30×10^9$/L。现服甲泼尼龙（甲泼尼龙）40mg/d、羟氯喹0.2g/d、来氟米特10mg/d，已1月余。今化验PLT $246×10^9$/L。柯兴氏面容，燥热汗出，动则加重，口眼干燥，大便不成形。舌体胖大有齿痕，苔薄白，脉沉细。嘱停用来氟米特片，激素递减。治用知柏地黄汤合犀角地黄汤加肿节风30g、卷柏、女贞子、旱莲草、石韦、炮姜炭各10g，生甘草6g。服药2个月，停用羟氯喹，甲泼尼龙减为8mg/d，血小板稳定在$212\sim258×10^9$/L。加减再服3个月，甲泼尼龙减为4mg/d，复查血小板$295×10^9$/L。嘱停用甲泼尼龙，单纯服用中药维持治疗，至今已3年，血小板$165\sim215×10^9$/L。病情稳定。

参考文献

[1] 宣磊，董振华，梁晓春，等．原发性干燥综合征中医证型特点的研究[J]．世界中西医结合杂志，2012，7（11）：975-977.

[2] 李振斌．关注风湿病的"多病共存"研究[J]．风湿病与关节炎，2018，7（3）：5-8.

[3] 张旭飞，李振斌，刁玉晓，等．类风湿关节炎共病的临床特点及危险因素分析[J]．风湿病与关节炎，2018，7（3）：13-16.

［4］ 李淑菊，张佩青，王今朝．张琪临证抓主证的经验分析 ［J］．辽宁中医杂志，2007，34（9）：1199-1120.

［5］ 董振华，季元，范爱平．祝谌予经验集 ［M］．北京：人民卫生出版社，1999：138.

［6］ 董振华．学习焦树德教授"三合汤治疗胃脘痛"经验的启示 ［J］．中国临床医生，2012，40（11）：868-869.

［7］ 中医研究院．岳美中论医集 ［M］．北京：人民卫生出版社，1978：1-2.

［8］ 唐今扬，周彩云，马芳．房定亚"病证结合、专方专药"学术理论与实践 ［J］．辽宁中医杂志，2017，44（8）：1589-1593.

［9］ 徐晨婷，余毅，李海昌，等．解毒祛瘀滋肾方加减对激素治疗系统性红斑狼疮不同阶段的增效减毒作用 ［J］．云南中医学院学报，2016，39（3）：68-71.

［10］ 吕菲菲，赵志勇，马玉琛．东垣升阳益胃法对类风湿关节炎治疗增效减毒作用 ［J］．医学研究与教育，2013，30（2）：26-29.

［11］ 褚克丹，苏晓宇，李煌，等．类风湿性关节炎治疗中雷公藤的减毒增效措施的研究现状 ［J］．中国实验方剂学杂志，2015，16（8）：208-212.

［12］ 刘建群，洪沁，张维．凤尾草对雷公藤甲素的减毒作用 ［J］．中国医院药学杂志，2010，30（6）：443-446.

第二章

干燥综合征的
病因病机

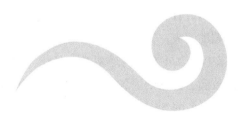

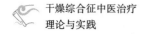

一、 病名探讨

中医古籍无干燥综合征病名的记载，现代多数医家根据其特征性的临床表现，经过理论梳理和临床探讨，分别将其归属于燥证、燥毒、虚劳、燥痹等范畴。

（一） 燥证

早期曾有专家根据 SS"燥象丛生"的临床特点将其归入燥证的范畴论治。《素问·阴阳应象大论》记载燥证具有"燥胜则干"的致病特点。金元医家刘完素在《素问玄机原病式》中补入《内经》病机十九条中"诸涩枯涸，干劲皲揭，皆属于燥"的燥证病机。清代喻嘉言《医门法律》认为"燥之为病，内感外伤宜分"，建议把内燥和外燥区别开来。其后林珮琴在《类证治裁》指出："燥有外因，有内因。因于外者，天气肃而燥胜，或风热致伤气分，则津液不腾，宜甘润以滋肺胃，佐以气味辛通；因乎内者，精血夺而燥生，或服饵偏助阳火，则化源日涸，宜柔腻以养肾肝，尤资血肉填补。"燥证一般在临床中分为外燥和内燥两类，外燥主要由六淫中燥邪直接侵犯人体，耗损阴津致病，内燥则因各种因素导致津液匮乏，精血枯涸化燥而成。文献报道，80%以上的 SS 患者可出现口眼干燥的表现，严重时口干无津，眼干无泪，咽干食困难，部分伴有皮肤干燥皲裂、大便干燥、妇女阴道干涩等，患者发病与季节无关，无外燥之表现，因此可从内燥论治[1]。笔者认为，SS 临床表现远不止于此，其起病隐匿、病程冗长、缠绵难愈，病变范围广泛，任何系统任何器官都可以累及，是一种全身性、系统性疾病，单纯以"内燥"命名实难以概括本病的全貌。

（二） 燥毒

燥毒之名，始见《素问·五常政大论》记载"太阴在泉，燥毒不生。"王冰注云："夫毒者，皆五行标盛暴烈之气所为也。"此处燥毒系指暴烈的燥气。名老中医付宗翰[2]最早提出以"燥毒"命名本病，认为主要致病邪气为燥邪，其程度及致燥之源均非六淫之燥邪可比，不仅具有"燥"的致病特点，也有"毒"的致病特点，参照中医理论中"邪盛成毒"的观点，以"燥毒"来命名本病。阴虚体质，感受燥邪，耗伤津液，或津血亏虚，日久蕴结成毒，故燥邪与毒邪致病的特点兼而有之。燥毒伤津，而阴虚更易致燥，两者互为因果。SS 所见腮腺反复肿大，鼻咽干燥，牙齿变黑脱落，目赤多眦，咽喉肿痛、溃烂，浅表淋巴结肿大，肌肤甲错，便秘尿黄，舌红干裂无苔这些症状很难用单一外燥或内燥解释，而具有毒邪性质。因此用燥毒命名本病，可能更全面地反映 pSS 病机特点及临床表现，有利于辨证论治。

（三） 虚劳

虚劳简称为"虚损劳伤"，是以脏腑元气亏损，精血不足为主要病理过程的一类慢性虚衰性病症的总称。病久体弱则为虚，久虚不复则为损，虚损日久则为劳，因此虚劳病症涉及的范围很广，总以病势缠绵、诸虚不足为特点，故《实用中医内科学》[3]将其归类于气血津液的病症。

SS 属于终身疾病，病程冗长，中医病因与先天禀赋不足、后天失于调养有关，病情发展中常出现多脏器、多系统的受累，尤其是合并血液系统受累如白细胞、血小板减少时，往往以气血两虚、脾肾不足的证候常见。早在二十世纪八十年代，赵丽娟[4]等就提出本病的病理变化不能仅用阴虚内燥来概括，应归属于虚劳的范畴。虚劳包括了许多慢性虚弱性疾病，患者表现为气、血、阴、阳的虚损，具有病程长、精神萎靡、整体机能低下等特点，随着病情的发展，可由一脏虚损导致多脏的虚损，SS 的很多临床特点与虚劳的病症符合。认为治疗应以气血阴阳为纲，以五脏虚证为目。近年来，也有学者[5,6]在治疗 SS 合并血小板或白细胞减少的情况下，持上述观点，认为应该从中医的虚劳论治本病。

（四） 燥痹

中医古籍并无燥痹之病名，《素问·痹论》中记载有："痹或痛，或不痛，或不仁，或寒，或热，或燥……其热者，阳气多，阴气少，病气胜，阳遭阴，故为痹热。"对于燥邪致痹的认识可以说是初见端倪。

明·张介宾《景岳全书》认为"诸痹者皆在阴分，亦总由真阴衰弱，精血亏损，故三气得以乘之，而为此诸证……是以治痹之法，最宜峻补真阴，使血气流行，则寒邪随去。若过用风湿痰滞等药，而再伤阴气，必反增其病。"提出补阴蠲痹的治法。近代名医章真如[7]将痹阻经络的内热，因阴虚而起，发为关节疼痛剧烈，患处不红不肿称之为阴虚热痹，其致病特点是"久治缠绵，痛处不红不肿，皮肤干燥，肌肉瘦削，痛如刀割，如虎咬，不能忍受，五心烦热……脉多细数，舌红，苔薄黄"。此描述类似于 SS 伴有关节、肌肉疼痛或合并 RA 的证候。叶天士《临证指南医案》指出："燥为干涩不通之疾。"提示燥病的成因与津液、血液流动相关，是津血的凝涩不通、痹阻而成。或因燥袭清窍，煎灼津液，或因津液不足，无以滋润，导致口眼、干燥；燥热炽盛，血液干枯，脉络瘀阻，四肢百骸、关节筋脉失于濡养，不荣则痛；或阴津亏虚，阴虚血燥，血运失畅而瘀结于内，不通则痛。

这种以因燥致痹，既燥且痹为特点的疾病可称之为燥痹，由路志正[8]教授 1989 年提出并命名。首见于《路志正医林集腋》，之后被《痹病论治学》《实用中医风湿病学》等采纳，得到中医风湿学术界的广泛认可，并沿用至今。

二、病因

（一）素体阴虚，化生内燥

先天禀赋不足，肝肾精血亏虚，津伤化燥是 SS 发病的内因。清·石寿棠《医原》云："六气伤人，因人而化，阴虚体质，最易化燥。"就是说体质因素可影响疾病的发生、发展与转归，这与现代医学所说 SS 发病机制具有遗传因素和易感性的认识是一致的。

清·沈朗仲《病机汇论》引朱丹溪语："燥是阳明之化，虽因于风热所成，然究其因，皆本于血虚，津液不足所致者为多，何也？阴虚、血虚则无以营运乎百体，津液衰则无以滋养乎三焦。由是百脉干涸，气道不利，邪热怫郁，而燥变多端矣。"阴虚体质，内有郁热，血中伏火，多从热化、燥化使津液匮乏，则脏腑孔窍、四肢百骸失于濡润而成燥；而素体阴虚津亏，更易受风、燥、热诸邪侵袭而损伤阴津，或感受风寒湿邪化热伤津成燥。即石寿棠所云"凡此燥病，多生于阴亏之辈、劳苦之人，夏月炎蒸，液为汗耗，水竭金枯，里气已燥，以燥感燥，同气相求，最为易易"。

干燥综合征 90% 见于女性，发病年龄高峰在 40~50 岁。经云："年四十，而阴气自半。"妇女本属阴体，以血为主。中年之后，肝肾精血渐衰，尤其年届七七，天癸渐竭，且经产、乳育之苦而耗伤阴血，阳盛阴虚，煎熬津液，如遇燥邪乘虚侵入，或湿邪热毒、风寒湿气入里化燥伤阴，故而易患本病。

（二） 正虚感邪， 蕴燥成毒

外感六淫之邪，或燥气偏胜，皆可致燥。清·孔尚任《会心录》曰："燥证有外因者，六淫之一也；有内因者，血液之枯也。"气运太过，阳明燥金司天，天行燥烈之气，燥气横逆，大地龟裂，沟河干涸，人身受之，致津亏液涸而发燥病。如《素问·至真要大论》曰："阳明司天，燥淫所胜，则木乃晚荣，草乃晚生，筋骨内变。民病左胠胁痛，……草焦上首，心胁暴痛，不可反侧，嗌干面尘，腰痛。"《素问·气交变大论》又曰："岁金太过，燥气流行，肝木受邪，民病两胁下少腹痛，目赤痛，眦疡，耳无所闻。肃杀而甚，则体重烦冤，胸痛引背，两胁满且痛引少腹……甚则喘咳逆气，肩背痛。"

六淫邪气，非独燥邪，其他五邪均可致燥。若遇"春初温升""夏热炎炎"及"秋深初凉，西风肃杀"之季或"久晴无雨，秋阳以曝"之时，或外感火热之邪，或风寒化热，或风热化燥，凡此种种，皆可伤津耗液，导致清窍失养，不能濡润筋脉关节、四肢百骸、脏腑，发为本病。对此清代喻嘉言《医门法律》阐发为："火热胜则金衰，火热胜则风炽，风能胜湿，热能耗液，转令阳实阴虚，故风火热之气，胜于水土而为燥也。"林珮琴《类证治裁》也说："天气肃而燥胜，或风热致气分，则津液不腾。"周学海在《读医随笔》中进一步发挥："风、寒、暑、湿、燥、火六淫之邪，亢甚皆见火化，郁甚皆见湿化，郁极则由湿而转见燥化。何者？亢甚则浊气干犯清道，有升无降，故见火化也；郁则津液不得流通，而有所聚，聚则见湿矣；积久不能生新，则燥化见矣。"

无论是时令燥邪侵袭，还是津血亏虚、内热伤阴化燥，或由金石药毒所伤，日久均可灼津炼液，蕴燥成毒，其导致的口眼干燥的严重程度远非一般燥邪致病所能解释，其病位之深，为害之甚，病变之广，非常符合"毒邪"致病猛烈、顽恶的特点，故称之为燥毒。由于燥毒炽盛，燔灼津液，清窍失润，脉络枯涩，以致五液俱伤，四肢、肌肉、筋骨，内及五脏六腑失濡，变证丛生。累及脏腑气血，可出现脏腑功能失调、气血运行失常等多系统损害的病变。

（三） 火热灼津， 亡阴失液

火为热之极，热为火之渐；火为阳邪，易伤津液；火热能致燥，燥气也

17

能化火。《易》曰："水流湿，火就燥""燥万物者，莫熯乎火。"《素问玄机原病式》指出："凡诸燥症，皆火灼真阴，血液衰少。"举凡嗜食辛辣炙煿、膏粱厚味，积热内蕴；或过服温燥之品，劫阴助热；或情志不遂，忧思恼怒，五志化火；或劳欲过度，肾精暗耗，虚火上炎，皆能熏蒸于内，灼伤阴津，发为本病，所谓"火气一燔，五液皆枯"。

又，误用汗吐下法后大量损耗津液，或温病后期亡阴失液；或反复慢性出血；或年高之体，精血内亏；或久病失养，精血耗伤，日久脏腑组织、四肢百骸不得滋养而成燥证，变证蜂起，病之根本在精血津液的亏耗。即"燥因血虚而然，盖血虚生热，热生燥是也"。清·李用粹在《证治汇补》中总结致燥之由为"大病而攻伐太过；或吐泻而津液顿亡；或饥饿劳倦，损伤胃液；或思虑劳神，心血耗散；或房劳太过，肾水干枯；或金石刚剂，预求峻补；或膏粱厚味，炙煿太多，皆能助火烁阴而为燥"。

（四） 阳虚气结， 气不化津

津液代谢有赖阳气之敷布，津液生成有赖于阳气之化生。柯韵伯谓："气上腾便是水……盖阴气凝结，津液不得上升，以致枯燥。治宜温热助阳，俾阴精上交阳位，如釜底加薪，釜中之水气上腾，其润泽有立至者……但枯燥有由于阴竭者，必须大剂濡养，如救焚然。故同一枯燥，而有阴凝、阴竭之分，二证霄壤，至宜细审，不可误也。"今阳虚气结津液无以转运输布，则阴凝津停；阳气不足无以化生津液，则枯竭而燥。李东垣云："气少作燥，甚则口中无涎。泪亦津液，赖气之升提敷布，使能达其所，溢其窍。今气虚津不供奉，则泪液少也，口眼干燥之症作矣。"阳虚气结，气不布津，气不化津则全身或局部津液亏虚而呈干涸之象，内燥之证成矣。然此气虚津少之燥象，常是敷布不均、旱涝不匀之象，故除燥象之局部表现外，有时尚可见及气不行水之胕肿、泄泻、带下、湿浊、痰饮等水湿下注之证。

（五） 痰瘀内阻， 津液失敷

瘀血作为一种病理产物和继发性致病因素在 SS 的发生发展中具有重要意义。《素问·痹论》有云："病久入深，营卫之行涩，经络时疏，故不通。"清代名医叶天士认为燥证"若气分失治，则延及于血；下病失治，则槁及乎上"。同时如果燥证不愈，则"久发、频发之恙，必伤及络，络乃聚血之所，久病必瘀闭"。因为瘀血内停，一方面阻碍气机升降，使津液敷布失常，燥证乃生；另一方面瘀阻日久，瘀而化热，进一步耗伤津液和血液，加重干燥症状。如唐容川《血证论》所说："瘀血在里则口渴，所以然者，血与气本不相离，内有瘀血，故气不得通，不能载水津上升，是以发渴，名曰血渴。"

痰湿为人体水液代谢障碍形成的病理产物，亦可作为致病因素作用于人体。痰湿停聚于内，三焦气机不畅，影响水液代谢，阻碍气血的运行，气机痹阻，不能行水，津液不布，脏腑组织器官及孔窍失其濡润滋养而出现干燥症状。此即《医原》所云："燥郁则不能行水而又夹湿，湿郁则不能布津而又化燥。"

三、 病机

SS 属于人体津液代谢失常的病变，其病机变化多端、错综复杂，总的病机是津液亏损不足或津液敷布障碍，导致孔窍组织、四肢百骸、脏腑经络失却滋养濡润，而出现各种干燥的征象。

津液是人体一切正常水液的总称，是构成人体和维持生命活动的基本物质。《灵枢·决气》曰："腠理发泄，汗出溱溱，是谓津……谷入气满，淖泽注于骨，骨属屈伸，泄泽补益脑髓，皮肤润泽，是谓液。"津液遍布于全身，渗入血脉之中，可化生血液，成为血液的重要组成部分，使血液充盈，环流不息，并能濡养和滑利血脉。分布于体表能滋润皮肤，温养肌肉，使肌肉丰润，毛发光泽；分布于体内能滋养脏腑，维持各脏腑的正常功能；注入孔窍的津液，能使口、眼、鼻等九窍得到滋润；流入关节能滑利关节，使其灵活矫健；渗入骨髓具有充养骨髓和脑髓的作用。如《读医随笔·气血精神论》所云："津亦水谷所化，其浊者为血，清者为津，以润脏腑、肌肉、脉络，使气血得以周行通利而不滞者此也。凡气血中不可无此，无此则槁涩不行矣……液者，淖而极厚，不与气同奔逸者也。亦水谷所化，藏于骨节筋会之间，以利屈伸者。其外出孔窍，曰涕、曰涎，皆其类也。"

津液的代谢与肺、脾、肾、三焦密切相关。《素问·经脉别论》云："饮入于胃，游溢精气，上输于脾，脾气散精，上归于肺，通调水道，下输膀胱，水精四布，五经并行。"阐明了津液的生成、输布和代谢的生理过程。水饮入于胃，经胃的受纳，脾的运化，将水中精华部分化为津液，通过脾气散精上输于肺；再通过肺的宣发肃降，将津液输布于全身上、下、内、外，以濡润脏腑、组织、器官,代谢后的水液下输膀胱;经肾阳的蒸腾气化,将水谷精微上输于脾,以供机体之用;再将津液中之浊者气化为尿液,注入膀胱,排出体外。因此,人体津液之正常代谢取决于津液是否充盈、气化功能是否正常以及经脉运行是否通畅。一旦津液生成、输布障碍,机体阴阳失衡,就会产生一系列干燥的表现。

素体阴虚、津伤化燥均可导致津液亏损不足,临床表现多为全身组织失却濡润的燥象。阴虚之脏腑主要涉及肺、脾胃、肝、肾,而以肾为主。肾为先天之本,又为水脏,是五脏阴阳之本,肾阴正常,既可乙癸同源,涵养肝阴,又可金水相生,灌溉肺阴;还可上济于心,抑制心火亢盛,水火既济,使全身脏腑皆得肾阴濡养。肾阴不足,则各脏腑之阴皆不足,金水不能相生,则肺阴虚损,通调水道功能不利;不能抑心火则心火上炎;水不涵木,则肝阴失养;肾阴虚则脾阴亦不足,不能运化水液到全身,水液运化敷布障碍,机体失去濡养,以致燥热丛生。

肝藏血,体阴而用阳。肝肾同源,肝血补充肾精,肾精化生肝血,故而肾阴亏虚则肝阴不足,肝阴不足则肾阴亦亏;肺为娇脏,肾阴上潮则金水相生,若肺失肾阴濡润,津伤肺燥,可致肺肾阴虚。脾胃属土而肺属金,脾土可生肺金,肺燥阴虚,则胃失濡润。胃燥热偏盛,上可灼伤肺津,下可耗损肾阴。脾胃之阴赖肾阴之滋养补充,肾之精血不足,脾胃失充则脾胃阴虚,脾不能为胃行其津液,亦可见胃燥津枯之象。

气虚、气滞、痰湿、瘀血均可导致津液敷布障碍,临床表现多为局部组织失却濡润的燥象。气能生津,若脏腑之气亏虚,气不化津,津液生成不足故而成燥。气行则津行,气虚无力行津或气滞阻滞津液流通,皆可导致津失输布障碍,机体失其濡养而成燥。津血同源,若津液输布障碍而停聚可形成痰湿,或气虚、气滞影响血运可形成瘀血,痹阻经络,均能使津液不能正常敷布,进一步加重燥象。

清代医家喻嘉言《医门法律·伤燥门》云:"燥胜则干。夫干之为害,非遍赤地千里也,有干于外而皮肤皱揭者,有干于内而精血枯涸者,有干于津液而荣卫气衰、肉烁而皮着于骨者,随其大经小络所属上下中外前后,各为病所。"燥证既成,病变即可导致局部干燥的证候,亦可波及人体多个脏腑。

肺主气,司治节,开窍于鼻,为水之上源,主宣发与肃降,津液因之敷陈于肌肤,灌溉于脏腑。如燥伤肺津,肺阴不足或肺气虚弱,肺失清肃,津液失于输布，水精不能四布而化燥，脏腑及孔窍失其濡润则出现口鼻干燥、皮毛干枯、干咳气短、便秘一系列干燥之现象。

脾胃为后天之本，气血生化之源，气机升降之枢。口为脾之窍，涎为脾之液，脾主运化升清，胃主受纳生津。脾虚运化失常，津液无气之推动，脾虚不能生津，胃热消烁津液，则枯竭而燥。气运则津流，气足则津充，脾虚不能升清，津液不能上潮则上窍干燥，出现口干、眼干、肤干等症状，进而发为燥痹。如李东垣所云："气少作燥，甚则口中无涎。泪亦津液，赖气之升提敷布，使能达其所，溢其窍。今气虚津不供奉，则泪液少也，口眼干燥之症作矣。"

肝藏血，主筋，开窍于目，在液为泪。又主疏泄，条达气机，使全身脏腑经络之气运行畅达有序。肝血不足，不能上荣于目，则两目干涩、视物模糊；血不荣筋则肢体麻木，易于疲劳，关节筋脉挛缩，活动不利。肝失疏泄，则气机郁滞，情志不畅；血郁为瘀，阻滞津道；或气不行津，气滞则津凝，发生燥痹。

肾主藏精，为先天之本，内寓元阴元阳，且肾阴为一身阴液之本。肾阴不足，水源枯竭，无以滋养濡润四肢百骸、五官九窍，则出现口干咽燥、两目干涩、皮毛枯槁、腰膝酸软、骨蒸劳热、夜尿频多、月经不调或停经等一派阴虚内燥之象。若肾阴久亏，阴损及阳则肾阳亏虚，蒸腾失司，气不化津，水湿停聚，无以布散，不能濡润头面诸窍及脏腑四肢百骸，则倦怠乏力、口干不多饮，畏寒肢冷，腰膝酸软，便溏尿频。肾主骨，齿为骨之余，肾亏则骨疏齿摇，而见龋齿、牙齿脱落；肾开窍于耳及二阴，若真阴虚损，则可见便干、阴道干涩。本病虽涉及多脏，但病情发展最终会出现肾阴亏耗、精血不足证候，说明其本在肾。

总之，本病起病隐匿，进展缓慢，其干燥的症状不仅可因津液亏损，失却濡润而成，还可因气虚不能化津、气滞不能运津或痰湿、瘀血阻络，津液敷布障碍导致。大多为阴虚体质，复感燥热邪气，内陷入里，日久蕴酿成毒，煎熬津液或燥邪久羁，耗气伤阴，阴损及阳，气虚失运，阳虚津凝，导致口、鼻、眼等清窍失养，经脉气血痹阻而发。阴虚津亏为其本质，气、阳虚为其所累，瘀、痹、燥、毒为其标象，基本病机以虚、瘀、痹、燥为特点，可累及全身多个系统，造成多器官的损害，因此是一种全身性的自身免疫性疾病。

参考文献

[1] 潘文奎.内燥泛论 [J].陕西中医, 1987, 8 (9): 403-405.

[2] 傅宗翰.干燥综合征初探 [J].中医杂志, 1983 (8): 564-568.

[3] 黄文东.实用中医内科学 [M].上海: 上海科学技术出版社, 1985: 498-510.

[4] 赵丽娟, 李振吉, 王珣.补脾益气及阴阳双补法治疗干燥综合征 [J]. 中医杂志, 1985 (6): 441-442.

[5] 李诗雨, 刘珊.周彩云教授以"虚劳"论治原发性干燥综合征合并血 小板减少 [J].环球中医药, 2019, 12 (7): 1108-1110.

[6] 沈怡澄, 顾军花.中医药治疗干燥综合征合并白细胞减少症的现状与 思考 [J].中医杂志, 2020, 61 (3): 251-253.

[7] 单书健, 陈子华.古今名医临证金鉴·痹证卷（下）[M].北京: 中 国中医药出版社, 1999: 123.

[8] 路志正, 焦树德, 闫孝诚.痹病论治学 [M].北京: 人民卫生出版 社, 1989: 281-283.

第三章

干燥综合征的
辨证论治

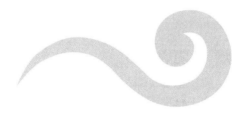

　　西医认为干燥综合征是一种异质性疾病，病因不明，环境因素不相同，临床表现和病情轻重不一，预后各异，因此治疗上强调个体化，不能千篇一律。近几十年来，尽管有大量中医治疗 SS 文献报道，辨证分型众多，但仁者见仁、智者见智，难以统一标准。总的来看，均认为本质是阴津亏虚，燥为其貌，具有本虚标实的特点。《内经》云"燥者润之"，又云"燥淫于内，治以苦温，佐以甘辛，以苦下之……燥化于天，热反胜之，治以辛寒，佐以苦甘"，确立了燥证的治则治法。刘完素认为治燥之法："宜开通道路，养阴退阳，凉药调之。"喻昌云进一步发挥："治燥病者，补肾水阴寒之虚，而泻心火阳热之实；除肠中燥热之甚，济胃中津液之衰，使道路散而不结，津液生而不枯，气血利而不涩，则病日已矣"故 SS 治法总以养阴生津、清热润燥为主，宜清中有润，润中寓补。而在其发生发展过程中，随着病情变化，需圆机活法，抓住病变的主要环节进行辨证论治，兼用其他补虚泻实之法，俾津充液足，孔窍得濡，脏腑得养，可达到缓解和稳定病情之目的。根据多年来诊治 SS 的临床实践，笔者总结出常见的 6 类证候，并推荐相应的治法和处方，兹介绍如下。

一、 阴虚内燥 （ 阴虚津亏 ）

　　证候：口眼干燥，咽干食需用水送，或伴鼻腔干燥，口角干裂，眼睛异物感，皮肤干燥脱屑，大便干燥。或伴干咳少痰，纳呆食少，关节酸痛。或伴间断腮腺肿痛。手足心热，头晕耳鸣，腰膝酸软，龋齿多发，妇女阴道干涩，性交困难，月经量少。舌红少津，光剥无苔或有裂纹，脉沉细或细数。

　　证候分析：阴虚生内燥，精血夺而燥生，津液匮乏，燥胜则干，上不能滋养孔窍，下不能输液于大肠，内不能灌溉脏腑，外不能濡泽皮毛，则出现口眼、鼻腔、皮肤、毛发、大肠等一派干燥之象。阴虚化燥涉及多个脏腑：燥在肺则宣降失职，可见咽干、鼻燥少涕、干咳无痰、皮毛干枯少泽；燥在脾则不能运化或不能为胃行津液，可见口干唇燥、纳呆食少、舌光无苔；燥在大肠则大肠液亏、传导失职，可见大便干燥难解，甚或便秘；燥在肝则目失濡养，表现为目睛干涩赤红、少泪甚至无泪；肝主筋膜，血不养筋则关节酸痛；阴虚生内热则手足心热；燥在肾则肾阴亏耗、精血不足，可见头晕耳鸣、腰膝酸软、龋齿多发，妇女阴道干涩、月经量少。舌红少津，光剥无苔或有裂纹，脉沉细或细数皆为阴虚内燥之象。

治法：滋阴生津，润燥解毒。

方药：增液润燥汤（自拟方）加减。

生地黄 15~30g 麦冬 15~20g 玄参 20~25g 升麻 10g

葛根 10g 当归 10g 枸杞子 10g 天花粉 20g

山慈菇 5~10g 生甘草 6g

加减：口干明显加石斛 20g，北沙参 15g；眼干明显加女贞子、密蒙花各 10g；鼻干明显加桑叶、枇杷叶各 10g；腮腺肿痛加金银花 30g，连翘 10g；五心烦热加银柴胡、地骨皮各 10g；口腔溃疡加土茯苓、蒲公英各 30g；关节疼痛加秦艽、防风各 10g；乏力加生黄芪、仙鹤草各 30g；阴道干涩、月经量少加红景天 15g、卷柏 10g。

临床体会：本证多为阴虚体质，或久病、年高等使津液内耗，阴液不足导致，病位主要在肾，可波及肝、脾、肺、胃。核心病机是阴亏液燥，当以滋养阴液为法，常选用甘寒、咸寒、酸甘性味之品。由于阴虚所在脏腑不同而表现有所侧重，可根据肺阴、胃阴、肝阴、肾阴之不同，分别选用不同方剂如养阴清肺汤、沙参麦冬汤、益胃汤、麦门冬汤、一贯煎、左归丸、大补地黄丸等加减。"五脏之伤，穷必及肾"，因肾为人体一身阴液之根本，故以六味地黄丸合增液汤为主滋补肝肾，养阴增液，肾阴恢复，则肺胃脾之阴亦充。如精血耗竭严重者，非血肉有情之品不能滋填，可用大补阴丸、大定风珠之类。临床单纯阴虚内燥的证候少见，常易兼夹湿热、瘀血、燥毒、气虚、气滞、郁证等。

二、 气阴两虚

证候：除阴虚内燥证候外，又见神疲乏力，不耐劳累，气短心悸，头晕低热，肢端不温，易患外感，纳差食少，大便不畅或溏薄，小便频数。舌淡胖有齿痕，或舌有裂纹，少苔，脉虚细无力。

证候分析：阴虚日久，累及于气，气虚不能生津，津液无以上承，清窍、脏腑失于润养，从而出现 SS 的气阴两虚证候群。脾气亏虚，水谷精微不能运达肌肉四肢，则神疲乏力，不耐劳累；心肺气虚，心血亏虚，肺气不足，见心悸气短；阳虚不能温煦，故肢端不温，易患外感；脾虚运化无力，则纳差食少，大便溏薄；如气虚推动无力，且无以生津，故见大便不畅。肾气不固，封藏失职则小便频数。舌质淡胖边有齿痕，苔少，脉虚细无力均为

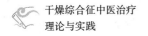

气虚津亏之象。

治法：益气养阴，生津润燥。

方药：补中益气汤合生脉散加减。

生黄芪 30g	党参 10g	白术 10g	当归 10g
陈皮 10g	升麻 5g	柴胡 10g	麦冬 15g
五味子 10g	天花粉 30g	石斛 10g	山药 10g
炙甘草 5g			

加减：眼干明显加女贞子、密蒙花各 10g；低热加牡丹皮、地骨皮各 10g；关节疼痛加桂枝、白芍各 10g；胃脘隐痛加佛手、香橼皮各 10g；纳差加炒谷、麦芽各 15g；大便不畅加枳壳、生白术各 15g；手足不温加桂枝 10g、细辛 3g；便溏加藿香 10g，干姜 6~10g。

临床体会：本证是 SS 最常见的证候，多因久病缠绵，阴虚日久，累及于气导致，也有因治疗过用或长期服用甘寒养阴、苦寒清热之品伤及阳气，或长期服用非甾体抗炎药、甲氨蝶呤、白芍总苷胶囊等西药的毒副作用而发生。根据不同病位，可见肺气不足，化源匮乏，脾胃气虚，气不化津或脾不统血，血热外溢，肾气不足，封藏失职等证候。如肺间质病变、白细胞减少、血小板减少、肝功能异常、紫癜样皮疹、肾小管酸中毒等多系统受累的病变。具体证治可参见第五章。

三、燥毒蕴结

证候：口眼干燥，口鼻气热，咽痛目赤，涎腺反复肿痛或颌下、颈部淋巴结肿痛，或发热、恶寒，或齿龈肿痛、口舌生疮，或便秘、尿黄。舌红质干或有裂纹，苔少或黄燥，脉弦细数。

证候分析：本证常见于阴虚燥热之体，日久蕴结成毒，或感受燥毒，煎熬津液，清窍失濡，虚火上则口眼干燥，口鼻气热；热毒壅滞气血，熏蒸咽喉、目窍，则咽痛目赤；燥毒结聚于少阳、阳明之络，痰瘀互结则为涎腺反复肿痛或颌下、颈部淋巴结肿痛；燥毒外袭，正邪相争，表里不和故发热、恶寒；胃热循经上扰，气血壅滞，则齿龈肿痛、口舌生疮；热盛灼津，肠道失润，则见便秘、尿黄；舌红质干或有裂纹，苔少或黄燥，脉弦细数皆为燥毒蕴结所致。

治法：清热解毒，养阴润燥。

方药：柴芩升降散合普济消毒饮加减。

柴胡 10g	黄芩 10g	蝉蜕 6g	白僵蚕 10g	姜黄 10g
金银花 30g	连翘 10g	板蓝根 15g	玄参 15g	麦冬 10g
蒲公英 30g	天花粉 30g	皂角刺 10g	夏枯草 10g	生甘草 6g

加减：高热、口干多饮加生石膏（先煎）30~60g、知母 10g；或加芦根、白茅根各 30g；大便干燥加熟大黄（后下）10g、玄明粉（分冲）3g；咽喉肿痛加射干 10g、桔梗 10g；腮腺肿痛明显加龙葵 15g、土贝母 10g。

临床体会：本证以唾液腺反复肿痛为临床特征，继发感染则局部红肿热痛伴发热、恶寒。治疗清热解毒、养阴润燥应以甘寒药物为主，如金银花、连翘、白花蛇舌草、蒲公英、玄参、天花粉、肿节风、白茅根等，少用或慎用苦寒、温燥之品。如叶天士所云："上燥治气，下燥治血，慎勿用苦燥之品，因苦燥伤阴之故。"如夹有瘀血，可以加丹参、牡丹皮、赤芍、紫草、水牛角等凉血化瘀之品。

四、 燥邪犯肺

证候：口鼻干燥，甚至鼻腔渗血。干咳无痰或痰少黏稠，难以咳出，音哑，皮肤干燥，燥热瘙痒，或伴有发热头痛、关节疼痛、大便干结等，舌红苔薄黄而干，脉细数。

证候分析：肺为娇脏，不耐寒热，喜润恶燥，故燥邪最易伤肺。肺主柔润肃降，燥邪自口鼻而入，灼伤肺津，则口鼻干燥；扰动血络则鼻腔渗血。肺失清肃，肺气上逆，故干咳无痰；如炼液为痰，则痰少黏稠，难以咳出；热灼肺金，咽喉失润，金破不鸣则音哑；燥性收敛、涩滞，致营卫凝滞，津液不布，肌肤皮毛失润，故肌肤干燥；燥热蕴肤、血虚生风则燥热瘙痒；燥邪在表，营卫失和则发热头痛、关节疼痛；肺与大肠相表里，肺阴受损则大肠液亏故而大便干结。舌红苔薄黄而干，脉细数皆为肺燥阴伤之象。

治法：清热润燥，宣肺布津。

方药：清燥救肺汤加减。

桑叶 10g	生石膏（先煎）30g	北沙参 15g	党参 10g
黑芝麻 15g	阿胶（烊化）10g	麦冬 20g	杏仁 10g
枇杷叶 10g	生地黄 15g	炙甘草 6g	

加减：口干多饮加石斛 20g、天花粉 30g；咽喉肿痛加金银花 15g、连翘

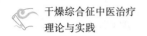
10g；发热头痛加柴胡、葛根各 15g；咳嗽明显加紫菀 10g、百合 15g；痰黏不爽加浙贝母、海浮石各 10g；皮肤燥热瘙痒加黄芩、牡丹皮各 10g；大便干结加瓜蒌仁、火麻仁各 10g。

临床体会：本证多发于春夏及秋初，因外感燥邪或风热之邪化燥伤阴，内外合邪而致，发病与季节密切相关，病程较短，可能就是 SS 患者复感燥热的一个类型。燥胜则干，燥邪易灼伤肺津，炼液为痰，孔窍失润，临床突出一个"干"字：干咳、鼻干、口干、咽干、干咳少痰、痰液黏稠、皮毛干燥等，与素体阴虚或因热邪损耗肺阴，肺津不布，失其滋润而成的肺阴虚证有所不同，后者多表现为阴虚内热之象，临床应予鉴别。

五、 瘀血内阻

症状：口咽干燥，但欲漱水不欲咽，眼干涩少泪，关节屈伸不利，肢体刺痛或麻木，面色晦暗，肌肤甲错，皮下结节或红斑触痛，皮肤紫癜，肝脾肿大，妇女兼见月经量少或闭经，舌质紫黯，或瘀点瘀斑，舌下络脉迂曲，脉细涩。

证候分析：阴虚津亏或阴虚血燥，血液运行不畅而瘀结于内，则脉道枯涩，而致血瘀；气阴两虚，气虚不能推动血液运行，输布失常，可加重津液输布障碍，脏腑组织失却濡润，而成一派干涩之象。瘀血内阻，津不上潮，故见口干但欲漱水不欲咽；阴液亏虚，清窍失于濡润，故见口干、目涩少泪；瘀血痹阻络脉，加之阴虚失濡，故见关节屈伸不利，肢体刺痛或麻木；血运不畅，肌肤失养，故面色晦暗、肌肤甲错；瘀血阻滞皮下，则为结节或红斑触痛；血液瘀滞，血不能循经逸出脉道妄行则皮肤紫癜；瘀阻脉络，燥结成癥积则肝脾肿大；舌质紫黯，或瘀点瘀斑，舌下络脉迂曲，脉细涩。均为瘀血之征象。

治法：活血化瘀，养阴生津。

方药：血府逐瘀汤加减。

当归 10g	生地黄 15g	赤芍 10g	川芎 10g	桃仁 10g
红花 10g	柴胡 10g	枳壳 10g	牛膝 15g	麦冬 15g
玄参 15g	天花粉 20g	益母草 30g	鸡血藤 30g	炙甘草 6g

加减：肝脾肿大加马鞭草 15g、茜草 10g；皮肤紫癜加牡丹皮、紫草各 10g；肢体刺痛加苏木、刘寄奴各 10g；皮下结节红斑疼痛加鬼箭羽、皂角刺

各 10g；关节畸形、皮肤粗糙者，加白僵蚕、地鳖虫各 6g。

临床体会：本证可单独存在，但往往与前述各证兼夹出现，治疗以活血化瘀为主，瘀去则气机调畅，燥去津回。若兼有乏力神疲、纳差、气短等气虚见证，宜选用补阳还五汤加减以益气生津，化瘀通络。兼有腹胀胁痛、肝脾肿大等瘀血成癥者，可选膈下逐瘀汤加减活血祛瘀，软坚消癥。

六、 阳虚津凝

症状：口咽干燥，体倦神疲，少气懒言，手足厥冷，关节疼痛，遇冷加重，腰酸膝软，心悸水肿，纳差便溏，夜尿频数、小便清长或尿少、尿闭。舌质淡嫩，胖大齿痕，苔白腻或白燥。脉迟缓无力。

证候分析：肾阴久亏，阴损及阳，必导致阴阳两虚。或年老体虚、过食寒凉之品或久居寒湿之地，致使体内阳气亏虚。肾阳蒸腾气化失司，气不化津，阳虚不布，津液凝滞，不能濡润诸窍则口咽干燥；不能温煦脏腑，则体倦神疲，少气懒言，手足厥冷；肾阳不足，影响脾阳，运化失职则纳差便溏；阳虚阴损，四肢百骸失养则关节疼痛，遇冷加重；肾府不充则腰酸膝软；肾司二便，肾气不固、封藏失职则夜尿频数、小便清长；肾阳虚弱，三焦决渎失司，水饮内停，上凌心肺则心悸水肿、尿少尿闭。舌质淡嫩，胖大齿痕，苔白腻，脉迟缓无力均为肾阳不足之象。

治法：温阳育阴，益气布津。

方药：右归丸合二仙汤加减。

熟地黄 15g	山药 12g	山茱萸 12g	菟丝子 15g
炒杜仲 10g	枸杞子 10g	炮附片（先煎）10g	肉桂 5g
鹿角胶（烊化）10g	当归 10g	仙茅 10g	淫羊藿 10g
巴戟天 10g	功劳叶 15g		

加减：下肢水肿加汉防己 10g、茯苓 15g；乏力气短加生黄芪 30g、党参 10g；心悸加桂枝 10g、炙甘草 6g；便溏加干姜、白术各 10g；手足心热加知母、黄柏各 10g；关节疼痛加防风 10g、青风藤 15g。

临床体会：本证多见于禀赋阳虚气弱、年老体虚者，或病程迁延日久，失治误治，阴液亏虚，阴损及阳而成。肾为阴阳之脏，水火之宅，阳虚气弱，蒸化失司，气不化津，津液凝滞不行，不能濡润头面诸窍亦可成燥证。津液流行迟缓，久则化生痰、饮、水、湿等病理产物，溢于皮肤，发为浮

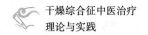
肿；停于膀胱则小便不利；泛至心、肺、脾胃，则成痰饮，可用金匮肾气丸加减治之。此型患者还常兼有气虚或阴虚证候，治疗不应囿于"阴虚者必燥，燥甚者阴伤"的常理而一味清热养阴生津，而应根据"善补阳者，必于阴中求阳，则阳得阴助而生化无穷"之旨，以甘平、温润、辛润为宜，此即《内经》"肾苦燥，急食辛以润之，开腠理，致津液，通气也"之旨。防止过用甘寒、苦寒耗损阳气，加重病情。

第四章

干燥综合征治疗临证心悟

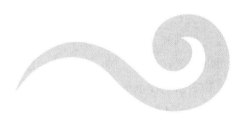

第一节
干燥综合征的阴虚夹湿证

临床上观察到部分干燥综合征患者常见阴虚夹湿的证候，如既有口眼干燥、五心烦热、舌红无苔、脉细数等阴虚内热表现，又有齿龈肿痛、口舌糜烂、目赤多眵等湿热上蒸症状；或者伴有关节肿痛或关节积液、肢肿酸胀沉重、尿液混浊等湿热痹阻、湿热下注等症状。凡此种种，燥湿相兼，同形同病，错综复杂，病机复杂，治疗棘手。

一、 病因病机

SS 以阴虚为本，燥象为标，多以内伤脏腑、阴液亏损为先。人体津液的输布、运化、代谢主要关系到肺、脾、肾三脏。从病机而言，素体阴虚，津亏不能濡润脏腑固然可以致燥；但肺、脾、肾三脏功能紊乱，气化失常，痰饮水湿、瘀血等病理产物内阻，津液失于敷布亦可致燥。

阴虚与湿停在 SS 的发病中常互为影响，相兼同病。饮入胃中之水液若为人体所用，输布于全身谓之阴津；若非人体所用，停聚于体内则谓之水湿，阴津与水湿同源异流。故饮入之水液，化为阴津则无湿邪可停，发挥濡养功用；若阻滞气机则阴津失于敷布而成燥证。诚如石寿棠《医原》所云："燥郁则不能行水而又夹湿，湿郁则不能布精而又化燥。"

SS 阴虚夹湿证的形成，常见于阴虚之体而后感受湿热邪气，或平素嗜食肥甘厚味，或久服滋腻碍胃药物，脾胃运化不及，日久酿湿生热而成；亦有湿热未罢，医者见关节肿痛，肌肉疼痛，在治疗中长期应用大量温补燥烈之药，或长期大量应用西药如类固醇激素类、免疫抑制剂等，进而助热伤阴导致，其临床表现大体相似。

此外，阴虚夹湿证较多见于 SS 伴有内脏受累或多系统损害者：如肺部受累则气短不足以息，合并感染时则咳嗽、咳痰黏稠不畅；如肝脏损害可见口苦尿黄、皮肤黄染、纳差恶心、腹胀腹水、肝功能异常；如消化系统受累可见萎缩性胃炎、脘痞疼痛、纳差少食，或顽固性腹泻；如肾脏受累可见肾小管酸中毒、发作性无力、尿频、下肢水肿等。

从病机而论，津液不足于内，湿热困阻于外，以致津液失于敷布，阻于上焦则灼津为痰而咽干咳喘、痰黏、口疮颐肿；阻于中焦则湿热蕴结而脘痞腹胀、困倦乏力、大便溏薄；阻于下焦则水湿内停而腰酸膝软、二便不调；流注经络则四肢关节酸重疼痛；郁于肌肤则瘙痒发疹。

二、 阴虚夹湿证的治法、 方剂与用药特点

阴虚夹湿的证治古人早有论及，清·石寿棠《医原》云："燥病须防其夹湿，湿病须防其化燥，燥病当用膏滋，可上下兼润；湿病当用丸散，能内通外达。"最具代表者莫如周学海《读医随笔·燥湿同形同病》所论："燥湿同形者，燥极似湿，湿极似燥也。……燥湿同病者，燥中有湿，湿中有燥，二气同为实病，不似同形者之互见虚象也。"并举脾湿肺燥、素禀湿热而夹阴虚、脾湿热肾虚燥的不同病症为例提出润燥与祛湿、滋阴与利水的治疗大法。

SS 阴虚夹湿证的临床特点是在口眼干燥、手足心热、舌红无苔等的同时，兼见口中黏腻不爽、双目黏稠分泌液多、牙龈肿胀不适，或胃脘痞闷，或关节肿痛、积液，肢体酸沉困倦，或腹水、下肢水肿，或溺黄便溏，或大便不畅等症状。舌体胖大而干燥，舌苔白腻或黄腻，或舌腻苔中见有剥脱，脉多弦细或濡细。证候往往虚实相杂，标本互见，治疗时欲养阴润燥治本，易滋腻助湿生痰；欲清热燥湿治标，又恐苦燥而伤阴液。正如《张氏医通》所云："素禀湿热而挟阴虚者，治与寻常湿热迥殊。若用风药胜湿，虚火易于僭上；淡渗利水，阴液易于脱亡；专于燥湿，必致真阴耗竭；纯用滋阴，反助痰湿上壅。务使润燥合宜，刚柔协济，始克有赖。"

SS 阴虚夹湿证治疗重点在中焦脾胃和下焦肝肾。因"湿土之气同类相召，故湿热之邪始虽外受，终归脾胃"。可见湿热之邪的病位主要在中焦脾胃，土能胜湿，脾胃健运，则水湿之邪得以祛除，湿去而热孤，热邪难以久留。其次，治疗气阴不足的关键也在于恢复中焦脾胃的功能，脾胃乃后天生化之源，益气健脾助运，可保后天生化之源，水谷得以化生为气血津微，而脏腑之气阴不足方能得以恢复。肝藏血，肾藏精，肝肾同源，精血互生，为人体阴液之本，滋补肝肾、养阴润燥可补充脏腑之精血，恢复阴津之匮乏。故治疗阴虚夹湿证必须燥药与湿药同投，养阴与祛湿并举，并根据阴虚湿盛

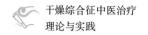

偏重不同，权衡主次，或以养阴为主，或以化湿为重，采用不同治法，总的法则是"补阴分而不腻，除湿热而不燥"。

治疗中焦、上焦的阴虚夹湿证笔者习用《太平惠民和剂局方》甘露饮加减，治疗下焦的阴虚夹湿证常用猪苓汤、滋水清肝饮加减。

《太平惠民和剂局方》之甘露饮由枇杷叶、熟地黄、天冬、枳壳、茵陈、生地黄、麦冬、石斛、甘草、黄芩共十味药物组成。功能养阴清热，宣肺利湿，主治"齿龈肿烂，时出脓血或口舌生疮，咽喉肿痛，目赤肿痛，不任凉药"等口腔疾病，以及"脾胃受湿，瘀热在里，湿热相搏"的黄疸等。方中用生熟地、天麦冬、石斛滋阴润肺养胃为君；黄芩、茵陈清利湿热为臣；枇杷叶、枳壳宣肺理气以展气机，俾气化则湿化，而为之佐；甘草调和诸药为使。陈修园释曰："胃为燥土，喜润而恶燥，喜降而恶升。故用二地、二冬、石斛、甘草润以补之，枇杷、枳壳降以顺之。若用连、柏之苦，则增其燥；若用芪、术之补，则虑其升。即有湿热，用一味黄芩以折之，一味茵陈以渗之足矣。盖以阳明之治，重在养津液，方中地、冬等药，即猪苓汤用阿胶以育阴意也；茵陈、芩、枳，即猪苓汤用滑泽以除垢意也。"可谓切中肯綮。

猪苓汤是仲景针对阴虚水热互结证候，所创的滋阴清热利水的名方，由猪苓、茯苓、泽泻、滑石、阿胶五药组成。方中猪苓、茯苓、泽泻、滑石皆为淡渗利湿之品，其中茯苓健脾崇土，交通心肾；猪苓导热下行而不伤阴；泽泻能行水而上，使阴津上滋，利水之中又补阴不足；滑石利窍通淋，导热泄热。独用阿胶一味血肉有情之品，滋养真阴而济心火下交于肾。诸药相伍，利水而不伤阴，滋阴而不恋邪，共奏滋阴清热利水之功。故赵羽黄曰："阴虚之人，不但大便不可轻动，即小水亦忌下通。盖阴虚过于渗利，则津液反致耗竭。方中阿胶质膏，养阴而润燥；滑石性滑，去热而利水。佐以二苓之渗泻，既疏浊热而不留其壅瘀，亦润真阴而不苦其枯燥，是利水而不伤阴之善剂也。"

滋水清肝饮出自《医宗己任编》卷六。由熟地黄、当归、白芍、枣仁、山茱萸、茯苓、山药、柴胡、山栀、牡丹皮、泽泻组成，功用滋阴养血，疏肝清热。主治阴虚肝郁、胁肋胀痛、胃脘疼痛、心烦、失眠、咽干口燥，舌红少苔，脉虚弦或细软者。方用三补三泻的六味地黄丸合当归、白芍、酸枣仁、栀子、柴胡等养血疏肝、清热安神，治疗肾阴虚而有阴虚火旺，肝郁化热者，颇有良效。

SS 阴虚夹湿证选药方面应兼顾以下 3 个特点：①益气养阴而不滋腻助湿热者宜选用甘平益气或清补不腻之品，如生黄芪、生晒参、太子参、西洋参、天花粉、石斛、黄精、生白术、莲子肉、白扁豆、怀山药、女贞子、旱莲草等；②清利湿热而不伤阴者宜选用甘平淡渗之茯苓、薏苡仁、滑石、芦根、白茅根、泽泻、车前子、川通草等；③止咳化痰而不耗津者宜选用瓜蒌、浙贝母、杏仁、紫菀、百部、枇杷叶、冬瓜仁、百合等。

三、 阴虚夹湿证的证治

（一） 胃阴不足， 湿热上蒸

症见口干而不思饮，双眼黏稠分泌物多，口舌反复生疮，或牙龈肿痛，颐肿咽痛，或纳差脘痞，尿黄，舌红苔白或黄腻少津，脉细濡。治以养阴清热、化湿生津，治用《太平惠民和剂局方》甘露饮加减：生熟地、天冬、麦冬、茵陈、黄芩、枳壳、石斛、天花粉、生薏苡仁、冬瓜子、生甘草等。若见湿热蕴毒上蒸，出现咽颐肿痛，口舌生疮严重，舌苔厚腻者，治以清热利湿解毒为先，可选《温热经纬》甘露消毒丹加减。一俟湿热毒邪祛除，即撤去苦寒燥湿之药，掺入润肺养胃之品，以防化燥伤阴。

【治验举例 1】

刘某，女，62 岁。2009 年 6 月 6 日初诊。因"口眼干燥、双手掌皮肤疱疹、溃烂 1 年，肝功能异常半年"，风湿免疫科诊断为 SS。口服小剂量甲泼尼龙和白芍总苷胶囊治疗至今。近期化验血常规、肝功能均正常，症见：口眼干燥，咽喉有白色黏液不利，双手掌皮肤较密集水泡疹，破溃瘙痒，胃脘痞闷，大便不爽，下肢无力。舌红，苔白腻少津，脉沉细。辨证为肺胃阴虚，湿热浸淫。治以润肺养胃，化湿清热。嘱停服西药。方用《太平惠民和剂局方》甘露饮加味：生熟地、黄芩、枳壳各 10g，天麦冬、茵陈、石斛、柴胡、赤芍、威灵仙各 15g，天花粉 30g，炙甘草 6g。水煎服。

服药 3 周，胃脘舒适，较前有力，手掌皮肤溃烂好转，仍口眼干燥。继以原方加重化湿、燥湿之力：生熟地、天麦冬、黄芩、牡丹皮、升麻、苍术、黄柏、苦参各 10g，鬼箭羽、赤小豆各 15g，石斛 20g，白花蛇舌草、蒲公英、土茯苓各 30g，生甘草 6g。继服 15 剂，手掌皮肤溃烂痊愈，口眼干燥缓解。加减调治 3 个月，诸症告愈。

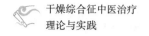
【治验举例2】

史某，女，67岁。2005年4月7日初诊。主诉：口眼干燥，反复口腔溃疡、交替性腮腺肿痛发作4年。2004年11月化验ANA 1：320；抗SSA抗体阳性；SMA 1：160；RF113.2IU/mL；IgG 17.1g/L，IgA 5.36g/L；ESR 32mm/h，确诊为pSS，未服药治疗。今年1月胸部高分辨CT示：左肺上叶尖后段小结节影，呼吸内科给予异烟肼和乙胺丁醇抗结核治疗3个月。现双眼干痒、目赤，口干黏腻，口腔反复溃疡、疼痛，咽痒咳嗽少痰，冬天手足皮肤干裂。胃脘不适，尿黄，舌质红，苔白腻干燥，脉沉细。辨证为阴虚津亏，脾胃湿热。治以养阴生津，清热化湿兼软坚散结。方用甘露饮加减：生地黄、石斛各15g，天花粉20g，熟地黄、天冬、麦冬、茵陈、枳壳、黄芩、炙杷叶、赤芍、白僵蚕、土贝母、山慈菇各10g，生甘草6g。14剂，水煎服。

药后胃脘舒适，口干减轻，眼结膜仍有充血。守方去土贝母、白僵蚕加枸杞子10g，菊花10g。再服14剂。口干明显减轻，自觉有少量唾液。仍咽喉不适，遇风则咳嗽，大便不畅，每日2次。舌红苔薄白，中有剥脱，脉沉细。证属胃阴虚夹有湿热，肺郁燥痰。治以养胃阴，清湿热兼润肺化痰：生熟地、石斛各15g，天麦冬、茵陈、黄芩、枳壳、炙杷叶、蝉蜕、菊花、浙贝母、桃杏仁各10g，天花粉、生薏苡仁各30g，炙甘草6g。每日1剂，水煎服。

加减调治至2005年7月13日，口眼干燥消除，偶受凉或遇灰尘仍有些咽痒干咳。守方去生薏苡仁、菊花加北沙参、桑叶、钩藤（后下）、薄荷（后下）、白僵蚕、山慈菇各10g。连服1个月，病情稳定，无特殊不适。2005年8月24日复查RF30.2U/L；IgG15.9g/L，IgA3.9g/L，IgM0.619g/L；ESR20mm/h。病情稳定。

（二）阴虚肺燥，夹有痰湿

症见烦渴思饮，口鼻气热，常伴发热，咳嗽喘憋，胸中闷痛，痰少质黏，或痰黄量多，痰中带血丝。咳重则恶心，大便干，小便黄，舌尖红，舌体有裂纹，舌苔黄腻少津，脉来虚细滑数。常见于SS合并肺间质病变、支气管扩张，或继发感染的患者，以阴虚肺燥为主，痰热未清为标。因阴虚内热，灼津为痰，治疗时宜滋阴润肺、清热化痰兼顾，方用增液汤或甘露饮合清气化痰丸加减（生地黄、麦冬、黄芩、杏仁、知母、半夏、陈皮、枳实各

10g，玄参、茯苓各 15g，全瓜蒌、冬瓜子、金荞麦、鱼腥草各 30g，甘草 6g）。

也可选《景岳全书》的桔梗杏仁煎（桔梗、杏仁、阿胶、麦冬、百合、贝母、枳壳、夏枯草各 10g，金银花、连翘各 15g，大血藤 30g，炙甘草 5g）加减，该方原治咳嗽吐脓，痰中带血，或胸膈隐痛，将成肺痈者。方中以百合、麦冬、阿胶滋养肺阴治其本虚；桔梗、甘草、杏仁、贝母、枳壳排脓化痰；金银花、大血藤、连翘、夏枯草清热解毒治其标实。滋阴而无助痰湿之忧，祛痰而无耗阴液之虑。

【治验举例】

代某，女，58 岁。就诊时间：2015 年 8 月 13 日。主诉：口眼干燥 2 年，加重 1 年。近日化验 ANA 1∶640；抗 SSA 阳性；IgG27.45g/L，RF 609U/L。眼科、口腔科检查支持 SS。1 个月前检查胸部 CT：双肺间质纹理增粗和浸润改变，双下肺为著。现咳嗽黄白黏痰较多，口眼干燥，左侧腮腺肿痛，纳差，胃痛泛酸。舌暗红，少苔，脉沉细。辨证属肺胃阴虚，痰热阻肺。治以润肺养胃，清热化痰。方用甘露饮合清气化痰丸加减：生地黄 15g，熟地黄 10g，麦冬 10g，石斛 20g，枳壳 10g，茵陈 10g，枇杷叶 10g，黄芩 10g，法半夏 10g，全瓜蒌 30g，枳实 10g，陈皮 10g，茯苓 30g，杏仁 10g，金荞麦 30g，鱼腥草 30g，生甘草 6g。30 剂，水煎服。

药后咳嗽减轻，左腮腺肿痛消退。仍痰黏不利，口眼干燥。守方去茵陈，加白僵蚕 10g，蝉蜕 10g，山慈菇 10g。再服 2 个月，口眼干燥减轻，痰量减少。乏力，不耐劳累，汗出，双手遇冷后红肿，发痒。复查胸部 CT：肺间质病变较前明显吸收。重新辨证为气阴两虚，痰热阻肺，方用升陷汤加减：生黄芪 30g，知母 10g，柴胡 10g，桔梗 10g，升麻 10g，红景天 15g，全瓜蒌 30g，黄芩 10g，牡丹皮 10g，金荞麦 30g，芦根 30g，冬瓜子 30g，桂枝 10g，白芍 10g，五味子 10g，炙甘草 6g。

上方加减服用至 2016 年 3 月。口眼干燥和咳痰均明显好转，偶有少量黄黏痰。多关节酸痛，遇冷后手指肿胀。复查 CT：双肺间质纹理增粗和浸润改变明显吸收、消失。守方去桂枝、白芍、芦根、冬瓜子加生地黄 15g，麦冬 10g，丹参 15g，浙贝母 10g，法半夏 10g，继续服用，巩固疗效。

（三） 气阴亏损，脾湿不化

症见口眼干燥，形羸体弱，乏力气短，纳少腹胀，大便不爽或溏薄，舌质淡红或见裂纹，胖大有齿痕，苔少或白腻而干，脉沉细无力。常见于 pSS 因胃肠腺体分泌减少引起消化不良、顽固性腹泻者，也有因医者见口眼干燥和舌红无苔久用甘寒养阴药物，或服用白芍总苷胶囊导致。部分患者虽舌红少苔甚为镜面舌，但细察之余，舌面上有一层黏沫，此为气虚阴亏兼有湿阻之征。若单纯养阴，因寒凉滑肠则腹泻加重，益伤其阴。治以益气养阴生津，健脾化湿止泻。方用七味白术散加石斛 20g、天花粉 30g、乌梅 10g、生山药 15g、生薏苡仁 15g；腹泻严重者加干姜 10g、藿香 10g 温脾燥湿止泻。

【治验举例】

李某，女，51 岁。就诊时间：2014 年 5 月 21 日。主诉：双手遇冷变白、变紫半年，口眼干燥 3 个月。2013 年 11 月出现雷诺现象，面部有红色斑点，2014 年 3 月口、眼、鼻均感干燥，声嘶咽哑，味觉减退，关节游走性疼痛。某医院风湿科化验 ANA 1：320，抗 SSA、SSB 抗体阴性。5 月 9 日唇腺活检病理示：唇腺导管扩张，间质多量淋巴细胞、浆细胞浸润，聚集成灶，诊断为 SS。口服白芍总苷胶囊治疗后大便不成形，每日数次。现口眼干燥，咽干食用水送，眼睛异物感，声音嘶哑，双手发胀、发凉感，遇冷加重，关节酸痛，纳差无味，大便溏薄。舌红苔黄，干燥无津，脉沉细。辨证为肺胃阴虚，寒湿阻络。治以滋补肝肾，化湿散寒，嘱停用白芍总苷胶囊。方用甘露饮加减：生地黄 15g，熟地黄、天冬、麦冬、枳壳、牡丹皮、黄芩、白僵蚕、诃子各 10g，石斛 20g，天花粉 30g，桂枝 10g，细辛 3g，生甘草6g。20 剂，水煎服。

药后口眼干燥明显缓解，但胃部不适，上腹发胀，严重时呕吐、腹泻，每日 3~4 次。停服中药后腹泻、呕吐消失，胃脘仍感不适，声音嘶哑，关节疼痛。舌红苔黄，脉细滑。考虑养阴药寒凉伤及脾胃，重新辨证为气阴亏损，脾湿不化，胃气上逆。易方用七味白术散加味：党参、白术、木香、藿香、陈皮、白僵蚕、蝉蜕、姜黄、法半夏、桂枝、白芍各 10g，茯苓、葛根各 15g，细辛 3g，石斛 20g，炙甘草 5g。服用 14 剂，胃部不适的症状消失，口干眼干和关节疼痛均好转。以上方加减治疗 2 个月，诸证消除，疗效满意。

（四）肝肾阴虚，水湿内停

症见口燥咽干或口苦，面色晦暗不华，形体羸弱，心烦失眠，手足心热，纳差食少，腹胀膨隆，青筋暴露，肌肤干燥，下肢浮肿，小便不利，舌干红少苔，或光红无苔，脉细数无力。多见于 SS 合并 PBC 肝硬化失代偿期伴发腹水的患者。阴虚可使水液代谢障碍，水液停聚为患，此类患者每因病程日久，肝肾之阴耗竭，或过用苦寒、香燥理气之品耗损阴液，肝肾之阴不足则疏泄失职，气机郁滞不畅，三焦决渎不利，以致气不布津，水液停聚，或阴液亏虚，津不化气，气虚水津失布，停聚而为腹水，形成阴虚水热互结之证。阴液不能速补，而水热又难速化，滋阴则碍水，利水又伤阴，治疗棘手，难以速效。笔者常用猪苓汤合一贯煎加茵陈 30g、车前草 30g、旱莲草 15g、汉防己 10g、白茅根 30g 等滋阴清热、利水消肿治疗。

【治验举例】

高某，女，57 岁。2012 年 4 月 5 日初诊。主诉：乏力伴肝功能异常 3 年余，下肢水肿半年。患者 2008 年 6 月始感乏力，不耐劳累，当地医院化验肝功能异常。2009 年 8 月乏力明显，胸闷憋气，呼吸困难，住院 B 超检查：脾大、腹水。唇腺活检病理阳性，确诊为 SS，给予口服泼尼松 35mg/d 和保肝治疗，以后激素逐渐减量，至今年 3 月停药。自 2011 年 10 月以来双下肢水肿。1 周前我院化验血 WBC3.12×10^9/L，HGB 102g/L，PLT 90×10^9/L。ALT 15.3 U/L；AST 26.5U/L；GGT 128.5U/L；ALP265U/L。ANA 1∶640；AMA 1∶640；AMA—M290Ru/ml；ACA 1∶640。考虑 SS 合并原发性胆汁性胆管炎。现乏力明显，口眼干燥，皮肤灼热瘙痒，手足心热。双下肢水肿，尿少不畅，大便干燥，舌红少苔，脉沉细无力。辨证为肝肾阴虚，水热互结，瘀血阻络。治以滋补肝肾，利水清热，活血通络。方用猪苓汤加味：猪苓、茯苓、泽泻各 15g，阿胶（烊化）10g，滑石 30g，车前草 30g，旱莲草 15g，益母草 30g，王不留行 10g，决明子 30g。每日 1 剂，水煎服。另：熊去氧胆酸胶囊（优思弗）250mg，每日 2 次；葡醛内酯（肝泰乐）2 片，每日 3 次。

服用 14 剂，尿量增多，大便通畅，下肢水肿明显减轻。再服 20 剂，精神体力均有好转。守方去益母草、王不留行、决明子加生黄芪 30g，汉防己、泽兰各 10g。继服 1 个月，口眼干燥减轻，下肢水肿消退，皮肤仍感灼热瘙痒。以上方加减调治半年余，除了略感乏力之外，其他症状均愈，熊去氧胆酸胶囊减为每日 250mg。复查血 WBC 4.64×10^9/L，PLT 85×10^9/L；ALT 12U/L；AST 25U/L；GGT 58.5U/L；ALP182U/L。B 超检查：肝脾大，未见腹水。随诊 1 年，病情稳定。

（五） 肾阴不足，湿热下注

症见口咽干燥，腰痛，下肢沉重无力，五心烦热，心烦失眠，阴道干涩，灼热不适，尿频、尿急、尿痛，或伴有低热不退，白带黄量多，舌红无苔，脉沉细。常见于 SS 合并泌尿系感染的患者，由于长期应用类固醇激素或免疫抑制剂等，泌尿系统局部的免疫功能下降，导致反复感染。

治疗宜滋补肝肾之阴与清利下焦湿热并举，常用知柏地黄丸合萆薢分清饮加石韦 15g、车前子（包煎）15g、瞿麦 10g、白茅根 30g、滑石 30g 等；如兼有遇劳即发，乏力神疲、失眠多梦、尿液混浊者，亦可用清心莲子饮加减益气养阴，交通心肾，清热利湿。本方出自《太平惠民和剂局方》，由黄芩、麦冬、地骨皮、车前子、石莲肉、茯苓、黄芪、人参、炙甘草组成。汪昂《医方集解》曰："参、芪、甘草，所以补阳虚而泻火，助气化而达州都，地骨退肝肾之虚热，柴胡散肝胆之火邪，黄芩、麦冬清热于心肺上焦，茯苓、车前利湿于膀胱下部，中以石莲清心火而交心肾，则诸证悉退也。"

【治验举例 1】

赵某，女，43 岁。2011 年 9 月 13 日初诊。主诉：口眼干燥半年，脱发 2 月。风湿科确诊为 SS，给予口服羟氯喹和白芍总苷胶囊治疗，现仍口眼干燥、咽干食需水送。胃脘不舒，视物模糊，眼睛分泌物多，头发脱落，腰膝酸软，大便偏干，舌红少苔，脉细滑。辨证为肝肾阴虚，治以养阴生津，方用甘露饮加二至丸、何首乌、枸杞子、桑寄生、红景天治疗。

服用 2 周，干燥症状略有缓解，但突然无诱因寒战、高热伴腰痛，体温最高 39.8℃，化验尿常规白细胞增多，诊断为急性肾盂肾炎。静脉用头孢地嗪钠治疗 1 周，体温、尿常规恢复正常。现乏力气短，胸闷纳差，腰膝酸软，口舌干燥，尿频不畅，舌红少苔，脉细滑。辨证为阴虚内燥，湿热下注。方用《太平惠民和剂局方》甘露饮合萆薢分清饮加减：生地黄、红景天、石韦、牛膝、车前子（包煎）各 15g，石斛 20g，麦冬、天冬、黄芩、炒枳壳、女贞子、墨旱莲、萆薢、乌药、石菖蒲、益智仁各 10g，生甘草 6g。

服药 14 剂，口干明显缓解，有时半天不用喝水，咽干食不再困难。乏力气短、胸闷纳差、腰膝酸软均消失。但脱发仍重，易方以六味地黄丸合萆薢分清饮加味：生熟地各 15g，山茱萸、生山药、萆薢、益智仁、乌药、石菖蒲各 10g，红景天、车前子、石韦、女贞子、续断各 15g，土茯苓 30g，生甘草 6g，每日 1 剂，水煎服。2 个月后复诊。口干明显减轻。脱发多，视物模糊，腰膝酸软，舌红少苔，脉沉细。守方去石韦、车前子加制首乌、女贞子各 15g，继服 20 剂。诸证告愈，仅感轻微口眼干燥。随诊 3 年，病情稳定。

【治验举例 2】

张某，女，73 岁。2012 年 5 月 16 日初诊。20 年前因"口眼干燥、低钾性软瘫"诊断为 SS 合并肾小管酸中毒，长期口服泼尼松和补钾治疗。2000 年 6 月因右尿路结石梗阻行右肾手术切除。2012 年 1 月始尿频、尿急、尿痛伴发热反复发作。当地医院用哌拉西林/他唑巴坦静脉滴注治疗可暂时缓解，但停药则病情反复。3 月 19 日住院 20 天，化验 ESR 94mm/h；CRP7.52mg/L；尿常规蛋白 0.5g；尿白细胞增多。肾功能 Cr 253.6μmol/L，BUN 13.61μmol/L。血 K 4.2 mmol/L，Cl 111.8 mmol/L，诊断为泌尿系感染，菌血症，慢性肾功能不全。继续静脉滴注抗炎治疗，仍无明显效果，乃来京求治。现口服甲泼尼龙 12mg/d 和补钾治疗。口眼干燥，反复发热，乏力腰痛，尿频、尿急、尿痛，阴道干涩疼痛，舌质紫暗，苔白厚腻，干燥无津。脉细滑。辨证为肾阴不足，湿热下注。方用知柏地黄丸合萆薢分清饮加减：熟地黄、山药、茯苓、萆薢、车前子各 15g，山茱萸、牡丹皮、知母、黄柏、乌药、石菖蒲、益智仁、陈皮各 10g，泽泻 20g，滑石 30g。

服药 2 月余，2012 年 9 月 4 日复诊。未再发热，尿路刺激症状明显减轻，多次尿检正常。近日化验 ESR18mm/h；CRP 2.14mg/L；Cr225.0μmol/L；BUN11.29μmol/L；血 K 3.35mmol/L；尿蛋白 0.3g。仍感手足心热，腰膝疼痛，下肢发凉，小腹拘急不适，阴道干涩灼热。守方去车前子加石韦、红景天各 15g，继服。随诊半年，泌尿系感染未再反复。

（六）气阴两虚，湿热痹阻

症见口眼干燥，口中黏腻不爽，乏力纳差，皮肤干燥，手足心热，小便黄少，大便黏腻不畅；关节疼痛肿胀，肌肉酸胀沉重，或关节积液，或关节僵硬屈伸不利，舌红少苔，或苔厚腻，脉细滑。多见于 SS 合并类风湿关节炎患者，既有气阴两虚或肝肾阴虚的脏腑阴津匮乏之本，又有湿热邪气痹阻经络之象。治以益气养阴，除湿蠲痹。常用验方四神煎（生黄芪 30g，石斛 20g，金银花 30g，牛膝 15g，远志 10g）加桂枝、白芍、秦艽、防风、汉防己、片姜黄各 10g，穿山龙、石见穿各 30g，络石藤 15g，炙甘草 6g 治疗。

【治验举例1】

杜某，女，58岁。2010年9月25日初诊。主诉：口干7年，双手指、腕、肘、膝关节疼痛伴晨僵5年。患者2003年出现口干，咽干食用水送。多关节疼痛伴晨僵。2007年多次化验血小板减少，最低 $70×10^9/L$。2010年7月检验 ANA 1：320；抗 SSA、抗 SSA 抗体均阳性，IgG 23.2g/L，IgA3.36g/L，风湿免疫科诊断为 SS。给予口服甲氨蝶呤15mg/w；泼尼松15mg/d；雷公藤多苷20mg，每日3次。服药1周，感觉肠道绞痛，便意频频，饭后恶心而停服西药，就诊于中医。现口干思饮，乏力腰酸，周身关节疼痛，活动不灵活，恶风怕冷，胃脘不适，腹部隐痛，大便偏溏。舌淡红少苔，脉沉细。辨证为气阴两虚，寒湿阻络。方用验方四神煎合独活寄生汤加减：生黄芪、忍冬藤、生地黄各30g，石斛、桑寄生各20g，牛膝、威灵仙、白芍、茯苓各15g，独活、炒杜仲、桂枝、炒枳壳、当归、川芎、黑附片（先煎）各10g，细辛3g，炙甘草6g。

服药1个月，口水渐多，晨时起床关节已不痛，腹疼消除。但胃脘不适。嘱中药改为饭后半小时服用，并加3片生姜。继服14剂，胃脘不适告愈，关节疼痛不明显。但感气短，守方加红景天15g，继续服用4个月，2011年2月20日随诊，诸证告愈。

【治验举例2】

王某，女，53岁。就诊时间：2011年11月1日。主诉：口眼干燥伴关节疼痛2年，加重1年。2年前某三甲医院诊断为 SS、RA，口服雷公藤多苷片、白芍总苷胶囊治疗1年，症状缓解停用。近1年来症状反复，口干眼干，咽干食用水。乏力，皮肤干燥，关节酸痛。化验 ANA 1：320；RF634U/L；抗 CCP 抗体 135RU/L；ESR18mm/h。舌红少苔，脉细滑。辨证为气阴两虚，风湿阻络，治以益气养阴，除湿通络，方用四神煎和甘露饮加减：生黄芪30g，石斛20g，忍冬藤30g，牛膝15g，远志10g，生地黄15g，预知子15g，麦冬10g，天冬10g，黄芩10g，枳壳10g，天花粉30g，北沙参15g，生甘草6g。

服用半个月，口干缓解，关节疼痛减轻，仍有晨僵，大便干燥。守方去天冬、北沙参、枳壳、黄芩、预知子加玄参15g，独活10g，穿山龙30g，肿节风30g，桑寄生20g，白芍10g，生甘草6g。连续服药3个月，口干明显减轻，口中有唾液，有时可以进干食。大便通畅，关节疼痛不明显。眼干，出虚汗，胃脘痞闷。复查血常规、肝肾功能正常；RF 164.1 U/L；ESR10mm/h。

仍以益气养阴，滋补肝肾为主：生黄芪 30g，石斛 20g，忍冬藤 30g、牛膝 15g，生地黄 14g，麦冬 10g，天冬 10g，天花粉 30g，续断 15g，女贞子 10g，旱莲草 10g，桑叶 10g，菊花 10g、预知子 15g，陈皮 10g，枳壳 10g，生甘草 6g。

再服 1 个月，诸证平稳。加工配制丸药处方：生黄芪、忍冬藤、穿山龙、青风藤、鸡血藤、生薏苡仁各 100g，生地黄、石斛、牛膝各 60g，雷公藤、防风、秦艽、桂枝、白芍、白术、骨碎补、续断、生甘草各 30g。诸药共研细末，炼蜜为丸，每丸重约 9g，每次 1 丸，每日 3 次。随诊 1 年，病情稳定。

第二节
干燥综合征唾液腺肿大的治疗

一、 概述

干燥综合征主要累及人体的外分泌腺，其中唾液腺是重要的外分泌腺器官。唾液腺包括腮腺、颌下腺及舌下腺 3 对大涎腺和分布在口腔黏膜的众多小涎腺。唾液的 70% 由颌下腺分泌，25% 由腮腺分泌，5% 为舌下腺分泌。SS 患者中约 40% 有唾液腺肿大，以腮腺为多见[1]。常表现为单侧或双侧腮腺、弥漫性肿大，边界不明显。多数患者感觉局部轻度不适或有压痛。挤压腺体时，有混浊的雪花样唾液溢出，少数可为持续肿大，合并感染则常伴发热和局部疼痛。腮腺造影显示，几乎都有不同程度的腮腺腺管节段性扩张或狭窄。若腺体硬并且呈结节状，常被误诊为肿瘤。也可累及下颌下腺、舌下腺及小唾液腺。

腺体肿大有以下 3 类：①腺体的急性肿大。食物可能诱发肿胀，持续数天后可痊愈，部分患者反复发作，小部分患者遗留有腺体永久性肿大。②腺体慢性肿大，可有间断性加重。③患者无主观感觉，但客观检查如腮腺造影、唾液腺核素显像或唾液腺超声有阳性发现。从病理而言，受累腺体间淋巴细胞进行性浸润，腺体上皮细胞先增生，会致使管腔狭窄，随后腺泡萎缩破坏并由增生的纤维组织取代。由于腺体的上皮细胞进行性增生，因而导致了腺体的肿大，功能下降，唾液分泌减少。以上病理表现在患者的颌下腺、

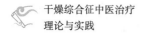
舌下腺也同样存在。

值得注意的是，pSS 的唾液腺肿大表现需要与另一种腺体肿大的疾病——米库利奇病（Mikulicz disease，MD）相鉴别。该病也是唾液腺、泪腺受累的自身免疫性疾病，以往曾被认为是 SS 的一个亚型，但目前认为其是独立于 SS 的一种疾病，属于 IgG4 相关性疾病谱的范围。因此对于临床表现为双侧唾液腺肿大的患者，在诊断 pSS 之前，需排除感染、肿瘤性疾病尤其是 IgG4 相关性疾病的可能。

二、 病因病机

SS 属中医学"燥痹""燥毒"等病症的范畴。病机本质为津血不足，阴虚内燥，燥毒外袭，病情缠绵难愈。患者素体阴虚，复加外感燥邪侵袭，日久蕴热成毒，壅聚于耳后、颌下等足少阳经脉循行之处，则可导致唾液腺的反复肿大、疼痛并常伴有发热、口鼻干燥、口腔溃疡、咽喉肿痛等津亏燥毒炽盛之证，与温热病的"温毒发颐"颇为类似。严重者腮腺肿大持续不消退，或形成硬结肿块，又为痰瘀互结之象。

三、 辨证论治

（一） 燥毒蕴结

症状：SS 患者单侧腮腺或双侧腮腺交替性肿大，或伴有颌下腺肿大，持续日久，局部不红。口鼻干燥、口腔溃疡、咽喉肿痛，如合并感染则腮腺红肿疼痛，颈部淋巴结肿大，严重者唾液腺肿大持续不消退，形成类肿瘤样硬块。舌红暗，苔白或黄，干燥乏津，脉滑。

治法：清透少阳，润燥解毒。

方用柴芩升降散加减：柴胡 10g，黄芩 10g，白僵蚕 10g，蝉蜕 10g，姜黄 10g，玄参 15g，石斛 20g，天花粉 30g，山慈菇 6g，龙葵 15g，生甘草 6g。

涎腺红肿疼痛或伴发热者加金银花 30g，连翘 15g；口干明显加生地黄 15g，麦冬 10g；眼干明显加女贞子、菊花各 10g；腮腺肿大坚硬加皂角刺 10g，白芥子 10g；淋巴结肿大加夏枯草、浙贝母各 10g；关节疼痛加肿节风、忍冬藤各 30g；口腔溃疡加土茯苓、蒲公英各 20g；咽喉肿痛加射干 10g，桔梗 10g；大便干燥加生白术 30g，熟大黄（后下）6g；乏力倦怠加生黄芪 30g，党参 10g。笔者[2]曾以柴芩升降散加减治疗干燥综合征伴腮腺肿大患者 45 例，疗程 3~6 个月，总有效率 82%。

【治验举例】

刘某，女，52 岁。2012 年 4 月 19 日就诊。主诉：口干伴双颌下腺肿大半年余。患者半年前感觉口干，并发现双侧颌下腺明显肿大，关节游走性疼痛，当地医院查：ANA（+），抗 SSA 阳性。B 超：颌下腺可见两个低回声团，右侧 3.2cm×1.8cm，左侧 3.1cm×1.6cm，边界清，形态规则，内无血流信号。给予口服白芍总苷胶囊治疗。近期化验 ANA 1∶320；ESR 49mm/h；CRP 9.40mg/L；IgG 21.20g/L；RF 62.5IU/ml。诊断为 SS。现双侧颌下腺肿痛，口干，肩背疼痛，颈强不舒，周身不适，舌红苔白，脉沉细。辨证为燥毒蕴结。治以润燥解毒，软坚散结。方用柴芩升降散加减：柴胡 10g，黄芩 10g，僵蚕 10g，蝉蜕 10g，片姜黄 10g，龙葵 30g，山慈菇 10g，皂角刺 10g，莪术 10g，夏枯草 15g，玄参 15g，白芥子 10g，生甘草 6g，黄药子 5g。

服药 1 个月，颌下腺肿大较前缩小，咽痛，吞咽时明显，双手小关节疼痛，食欲差。舌淡暗苔干腻，脉沉细。守方去黄药子加肿节风 30g，生海浮石 30g。再服半个月，颌下腺肿痛消退而停药。但 6 月 28 日因感冒后双侧颌下腺肿痛再次来诊。口干、鼻干，口中异味，关节疼痛，晨起手关节发僵。舌暗红苔薄黄腻，脉沉滑。辨证为燥毒蕴结、湿热中阻。守方去白芥子、肿节风加浙贝母 10g，茯苓、天冬各 15g。服药 28 剂，颌下腺肿大较前减小，口鼻干燥减轻，复查：ESR 60mm/h；血常规、CRP 正常。随诊 6 年，腺体肿痛未再反复。

（二）风热蕴毒

症见：起病快，发热恶风，面红面赤。单侧腮腺或颌下腺肿痛，局部焮红、触痛，伴口干思饮，四肢酸痛，或便秘尿黄。舌质红，少苔干燥无津，脉数有力。

治法：疏风透邪，清热解毒。

方用银翘散合普济消毒饮加减：金银花 30g，连翘 10g，薄荷（后下）10g，牛蒡子 10g，板蓝根 15g，柴胡 10g，黄芩 10g，玄参 15g，升麻 10g，蒲公英 30g，桔梗 10g，生甘草 6g。

发热明显加生石膏（先煎）30g，知母 10g，芦根 30g，白茅根 30g；口

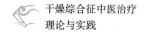

干明显加天花粉 30g，石斛 20g；腮腺疼痛明显加肿节风 30g，龙葵 15g；大便干燥加酒大黄（后下）6g，火麻仁 15g。同时用如意金黄散（芦荟汁拌成糊状）外敷肿痛之处。

【治验举例】

郜某，女，49岁。2019年4月20日就诊。反复双下肢紫癜样皮疹10年，2年前确诊为 SS。2个月前右腮腺肿痛，有结节感，压痛阳性，口干加重，两眼干涩，双下肢散在紫癜疹，外院抗感染治疗1周不效。化验 IgG26.8g/L；RF558 U/L；ESR73mm/h。现未服西药。舌红无苔干燥，脉细滑。证属风热蕴毒，血热妄行，治以散风清热，凉血解毒。方用银翘散合升降散、犀角地黄汤加减：金银花 30g，连翘 10g，板蓝根 15g，玄参 15g，柴胡 10g，黄芩 10g，黄连 6g，白僵蚕 10g，蝉蜕 10g，姜黄 10g，夏枯草 10g，山慈菇 10g，水牛角粉（包煎）6g，牡丹皮 10g，赤芍 15g，生地黄 15g，生黄芪 15g，生甘草 6g。

服药2个月，右腮腺肿大减轻，结节感变软。6月11日 B 超：双侧腮腺弥漫性病变，右侧腮腺区低回声结节。双侧颈部多发性淋巴结。证治同前，处方：金银花 30g，连翘 10g，板蓝根 15g，蒲公英 30g，生石膏（先煎）30g，知母 10g，玄参 15g，山慈菇 10g，土贝母 10g，皂角刺 10g，大青叶 10g，水牛角粉（包煎）10g，生地黄 15g，牡丹皮 10g，赤芍 15g，柴胡 10g，黄芩 10g，生甘草 6g。泼尼松 30mg/d，口服。继续服用1个月，腮腺肿块明显变软、减小，无疼痛感。偶发皮下紫癜样皮疹。守方加减治疗2个月，腮腺肿大基本消退。泼尼松减为 10mg/d。随诊3个月，未再反复。

（三）阴虚痰结

症见：唾液腺肿大或舌下腺囊肿，口咽干燥，面赤升火，失眠多梦，便干。舌红少苔或光剥，质干，脉沉细。

治法：养阴生津，化痰散结。

方用增液润燥汤加减：生地黄 15g，麦冬 10g，玄参 25g，升麻 10g，蒲公英 30g，白僵蚕 10g，天花粉 20g，山慈菇 10g，土贝母 10g，夏枯草 10g，皂角刺 10g，海浮石 15g，陈皮 10g，生甘草 6g。

【治验举例】

孙某，女，43岁。2018年10月25日就诊。口眼干燥伴关节痛3个月。化验 ANA 1∶60；抗 SSA、SSB 抗体均阳性，IgG 23.6g/L。RF 75.1 U/L。诊

断为 SS，给予口服艾拉莫德、羟氯喹、白芍总苷胶囊治疗 1 个月。现口眼干燥，咽干食用水送，腮腺肿胀，颌下淋巴结疼痛，舌下腺可见 2cm×3cm 大小囊肿。尿频，尿热。舌红，舌体胖大，苔白薄腻，脉细滑。证属肝肾阴虚，痰热互结。方用：生地黄 15g，麦冬 10g，玄参 15g，升麻 10g，山慈菇 10g，土贝母 10g，枸杞子 10g，白僵蚕 10g，土贝母 10g，夏枯草 10g，柴胡 10g，黄芩 10g，天花粉 20g，肿节风 30g，车前子（包煎）10g，生甘草 6g。服用上方 2 个月，口眼干燥减轻，舌下腺囊肿消失，病情稳定。

（四） 湿热阻络

症见：腮腺肿大，或有结节感。口干黏，不思饮，胃脘痞闷，纳差，大便溏薄或黏腻不畅，小便黄少，舌红苔白厚腻，脉滑。

治法：清热祛湿，健脾和胃。

方用柴平煎加减：柴胡 10g，黄芩 10g，党参 10g，法半夏 10g，苍术 10g，厚朴 10g，陈皮 10g，山慈菇 10g，浙贝母 10g，夏枯草 10g，白豆蔻 10g，生薏苡仁 30g，炙甘草 6g。

【治验举例】

刘某，女，45 岁。2011 年 9 月 11 日就诊。主诉：双侧腮腺肿大反复发作伴低热、WBC 降低 3 年。2008 年当地化验 ANA、抗 SSA、SSB 抗体均阳性，诊断为 SS，服用激素、羟氯喹治疗 1 年。现停用西药 2 个月，复查 IgG32.6g/L；IgA5.31 g/L。右侧腮腺反复肿痛，胃胀不适，怕食生冷，大便不成形，皮肤痒疹，舌红苔黄腻干燥，脉沉细。辨证为燥毒蕴结，湿热阻络。方用柴芩升降散合半夏泻心汤加减：柴胡 10g，黄芩 10g，党参 10g，白僵蚕 10g，蝉蜕 10g，片姜黄 10g，山慈菇 10g，半夏 10g，干姜 10g，黄连 6g，银柴胡 10g，乌梅 10g，五味子 10g，防风 10g，炙甘草 6g。

服用 40 剂，皮肤痒疹消失，未再腮腺肿痛，复查 IgG23.1 g/L；IgA5.44 g/L。舌红苔薄黄，脉沉细。守方加肿节风、穿山龙各 30g，再服 2 个月，腮腺肿痛未再发生，因胃胀、腹泻明显，转用半夏泻心汤合七味白术散加减，调理脾胃半年，病情稳定。

参考文献

[1] 蒋明，DAVID YM，林孝义，等．中华风湿病学［M］．北京：华夏出

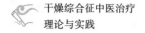

版社，2004：840-854.

［2］　董振华. 柴芩升降散加减治疗干燥综合征伴腮腺肿大 45 例［J］. 风湿病与关节炎，2013，2（11）：42-43.

第三节
活血化瘀在干燥综合征治疗中的应用

临床发现，有相当一部分干燥综合征患者可表现出瘀血征象，实验室检查也存在着血液流变学异常，应用活血化瘀为主治疗能取得较好的疗效。

一、　干燥综合征瘀血致燥成因

SS 的基本病机是虚、瘀、痹、燥。阴虚津亏，精血枯涸，或痰湿、瘀血阻络，津液失于敷布均可导致脏腑孔窍失润，产生燥象。故 SS 以阴虚为本，瘀、痹、燥象为标。《灵枢·邪客》曰："营气者，泌其津液，注之于脉，化以为血。"即血液由营气和津液组成，津液是血液的重要组成部分。津液属阴，随气血周流于全身而发挥滋养濡润作用。周学海《读医随笔》云："津亦为水谷所化，以润脏腑、肌肉、脉络，使气血得以周行通利而不滞者也。凡气血中，不可无此，无此则槁涩不行矣。"叶天士指出："燥为干涩不通之疾。"瘀血作为一种病理产物和继发性致病因素，在 SS 的发生和发展过程中，具有重要的临床意义，甚至贯穿于疾病的始终。其产生原因如下。

（一）　因燥致瘀

燥胜则干，津血同源。燥邪伤阴日久，煎熬津液导致阴虚，阴虚又生内燥。阴津耗伤则津不运血，血不载气，血液浓缩变稠，脉道不充，血行涩滞不畅，瘀血乃成。《景岳全书·燥有表里之不同》说："……盖燥盛则阴虚，阴虚则血少……此燥从阳化，营气不足而伤乎内者也，治当以养营补阴为主。"《医学入门》亦云："盖燥则血涩而气液为之凝滞，润则血旺而气液为之流通。"即指此类病机而言。

（二） 因郁致瘀

气为血帅，血随气行，血液运行有赖气来推动，元气不充、气机不畅或停滞，必然会影响血液的运行而致瘀血内生。《素问·调经论》云："五脏之道，皆出于经隧，以行血气，血气不和，百病乃变化而生。"本病多发于中年妇女，女子以肝为先天，患者发病前常有精神抑郁，发病后又因痼疾难愈，终身缠病而加重情志紧张。肝为藏血之脏，主疏泄，能调畅气机，运行气血。如血虚阴亏之体，复加情志所伤，郁结，气机不畅，可致血行瘀滞；或气郁肝火，灼伤津液，形成津亏、郁热、血瘀。

（三） 因虚致瘀

SS 患者多以阴津不足为本，日久则血亦虚，血虚则脉道不充，血液运行迟缓。加之本病多发于中老年人和育龄期妇女，元气不足，行血无力，或营血渐耗，脉道涩滞，形成瘀血，如《景岳全书·胁痛》所云："凡人之气血犹源泉也，盛则流畅，少则壅塞，故气血不虚则不滞，虚则无有不滞者。"

（四） 久病致瘀

SS 病程一般较长，罹病往往经年累月，或合并多系统受累，病久则邪气入络，由气及血，气虚无力鼓动血脉运行，瘀血停滞为患。《内经》有云："病久入深，荣卫之行涩，经络时疏，故不通。"清·叶天士云："久发、频发之恙，必伤及络，络乃聚血之所，久病必瘀闭。"王清任《医林改错》亦明确提出"久病入络为瘀"。所谓"久病入络"或"气分失治，则延及于血"均指此而言。

瘀血形成之后，一方面可阻碍气机升降，使津液敷布失常，不能随气蒸发升腾，故见口眼干燥等表现。另一方面瘀久化热，进一步耗伤津液，则燥象愈甚，甚至燥瘀搏结，燥胜成毒，加重干燥症状。如《金匮要略》云："病人胸满，唇痿舌青，口燥，但欲漱水不欲咽，无寒热，脉微大来迟，腹不满，其人言我满，为有瘀血。"最早提出了瘀血致燥的发病机理。又如《血证论》论述瘀血致燥云："瘀血在里则口渴，内有瘀血，故气不得通，不能载水津上升，是以发渴，名曰血渴。"说明瘀血内停，气机受阻，水津不布是瘀血致燥的病机所在。再如瘀阻于肌肤则见肌肤甲错、皮肤黧黑、皮肤紫癜、雷诺现象、局部肿块等；瘀阻于经络则关节刺痛、僵硬、变形；瘀

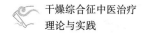

阻于胞宫可见女子阴道干涩、月经量少或闭经等。

二、 干燥综合征的瘀血征象

1. 腮腺肿大　呈单侧或双侧发作，肿大之腺体较坚实，有时有触痛，无局部发红和发热，少数可呈肿瘤状。病理示大量淋巴细胞、导管上皮及纤维增生，见于30%~40%的病人，多因燥毒内盛，痰瘀互结而成。

2. 雷诺现象　是指发作性的一个或多个指端颜色有白、紫、红色顺序变化的体征，每因寒冷或情绪紧张而诱发和加重，基本病理为血管炎。中医称为手足厥冷，病机为素体血虚，感受寒邪，寒凝血滞，血脉运行不利，四末失于温煦。或气滞血瘀，瘀血阻络，阳气不达四末而致。

3. 皮肤结节性红斑或紫癜样皮疹　结节性红斑多为气血郁滞或寒湿阻络，由于病邪注于血脉经络之中，致气血运行不畅，痰瘀互结，郁滞经脉而成；紫癜样皮疹有属于瘀阻脉络、新血不得归经者，有脾胃气虚、血溢脉外和血热搏结、迫血妄行之不同，亦因皮肤血管炎的病变所致。

4. 胁痛兼肝脾肿大　SS约有25%伴肝损伤，临床表现为肝区疼痛和肝脾肿大，病理诊断符合自身免疫性肝炎或胆汁淤积性肝病，属于中医癥积的范畴。多因气滞血瘀，结聚胁下而形成，常伴肝区刺痛、面色黧黑、腹胀纳差等瘀血征象。

5. 妇女闭经或月经量少　见于长期应用糖皮质激素、雷公藤多苷、环磷酰胺等免疫抑制剂治疗之后，导致卵巢功能抑制，雌激素分泌减少。

6. 舌质紫暗、瘀斑瘀点或舌下络脉青紫怒张　是血瘀证的辨证要点之一。

三、 干燥综合征瘀血证的实验室检测

（一）　血液流变学异常

SS患者存在血液流变学异常，经检测其全血黏度、血细胞比容、纤维蛋白含量、红细胞聚集性等均较正常值高，而红细胞变形能力下降。我们[1]通过对60例SS患者进行血液流变学研究测定，发现其全血黏度低切变率、血沉与红细胞聚集指数等各项指标均明显高于健康对照组，说明本病血液黏滞

性升高主要是由于红细胞聚集性增强所致，而血浆大分子蛋白物质含量增加可能是直接引起血液黏度和红细胞聚集性改变的重要因素，为瘀血致燥理论提供了依据。同时对其中 22 例采用养阴生津中药治疗后，血浆黏度明显下降，说明血液流变学异常也可以作为 pSS 血瘀证的客观指标。

（二） 红细胞变形能力降低和聚集性增高

我们[2]进一步对 36 例 SS 患者进行红细胞变形和聚集性测定，结果显示病例组的红细胞变形指数较正常对照组明显降低，而红细胞聚集指数和聚集面积则明显增高，提示 SS 患者存在着红细胞变形能力降低和聚集性增高。徐治鸿等[3]也检测到 SS 患者存在红细胞变形能力低下，血液黏度增大。红细胞聚集性增强导致血流速度缓慢，阻力增加，有明显的微循环障碍，用活血生津药治疗后以上指标均有改善，且临床症状明显缓解。

（三） 微循环障碍

由于血管舒缩异常，大约 30% SS 患者发生雷诺现象。乐兆升[4]等对 54 例 SS 患者进行甲皱微循环观察，并与 40 例正常人对照。SS 患者甲襞微血管模糊不清，管襻减少，排列紊乱，管径变细，长度缩短，流速减慢，红细胞聚集性增加，血色暗红，襻顶瘀血及襻周渗出或出血多见，与对照组相比，差异显著，表明微循环亦燥涩、淤滞，与"燥胜则干"一致。段丽丽等[5]通过对 114 例 SS 患者进行甲皱微循环观察，结果 SS 伴间质性肺病组较无间质性肺病组的患者甲襞微循环发生异常更严重，比例更高，可能有助于 SS 伴间质性肺病的诊断；甲襞微循环总评分与 HRCT 评分呈正相关，与动脉血氧分压呈负相关，可能作为 SS 伴间质性肺病病情评估的一项指标。

四、 辨证论治

SS 瘀血证的治疗应辨证求因：阴虚血瘀者，治宜养阴活血；气虚血瘀者，宜补气活血；气阴两虚血瘀者，治宜益气养阴活血；燥毒夹血瘀者，治宜润燥解毒通络；瘀热内阻者，治宜凉血化瘀；寒凝血滞者，治宜散寒通络。

（一） 燥毒瘀结证

腮腺反复发作性肿痛，甚至日久不消，或伴咽痛发热，口眼干燥，口腔常有黏性分泌物，腹胀便秘，舌红苔黄燥厚腻，脉滑。因为 SS 属于 B 淋巴细胞病变，也常见耳后或颈部的表浅淋巴结肿大，一般是良性病变，中医称之为瘰疬或痰核。治宜清热解毒，润燥软坚化瘀。可用升降散合小柴胡汤、普济消毒饮加山慈菇、土贝母、皂角刺、夏枯草、玄参等。如见舌质紫暗，有瘀斑、瘀点者，可用柴芩升降散合血府逐瘀汤加减。

【治验举例 1】

徐某，女，62 岁，1998 年 1 月 13 日初诊。因"口眼干燥伴腮腺反复肿大、咽痛 4 年"确诊为 SS。现口眼干燥，咽痛，腮腺胀痛，进干食需用水送，口腔黏腻不爽，腹胀便秘，舌质紫暗，苔白腻而干，舌下络脉瘀紫，脉沉细。辨证属燥热蕴毒，痰瘀结聚，治以润燥解毒，化痰活血。处方：白僵蚕、蝉衣、片姜黄、当归、皂角刺、桔梗、山慈菇、夏枯草、重楼、龙葵、浙贝母各 10g，金银花、连翘、板蓝根各 15g，丹参、天花粉、玄参各 20g，山豆根、甘草各 6g。每日 1 剂，水煎服。加减治疗 4 个月，腮肿咽痛控制，口眼干燥减轻。加减再治半年，诸证均愈，原方配制丸药服用多年，病情未再反复。

【治验举例 2】

杨某，女，49 岁。2012 年 9 月 11 日初诊。主诉"颈部淋巴结反复肿大 3 年，口眼干燥 1 年"。2011 年当地医院化验血 WBC 2.73×10^9/L；ESR 50mm/h；ANA、抗 SSA 抗体、抗 SSB 抗体均为阳性；IgG 30.8g/L；IgA 4.86g/L。诊断为 SS。给予口服泼尼松 30mg/d、羟氯喹 0.4g/d 治疗，淋巴结未再肿大，但口眼干燥仍有。泼尼松逐渐减量至 10mg/d，1 月前当地化验血 WBC 3.25×10^9/L；ESR 35mm/h；IgG 31.3g/L，IgA 5.95g/L，IgM 3.54g/L。求治于中医。现口眼干燥，双侧淋巴结未及。皮肤干燥，手足不温，停经 3 个月。舌紫暗，有多处瘀斑，舌苔黄干燥乏津，脉沉细。辨证为燥毒结聚，瘀血阻络，津液失敷，治以润燥解毒，活血通络。方用柴芩升降散合血府逐瘀汤加减：柴胡 10g，黄芩 10g，僵蚕 10g，蝉蜕 10g，片姜黄 10g，牡丹皮 10g，当归 10g，川芎 10g，赤芍 15g，生地黄 15g，桃仁 10g，红花 10g，枳壳 10g，红景天 15g，牛膝 15g，生甘草 6g。每日 1 剂，水煎服。泼尼松用量同前，加甲氨蝶呤 10mg/w 口服。

服用 1 个月，口眼干燥减轻，舌紫暗颜色变浅，但边仍有多处瘀斑，证治同前。易方用血府逐瘀汤加天花粉 30g，石斛 20g，红景天 15g，卷柏、女贞子、旱莲草各 10g，生甘草 5g。再服 30 剂。口眼干燥基本消除。复查血 WBC 2.7×10^9/L；IgG 20.6g/L；IgA、IgM、肝肾功能均在正常范围。泼尼松减为 7.5mg/d。以上方加减调治 3 个月，无明显口干、眼干，舌质瘀斑、发紫好转，余无不适，白细胞 3.4×10^9/L，病情稳定。

（二）阴（血）虚血瘀证

口眼干燥，皮肤干燥或肌肤甲错，结节性红斑或紫癜反复发作，关节疼痛，妇女月经量少，闭经，舌红暗，干裂无苔，脉细涩。治宜养阴润燥，活血化瘀。常用增液汤、犀角地黄汤或滋燥养荣汤合桃红四物汤加麦冬、天冬、北沙参、天花粉、石斛、百合等养阴生津之品。

【治验举例 1】

邵某，女，40 岁，1997 年 4 月 11 日初诊。主诉：双下肢皮肤紫癜反复发作 14 年，口眼干燥 7 年，加重半年。患者自 1983 年始双下肢皮肤大片紫癜样出血斑反复发作，1990 年出现口眼干燥，风湿免疫科确诊为 SS，用雷公藤多苷治疗无效。近半年紫癜持续不褪，双踝肿痛，口眼干燥明显。现下肢大片鲜红出血斑，双踝肿胀，按之凹陷，皮肤青紫燥热，口眼干燥无津，唇干掀裂，目痛，尿少黄，月经量少。舌干红无苔，舌体碎裂，脉沉细。辨证属阴虚血燥，血热妄行，瘀血发斑。方用血府逐瘀汤加减：桃仁、红花、当归、牛膝、王不留行、紫草、柴胡、枳壳、茜草各 10g，生地黄、赤芍、益母草各 15g，银花藤、牡丹皮、白茅根各 30g。每日 1 剂，水煎服。

服药 14 剂，紫癜及踝肿消失，口眼干燥仍存。守方去银花藤加麦冬、玄参，再服 14 剂，干燥症状减轻。以上方为主加减治疗半年，皮肤紫癜及踝肿一直未反复，口眼干燥好转，月经正常，病情稳定。

【治验举例 2】

张某，女，22 岁。2012 年 2 月 14 日初诊。主诉：双下肢皮肤紫癜样皮疹反复发作 4 年余，加重 3 个月。患者 8 年前腮腺肿大反复，未系统诊治。4 年前双下肢皮肤出现紫癜样皮疹，劳累加重，1 周前本院风湿免疫科化验 ANA1：640；抗 SSA 抗体、抗 SSB 抗体、Ro-52 均为阳性。血 WBC3.27×10^9/L。ESR 72mm/h，IgG 24.8g/L，确诊为 SS。给予口服泼尼松 15mg/d，硫酸羟氯喹 0.2g，每日 2 次。现口眼干燥不明显，双下肢可见较为密集紫癜疹，偶感腮腺酸胀，舌红少苔，脉沉细。辨证为阴虚内燥，血热妄行。治以养阴润燥，凉血清热，方用柴芩升降散合犀角地黄汤加减：柴胡 10g，黄芩 10g，僵蚕 10g，蝉蜕 10g，姜黄 10g，水牛角粉（包煎）3g，生地黄 15g，赤芍 15g，大青叶 15g，牡丹皮 10g，炮姜炭 6g，茜草 10g，荆芥炭 10g，山慈菇 10g，生甘草 6g。

服用 1 个月，腮腺酸胀消除，下肢紫癜较前减少，但劳累后仍有发作。调整处方如下：生地黄 15g，牡丹皮 10g，大青叶 15g，赤芍 10g，荆芥炭 10g，生黄芪 30g，忍冬藤 30g，石斛 20g，知母 10g，牛膝 10g，生甘草 6g。再服 2 个月，下肢紫癜基本控制，偶有散在出现。泼尼松减为 10mg/d，复查：血 WBC 3.65×10⁹/L，ESR 48mm/h，IgG 19.1g/L。以后基本以原方加减服用 1 年，病情稳定，口服泼尼松 5mg/d，羟氯喹 0.2g，每日 2 次维持。随诊 8 年，未再反复。

（三） 气虚血瘀证

口眼干燥，双手雷诺现象，遇寒加重，乏力，心悸气短，不耐劳累，易患感冒，肢体麻木肿胀，舌暗红乏津，舌体胖大，舌下络脉瘀紫，脉虚无力。治宜益气通阳，活血化瘀。可用补阳还五汤、黄芪桂枝五物汤合生脉散加减。

【治验举例】

刘某，女，53 岁。1992 年 4 月 24 日初诊。主诉"劳累后心慌气短 13 年，口眼干燥 3 年"。患者有风湿性心脏病病史 30 余年，1979 年始劳累后心慌气短，某专科医院诊为二尖瓣狭窄伴关闭不全。1987 年出现心房纤颤、心功能不全，以后每年冬季均因风心病病情加重而住院治疗。半年前住院时检查 ESR 增快、RF 阳性，且近 3 年口眼干燥、雷诺氏征，转入本院风湿免疫科确诊为 SS。现口、眼、鼻、皮肤均干燥无津，咽干食需用水送。唇甲苍白，双手指肿痛不温，遇冷变白变紫，疼痛加重。精神极差，乏力，心慌，气短，胃痛，双下肢可凹性水肿。舌淡嫩齿痕，苔薄白，脉沉细，脉律不整。辨证为心气不足，气虚血瘀，寒湿阻络。治以温阳益气，活血通络，散寒除湿。方用补阳还五汤合生脉散加味：生黄芪 30g，当归、桃仁、红花、地龙、桂枝、水蛭、党参、麦冬、五味子各 10g，丹参、鸡血藤各 30g，桑寄生 20g。每日 1 剂，水煎服。

加减服药 2 个月，乏力、心慌、气短明显缓解，口眼干燥和水肿消失，能进干食。随证加细辛、羌活、苏木、刘寄奴等药再治半年，诸证均愈，将原方配制丸药常服，以资巩固。1994年4月随诊，病情稳定。

（四）气滞血瘀证

口干，但欲漱水不欲咽，面色黧黑，肌肤甲错，两胁胀痛或刺痛，或肝脾肿大，朱砂掌，腹胀纳差，尿黄便秘，舌红暗，舌边瘀斑瘀点，舌下络脉瘀张，脉细涩。治宜活血行气，软坚消癥。可用血府逐瘀汤或膈下逐瘀汤加减。

【治验举例1】

徐某，女，58岁，1996年12月10日初诊。患SS继发肾小管酸中毒9年，肝硬化、糖尿病7年，下肢紫癜1年。先后用环磷酰胺、硫唑嘌呤等治疗，已停用1年，仅服保肝西药。现面色黧黑赤缕，朱砂掌，脾大，肋下4.3cm可触及，肝区胀痛或刺痛，口干思饮，五心烦热，下肢肿胀，尿少黄，大便干燥，乏力恶心，舌暗红瘀斑，舌下络脉瘀张，苔白腻干燥，脉滑数。化验血ALT 128U/L；AST75U/L。辨证为瘀血成癥，湿热内蕴，方用膈下逐瘀汤加减：当归、川芎、桃仁、红花、牡丹皮、枳壳、香附、乌药、五灵脂、茜草、郁金各10g，赤芍、茵陈各15g，生地黄、丹参、金钱草各30g，生甘草6g。每日1剂，水煎服。服药半个月，大便通畅，口干、肝痛、烦热均减，肝功能正常。上方加减治疗半年，病情稳定。改用大黄䗪虫丸、湿热痹冲剂巩固，1997年9月复查血ALT79U/L；AST48U/L，病情稳定。

【治验举例2】

丁某，女，54岁。2013年4月17日初诊。主诉：口干伴远端手指间关节疼痛2年。患者2年前出现口干、口苦，右手远端手指间关节疼痛，伴乏力，汗出。服用某中医养阴生津中药1个月无效。半个月前风湿免疫科化验：ANA 1∶320；抗SSA阳性。IgG28.6g/L，IgA3.2g/L，IgM1.73g/L；ESR 12mm/h。口腔科、眼科检查支持SS。现右手远端指间关节疼痛，口眼干燥，咽干食需水送。口唇干裂，皮肤干燥脱屑，时有烘热汗出，手足心热，乏力神疲，肩背酸痛，大便偏溏，每日3~5次，绝经10年。舌紫暗少津，边有瘀斑，脉沉细。辨证为瘀血内阻，津不上承。治以活血化瘀，养阴清热，方用血府逐瘀汤加减：当归10g，生地黄10g，川芎10g，赤芍10g，桃仁10g，红花10g，柴胡10g，枳壳10g，牛膝10g，黄芩10g，黄连6g，吴茱萸3g，干姜6g，法半夏10g，石斛20g，穿山龙30g，天花粉30g，炙甘草5g。30

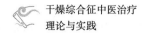
剂，水煎服。

药后胸闷消除，饮水不多，仍口苦，烘热汗出，右手中指、无名指疼痛，后颈僵硬不适，大便偏溏，舌红暗，脉沉细。守方去吴茱萸、干姜、法半夏再服 1 个月，口干明显缓解，但停药则反复。双手远端指关节疼痛，饮食不适则胃痛、泛酸，无胸闷，烘热汗出消失。舌红暗，苔薄白，脉沉细。守方加吴茱萸 3g，女贞子 10g，旱莲草 10g。药后诸证告愈，未再反复。

【治验举例 3】

邱某，女，23 岁。就诊时间：2012 年 10 月 18 日。主诉：双手、足遇冷变白变紫半年余。无明显口眼干燥，当地医院化验 ANA、SSA、SSB、RNP 抗体均阳性；IgG21.3g/L，RF26.9 U/L。唇腺活检有灶性淋巴细胞浸润。口腔科、眼科检查支持 SS。现手足雷诺现象每日均有发生，遇冷加重，肢端发凉，余无所苦。舌红暗，苔薄白，脉沉细。辨证为血虚寒凝，血瘀气滞，治以养血祛寒，活血行气，方用当归四逆汤合血府逐瘀汤加减：桂枝 10g，细辛 3g，当归 10g，川芎 10g，赤芍 15g，生地黄 15g，桃仁 10g，红花 10g，柴胡 10g，枳壳 10g，牛膝 10g，丹参 30g，穿山龙 30g，桑枝 30g，茯苓 15g，炙甘草 5g。每日 1 剂，水煎服，同时服用泼尼松 10mg/d。

服药 3 个月，雷诺现象发生次数减少，程度减轻。复查 IgG18.8g/L，RF20.29U/L。嘱停服泼尼松，改为羟氯喹 0.2g，每日 2 次，口服。调整处方如下：桂枝 10g，细辛 3g，牡丹皮 10g，桃仁 10g，红花 10g，茯苓 15g，赤芍 15g，当归 10g，桑枝 30g，续断 15g，牛膝 15g，穿山龙 30g，刘寄奴 10g，炙甘草 5g。再服 3 个月，手足变温，雷诺现象明显缓解，偶在紧张时发生。易方用桂枝茯苓丸合血府逐瘀汤加续断 15g，香附 10g，刘寄奴 10g。随诊 1 年，雷诺现象未再反复。

参考文献

[1] 董振华，郝伟新，刘晋河，等.60 例干燥综合征患者血液流变学检测及养阴生津中药治疗效果观察 [J]. 中国中西医结合杂志，1998，18（3）：155.

[2] 郝伟欣，董振华，王琰. 干燥综合征红细胞变形和聚集性测定的临床探讨 [J]. 中华医学实践杂志，2003，2（5）：440-441.

[3] 徐治鸿，孙晓平，赵芳. 活血生津药治疗 Sjögren 综合征对红细胞变形

性的影响 [J]. 中华口腔医学杂志，1992（3）：162-164.

[4] 乐兆升，张文征，陈信义，等. 干燥综合征患者甲皱微循环初探 [J].
微循环技术杂志，1993（4）：191-192.

[5] 段丽丽，殷松楼，蒋培培. 干燥综合征患者甲皱微循环初探 [J]. 医
学综述，2018，24（15）：3096-3100.

第四节
干燥综合征焦虑抑郁的治疗

干燥综合征由于其病因不明、慢性、复发性、难治性等特点，患者长期忍受着口眼干燥、关节疼痛症状以及多系统损害等病痛的折磨，以及应用激素、免疫抑制剂药物治疗副作用的影响，面对工作能力受限，社交活动减少，生活质量下降，家庭、夫妻、朋友关系的改变等诸多因素的影响，不可避免地会产生精神压力，加重心理负担，造成情绪上的焦虑或抑郁。

临床经常会看到，很多患者一经确诊本病，就到网上搜寻有关本病的各种知识和信息，并且和自己病情进行对号入座；或者了解到本病不能根治而悲观失望；或者听说本病容易造成多系统损害而忧心忡忡；或者因畏惧激素或免疫抑制剂的治疗副作用而恐惧万分；或者怕遗传给后代而心情沮丧；或者道听途说，四处求医，乱用偏方；或者看到复查后的化验单稍有波动即寝食难安。诸如此类，发生在 SS 患者身上的概率非常高。

国内外研究表明，SS 患者普遍存在着抑郁或焦虑情绪，而临床医生往往只重视药物治疗，而忽略与患者感情交流或医患沟通这一环节，影响着疗效的发挥[1]。SS 属于中医燥痹的范畴，近年来，有学者将"情志致痹"视为痹病的发病原因之一，提出疏肝理气、调理情志为主的治法，丰富了中医治疗痹病的内容[2]。

一、 干燥综合征焦虑抑郁的现代研究

多项研究和观察表明，SS 患者焦虑抑郁的发生率明显高于正常人群。Mauch 等[3]观察 20 例 SS 患者，使用 Freiburger 人格问卷调查发现"神经质"

得分明显高于正常人群，使用美国明尼苏达大学多相人格试验发现相似的人格改变，最常见的是忧郁的特质、歇斯底里和抑郁症倾向，说明 pSS 患者带有人格改变，易发生抑郁、焦虑等心理障碍。Valtysdottir 等[4]应用医院焦虑抑郁量表（HADS）评估 62 例 SS 的焦虑抑郁情况发现，SS 患者焦虑抑郁的评分均显著高于对照人群，且这些患者相比于类风湿关节炎会有更多的诸如心情不好、易激惹、头痛、胃肠道症状及注意力记忆力下降等主诉。

国内王艳艳等[5]采用 zung 氏抑郁自评量表（SDS）和焦虑自评量表（SAS）评定 47 例 SS 患者的情绪改变，同时与健康志愿者 30 例作为对照，结果其中 23 例 SS 患者具有焦虑症状（9%），14 例出现抑郁症状（30%），较对照组有明显差异（$P < 0.05$）。主要表现在乏力（62%）、情绪低沉（50%）、消化不良（40%）、性兴趣减退（36%）、无用感（31%）、易生气（27%）、睡眠障碍（20%）等。表明 SS 患者较多出现焦虑及抑郁表现，严重影响生活质量。陈海支等[6]对 31 例确诊为 SS 所致精神障碍住院患者进行回顾性分析，结果有 23 例确诊前在精神科首次就诊住院，5 例在精神科多次就诊住院，3 例在风湿免疫科就诊住院。确诊 SS 前主要精神症状以焦虑抑郁为主要表现。21 例患者的汉密尔顿焦虑量表（HAMA）评分为 8~25（15.84±5.76）分，其中 6 例患者汉密尔顿抑郁量表（17 项）评分为 14~23（19.50±4.23）分。认为 SS 所致精神障碍临床表现复杂多样，缺乏特异性，精神障碍多为焦虑抑郁等，很多躯体症状易与焦虑或抑郁混淆。方毅等[7]应用 SCL-90 量表对住院的 50 例 SS 患者进行心理健康情况调查，与健康对照组相比，SS 患者组的 SCL-90 总分、躯体化、人际关系敏感、抑郁、焦虑、敌对、其他等因子评分均升高，差异具有统计学意义（$P < 0.05$），提示 SS 患者长期以来受到严重心理困扰，有明显抑郁、焦虑等情绪表现。杨佳等[8]也发现 SS 患者的抑郁自评量表（SDS）评分高于常模组，有抑郁情绪的患者约占 55.26%，且合并抑郁的患者 SF-36 各维度积分均低于无合并抑郁患者（$P < 0.05$）。同样，崔贝贝等[9]对 98 例 SS 患者的焦虑状态进行了调查，焦虑自评量表（SAS）评分为（35.77±7.44），10 例患者（10.2%）SAS 评分≥50 分，均说明 SS 患者存在明显的焦虑情绪，表现主要为入睡困难、躯体疲劳，对未来感到担心等。以性别、年龄、病程等因素分组，同因素组间对比差异无统计学意义。

杨敏等[10]对 217 例 SS 患者先用抑郁自评量表（SDS）进行初步筛查，后采用汉密尔顿抑郁量表（HAMD，17 项指标）对患者的抑郁程度进行评分，经精神科医生按《中国精神障碍分类与诊断标准第 3 版（CCMD-3）》抑郁症诊断标准进行诊断，结果 SS 患者抑郁症的患病率为 39.2%。患病的相关因素按标准回归系数依次为重度疼痛、医护人员关心、患者知情、负性生活事件、艾森克人格检查量表 N 因子 5 项，其中医护人员关心与抑郁患病呈负相关。

二、 干燥综合征焦虑抑郁成因

有关研究证实，与风湿病中的其他病种如类风湿关节炎、系统性红斑狼疮以及全人群比较，SS 患者焦虑抑郁的表现更为显著[1]。其产生原因可能由于多种因素造成。

（一） 躯体症状的影响

口眼干燥、关节疼痛是 SS 重要的临床症状，由于外分泌腺体病变导致唾液和泪液分泌减少，患者可表现为持续、明显的口干（发生率约 70%～80%）和眼干，唾液缺乏严重者需频频饮水，进固体食物困难，常常并发龋齿、口腔念珠菌病和感染；泪液缺乏则欲哭无泪，视力下降，不仅可以并发眼内感染，甚至发生角膜溃疡、穿孔或永久性失明；反复的关节痛也经常让患者难以胜任日常工作，甚至影响睡眠。这些躯体症状常使患者深受困扰，以致许多患者逐渐变得焦虑抑郁，生活质量下降。因此杨佳等[8]认为 SS 患者抑郁情绪的产生可能与疾病本身的口干、眼干、关节痛等症状对生活和工作的影响有关。

（二） 免疫系统紊乱

表现为免疫激活和细胞因子的释放。有证据提示细胞因子可能是导致焦虑、抑郁的基础，长期细胞因子（前炎性细胞因子）的升高可能引起了神经内分泌和中枢神经代谢产物等的转变，从而出现或加剧了焦虑、抑郁[1]。

（三） 神经系统受损

神经内分泌轴（肾上腺、性腺及甲状腺轴）功能相对低下可以部分解释 pSS 患者出现的情绪障碍[7]。

（四） 心理社会因素

SS 是慢性病，病程长，目前尚无根治方法，易反复发作，容易出现多系统损害，因此长期治疗或疗效不理想使患者受到严重心理困扰，可能加剧不良情绪的产生和生活质量下降，尤其是部分缺乏医学知识的患者甚至会产生恐惧及猜疑心理，部分 SS 出现多系统损害后长期应用激素或免疫抑制剂治疗所产生的副作用、不良反应也是加重患者心理负担的重要因素。且该病多发于 40 岁以后的女性，家庭重担、经济压力及激素水平的改变等多重因素，使其容易产生抑郁情绪；抑郁情绪的产生也与患者的性格密切相关，个性较为内向、不善与人交流的患者更容易产生抑郁。

三、 中医对干燥综合征焦虑抑郁的认识

情志失调既是痹病发生的原因之一，而痹病发生之后也容易引起情志的改变。早在《素问·痹论》就有"阴气者，静则神藏，躁则消亡"的记载，指出在精神躁动、阴精营气易耗散的情况下，可以发生痹证。同时又说"淫气忧思，痹聚在心"，说明五脏痹的成因与情志有关。

明代张介宾《景岳全书》云："凡思虑劳倦、惊恐忧疑，及别无所累而常多不寐者，总属真阴精血不足。"可见血虚不足为郁证发病基础之一。李梴在《医学入门》中进一步指出"痹者，气闭塞不通流也……周身掣痛麻者，谓之周痹，乃肝气不行也"。清代医家罗美《内经博议》中指出："凡七情过用，亦能伤脏气而为痹，不必三气入舍于其合也。所以然者，阴气静则神藏，躁则消亡。故气不养而上逆喘息，则痹聚在肺；忧思过用，则痹聚在心。"又说："肝痹者，肝气郁而血不荣筋之症也。"说明情志致病，日久可损伤脏腑，脏腑功能失调，内舍其合，发为五脏痹，此为"因郁致痹"。罹患痹证之后，由于多系统受累或病程绵长，缠绵难愈，引起患者剧烈的心理反应，使之处于持久的恐惧、焦虑、颓废等消极情感状态中，临床常伴有烦躁、胸闷腹胀、胁痛、嗳气不舒、不寐等表现，甚者可出现悲观轻生等，进一步加重病情，此为"因痹致郁"。无论是因郁致痹，还是因痹致郁，对患者首先应注意心理疏导，以调畅情志，协调脏腑气血运行。《灵枢·师传》曰："人之情，莫不恶死而乐生，告之以其败，语之以其善，导之以其所便，开之以其所苦。"《中藏经》亦说："气痹者，愁思喜怒过多，则气结于

上……宜节忧思以养气，慎喜怒以全真，最为良矣。"其后再进行药物干预。

SS 伴有焦虑抑郁的中医治疗可以从情志致痹、因痹致郁的理论探讨，根据肝、心、脾三脏功能失调论治。首先要区分是 SS 本身引起的症状还是伴随的焦虑忧郁症状。如前所述，SS 焦虑忧郁现象较为多见，SS 本身常见症状是口眼干燥、关节疼痛、腮腺反复肿痛、多发龋齿、下肢反复的紫癜样皮疹等，如果出现系统受累则可见到相应的表现。而患者很多症状如情绪低沉、紧张焦虑、性急易怒、失眠不宁、周身不适、肌肉酸困、疼痛的部位和时间不固定等大多是由焦虑忧郁引起的。很多患者区分不清，稍有些症状就认为病情活动，加重了抑郁症状。

SS 的病机以阴虚为本，燥热为标。情志不遂，五志过极，化火伤阴；或血虚阴亏之体，津液不能濡润，复加情志郁结，气机不畅，气滞血瘀，以致津液不能正常敷布，均可干燥症状。肝藏血，主疏泄，开窍于目，性喜条达而恶抑郁，血不养肝，肝气郁结，疏泄不畅则情绪低落或焦虑易怒。心主神志，与精神、意识思维活动有关；脾主思，为气血生化之源。如果思虑过度，劳伤心脾，可导致纳差少食，神疲乏力，心悸怔忡，失眠健忘等症状。肝胆疏泄不利，气血运行不畅，体表营卫不和，则表现为关节肌肉酸痛不适。肝肾同源，肝肾精血不足，目窍失养则两目干涩；阴虚血燥、津液枯涸、脏腑不濡则口干、鼻干、皮肤干燥。SS 最多见于中年以上女性[11]，女子以肝为先天，女子的经、孕、胎、产、乳无不与肝经调畅密切相关，肝与冲任两脉有密切的内在联系，肝之疏泄可直接影响经血之运行；临床除干燥见症外，SS 患者平素还多见月经失调、不孕、流产、乳癖、带下等情况，提示肝经失调可能是 SS 发病的一个重要原因。

顾军花等[12]提出从肝论治 SS，以疏调肝气，补养肝血，柔肝养阴为主：肝郁气滞证用柴胡疏肝散或六郁汤；心肝火旺证用泻心汤、栀子清肝饮或丹栀逍遥散；肝胆（胃）郁热证用左金丸、龙胆泻肝汤或茵陈蒿汤；肝郁脾虚证用归芍六君子汤合柴胡疏肝散、导痰汤等；肝气失敛证用一甲煎、牡蛎散、金锁固精丸等；肝肾阴虚证用一贯煎、六味地黄丸、滋水清肝饮等；阴虚血瘀证用血府逐瘀汤、复元活血汤等；肝肾精血两亏证用芍药甘草汤、甘麦大枣汤、左归丸、三甲复脉汤等；虚火旺风动证用镇肝熄风汤、羚角钩藤汤、大定风珠等。任丽华[13]应用自拟滋阴解郁汤联合帕罗西汀治疗 SS 焦虑抑郁患者 50 例，该方由太子参 15g，柴胡、郁金、当归、女贞子、旱莲草各12g，白术、茯苓、白芍、生地黄、熟地黄、玉竹各 15g，甘草 5g 组成，疗

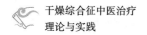
程 8 周，经汉密尔顿抑郁量表（HAMD）和汉密尔顿焦虑量表（HAMA）评定，结果疗效优于单纯服用帕罗西汀的对照组。

四、 干燥综合征焦虑抑郁的辨证论治

（一） 肝胆气郁， 营卫失和

症状：多见于 SS 早期，口苦胸闷，后背恶风，关节肌肉酸痛明显，夜间尤甚，周身不适，莫可名状，或周身肢节串痛，晨起手足、颜面发胀，胃脘痞闷，大便干溏不一，月经不畅或伴少腹作痛，舌淡红，苔薄白，脉细弦。

治以疏理肝胆，调和营卫，舒筋通络，方用柴胡桂枝汤或逍遥散加防风10g，片姜黄 10g，桑枝 30g，葛根 15g，威灵仙 15g，汉防己 10g，桑寄生20g，牛膝 15g 等。

【治验举例】

何某，女，45 岁。就诊时间：2013 年 4 月 26 日。因口眼干燥伴关节疼痛 2 年。当地医院化验 ANA 1∶320；抗 SSA、SSB 抗体均阳性，诊断为 SS，口服硫酸羟氯喹片及白芍总苷胶囊疗效不明显。现口干，眼干，畏光，情绪悲观，周身关节肌肉酸痛，自觉有气走窜。胸闷脘痞，不思饮食，大便不畅，恶风汗出，容易感冒。晨起手足发胀。近期化验 IgG 22.72g/L，ESR 22mm/h。舌淡红齿痕，苔薄白，脉细弦。辨证为肝胆气郁，营卫不和，肝肾阴虚。药用：柴胡 10g，黄芩 10g，党参 10g，法半夏 10g，桂枝 10g，白芍10g，生地黄 15g，熟地黄 10g，麦冬 10g，天冬 10g，石斛 20g，天花粉 30g，枳壳 10g，菊花 10g，穿山龙 30g，生甘草 6g。

服药半个月，关节肌肉疼痛明显好转。患者自行停服西药。再服 3 个月，口眼干燥减轻，较前有力，进食增加，仍恶风汗出，大便不畅，脱发。复查 IgG28.6g/L，ESR 18mm/h。处方：柴胡 10g，黄芩 10g，白僵蚕 10g，蝉蜕 10g，姜黄 10g，山慈菇 10g，玄参 10g，生地黄 10g，麦冬 10g，石斛 20g，枳壳 10g，桑枝 30g，穿山龙 30g，女贞子 10g，旱莲草 10g，陈皮 10g，生甘草 6g。

再服 3 个月，口眼干燥明显缓解，咽干食有时不用水。关节肌肉未再疼痛。无脱发。腰酸痛，带下黄色。复查 IgG22.4g/L，ESR 20mm/h。前方去桑

枝、女贞子、旱莲草加桂枝 10g，白芍 10g，凤尾草 15g，车前子（包煎）10g，继续服用。2014 年 3 月 7 日随诊，情绪乐观，口眼干燥不明显，可以进干食。关节肌肉不疼痛。偶有胃部不适，心慌多梦。舌淡暗，脉沉细。复查 IgG19.8g/L，ESR15mm/h。随诊至 2020 年 3 月，病情稳定。

（二） 肝胆痰热， 燥毒蕴结

症状：情绪低沉，多疑善虑，甚则胆小易惊，悲伤哭泣。头重如蒙，口苦心烦，咽喉不利，如痰梗阻感，或唾液腺肿胀，或白带量多、便秘、溲赤。舌质紫暗，苔黄腻或白厚腻、脉弦滑。

治以清化痰热，润燥解毒，方用小柴胡汤合温胆汤加石菖蒲 10g，远志、夏枯草、黄柏各 10g，炒枣仁、百合、生地黄各 15g。

【治验举例】

赵某，女，56 岁。就诊时间：2013 年 6 月 7 日。主诉：双手、足发凉 1 年，双侧腮腺肿胀半年。近日化验 ANA 1∶640；抗 SSA 阳性性。IgG 27.5g/L。RF 36.6U/L。口腔科、眼科检查支持 SS 诊断，来中医治疗。现口干黏腻苦，进干食不需水送。两腮腺酸胀，颌下腺肿大。情绪低落，时有悲伤易哭泣，纳差。入睡困难，乏力头痛，胃胀痛。有潮热，多汗，性急易怒，烘热汗出，半年内体重下降 2kg。舌红苔白厚腻，脉细滑。辨证为肝胆痰热，燥毒蕴结。治以疏肝清热，化痰和胃，方用柴芩温胆汤加减：柴胡 10g，黄芩 10g，法半夏 10g，茯苓 30g，陈皮 10g，枳实 10g，竹茹 10g，白僵蚕 10g，蝉蜕 10g，姜黄 10g，山慈菇 10g，夏枯草 10g，皂角刺 10g，天花粉 30g，红景天 15g，穿山龙 30g，板蓝根 15g，生甘草 6g。

服药 1 个月，腮腺肿胀明显减轻，颌下腺肿大变小，口干苦缓解。失眠、情绪低落亦好转。头不痛。仍夜间易惊醒，醒后周身不适。舌淡暗，苔薄白，脉沉细。辨证为肝胆气郁，痰气互结，瘀血阻络。方用小柴胡汤合血府逐瘀汤加香附 10g，合欢皮 10g，白蒺藜 10g，皂角刺 10g，生龙骨（先煎）30g，生牡蛎（先煎）30g，炒枣仁 30g。

间断服用半年至 2014 年 2 月 15 日随诊。情绪明显好转，入睡安卧，口干减轻，腮腺肿胀不明显。但仍不能经受刺激。舌红暗，苔薄白，脉细滑。处方：柴胡、黄芩、法半夏、茯苓、陈皮、枳实、竹茹、当归、川芎、赤芍、红花、桃仁、皂角刺、夏枯草各 30g，玄参、天花粉各 90g，石斛 60g，山慈菇、白芥子、生甘草各 5g。共研细末，水泛为丸，如梧桐子大小，每次

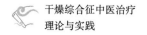
6g，每日 2 次。长期服用，巩固疗效。

（三） 肝肾阴虚， 肝郁气滞

症状：口干咽燥，两目干涩，腰背酸痛或腰膝酸软；胸闷太息，胁肋不舒，食少纳差，失眠多梦，月经前后不定期或经前乳房胀痛，舌暗红少苔。脉细数或弦细数。

治以滋补肝肾，疏肝理气。方用滋水清肝饮或一贯煎加香附、陈皮、黄芩、五味子、柏子仁各 10g。

【治验举例】

顾某，女，27 岁。2012 年 7 月 4 日就诊。2 个月前因"口眼干燥，伴腮腺肿胀反复发作 2 年"，当地医院诊断为 SS，予口服甲泼尼龙 4mg/d，白芍总苷胶囊 0.6g，每日 2 次；硫酸羟氯喹 0.1g，每日 2 次治疗，干燥症状略有减轻，但胸闷心慌，心率增快，心烦失眠，化验 IgG 23.4g/L，RF 55U/L，来中医就诊。当时主诉症状颇多，难以一一描述。主要是口眼干燥，胸闷太息，头涨耳鸣，心慌失眠，乳房胀痛，食欲不振，乏力神疲，经行腹痛，白带量多。舌红苔少，脉弦细。辨证为肝肾阴虚，肝郁气滞，湿热下注。方用滋水清肝饮加减：熟地黄 15g，山茱萸 10g，炒山药 10g，牡丹皮 10g，茯苓 15g，泽泻 15g，生地黄 15g，柴胡 10g，白芍 10g，炒苍术 10g，生黄柏 10g，生甘草 10g，生黄芪 15g，红景天 15g。水煎服。

服用半月，头涨耳鸣稍减；心跳明显加快，睡眠不实，停用所有口服西药后心跳稍微减缓，入睡好转，白带减少。2012 年 7 月 28 日月经来潮，3 天即净，痛经严重。调整处方如下：柴胡 10g，枳壳 10g，白芍 10g，黄芩 10g，当归 10g，防风 10g，石斛 10g，葛根 10g，陈皮 10g，茯苓 15g，炙甘草 5g。

再服 28 剂，口干眼干明显好转，入睡安卧，乳房胀痛减轻，偶有胸闷心慌。上方加减服用至 2012 年 10 月 5 日，诸证消除十之八九。复查 IgG 18.3g/L。RF 86U/L。近 1 周感冒后又有口鼻气热，双侧腮腺肿胀，伴颌下淋巴结肿痛。辨证为肝胆痰热，燥毒蕴结，调整处方如下：柴胡 15g，黄芩 15g，白僵蚕 10g，蝉蜕 10g，姜黄 10g，山慈菇 10g，金银花 30g，板蓝根 15g，玄参 15g，夏枯草 10g，连翘 10g，天花粉 30g，枳壳 10g，生甘草 6g。

服用半个月，腮腺及淋巴结肿大消除。半年后又因情绪波动，胸闷憋气明显加重，自己担心是合并肺间质病变和妇科炎症，白带量多，大便不成形。仍以阴虚肝郁治之：生熟地各 10g，山茱萸 10g，山药 10g，牡丹皮 10g，当归 10g，白芍 10g，柴胡 10g，枳壳 10g，白术 10g，茯苓 15g，防风 10g，陈皮 10g，石斛 20g，菊花 10g，天花粉 15g，炙甘草 6g。间断加减服用至 2014 年 2 月 25 日，口眼干燥基本控制，情绪稳定，饮食睡眠均好转，病情稳定。

（四） 心脾两虚， 肝郁气滞

症状：多思多虑，心悸怔忡，眩晕健忘，大便溏薄或次数增多，妇女月经不调，腹胀食少，舌淡红，苔薄白，脉弦细。

治以补益心脾，疏肝养血。方用归脾汤或补中益气汤合逍遥散加北沙参 15g，麦冬 10g，女贞子 10g，石菖蒲 10g，远志 10g。

【治验举例】

陈某，女，46 岁。2013 年 11 月 24 日就诊。因口眼干燥伴白细胞减少半年，2 个月前化验 ANA、抗 SSA 抗体均阳性，诊断为 SS。自确诊以后情绪低落。口干目赤，失眠心烦，乏力多梦，食欲一般。口服羟氯喹、白芍总苷胶囊 1 个月后腹泻，每日 2~3 次。舌红少苔，脉沉细。辨证为肝肾阴虚，肝郁气滞，方用逍遥散合一贯煎加味：柴胡 10g，白芍 10g，当归 10g，北沙参 15g，麦冬 10g，生地黄 10g，女贞子 10g，旱莲草 10g，石斛 20g，红景天 15g，酸枣仁 15g，黄芩 10g，枳壳 10g，生黄芪 30g，忍冬藤 30g，郁金 10g，山慈菇 10g，柏子仁 10g，生甘草 6g。

服用 1 个月，情绪低落有所好转，仍感乏力懒动，口干咽燥，面红目赤，重新辨证为心脾两虚，肝郁化热，易方用补中益气汤加减：生黄芪 30g，党参 10g，当归 10g，柴胡 10g，升麻 5g，陈皮 10g，白芍 10g，麦冬 10g，五味子 10g，红景天 15g，菊花 10g，炒枣仁 30g，远志 10g，石斛 20g，炙甘草 6g。

继续服药 1 个月，乏力睡眠改善，情绪仍不稳定，以上方加减调治半年，诸证明显好转，2014 年 11 月 2 日随诊，乏力懒动不明显，情绪正常，每晚可正常睡眠 5 小时，睡眠时间每天四至五个小时，守方以归脾汤合逍遥散加牡丹皮 10g，黄芩 10g，继续服用，巩固疗效。

（五） 瘀血内阻， 津不上承

症状：口干不思饮，面部黄褐斑，目珠刺痛，胸闷憋气，胁肋刺痛，心

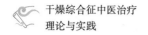

烦易怒，心慌多梦，关节酸痛，妇女月经量少或闭经，舌质紫暗，或有瘀斑瘀点，脉沉细涩。

治以活血行气，养阴化瘀。方用血府逐瘀汤加石斛20g，天花粉30g，丹参30g，玄参15g。

【治验举例】

林某，女，50岁。就诊时间：2013年6月27日。主诉：口眼干燥伴双目刺痛1年，周身浮肿3周。半个月前当地医院化验ANA 1∶320；抗SSA、SSB抗体阳性；ESR44mm/h；CRP 12.4mg/L，确诊为SS，未服用西药。现口眼干燥，面色黧黑，目珠刺痛。双手、肘关节肿痛，周身浮肿，下肢沉重，月经已紊乱，数月1次，时有潮热汗出，失眠多梦。舌质紫暗，苔薄白，脉沉细涩。辨证为瘀血内阻，津不上承，方用血府逐瘀汤加减：当归10g，赤芍15g，生地黄30g，川芎10g，桃仁10g，红花10g，柴胡10g，枳壳10g，牛膝10g，桔梗10g，丹参30g，石斛20g，天花粉30g，续断15g，女贞子10g，防风10g，炙甘草6g。20剂，水煎服。

药后口干眼干、潮热汗出、关节疼痛均明显减轻，浮肿消退，守方去防风加红景天15g，泽兰10g，再服14剂。口眼干燥基本缓解，关节疼痛、浮肿未再反复，偶尔右肋隐痛、腹胀、膝痛。舌红暗，少苔，脉沉细。自诉有过敏性鼻炎多年，因鼻塞用口呼吸，所以醒后口咽干燥，考虑血瘀气滞，肺窍不利，治用血府逐瘀汤加牡丹皮10g，黄芩10g，辛夷10g，细辛3g，白芷10g，菊花10g，防风10g，藿香10g，生甘草6g，活血行气，宣肺通窍。

加减调治半年，诸证平稳，口眼干燥不明显，月经恢复正常，复查ESR 16mm/h，IgG 25.9g/L。间断服用上方至2014年4月，病情稳定。随诊至2018年6月，复查ESR 30mm/h，IgG 21.1g/L，病情稳定。

参考文献

［1］ 谢斌华，陈勇. 抑郁的免疫机制及其在原发性干燥综合征中的研究进展［J］. 浙江医学，2011，33（10）：1551-1555.

［2］ 尹海波，张锦花，石白. 情志致痹——痹病发病的再认识［C］//中华中医药学会风湿病分会学术年会. 中华中医药学会，2011：344-347.

［3］ Mauch E, Volk C, Kratzsch G, et al. Neurological and neuropsychiatric dysfunction in primary Sjgren's syndrome ［J］. Acta Neurologica Scandinavica, 1994, 89（1）: 31-35.

［4］ Valtysdottir S T, Gudbjornsson B, Lindqvist U, et al. Anxiety and depression in patients with primary Sjogren's syndrome ［J］. The Journal of rheumatology, 2000, 27（1）: 165-169.

［5］ 王艳艳, 张缪佳, 沈友杆, 等. 47 例原发性干燥综合征患者的抑郁与焦虑情况调查 ［C］//全国自身免疫性疾病专题研讨会暨第十一次全国风湿病学学术年会论文汇编, 2006: 232-232.

［6］ 陈海支, 蒋峰, 杨孝兵, 等. 原发性干燥综合征所致精神障碍临床特征的回顾性分析 ［J］. 中华精神科杂志, 2012, 45（3）: 169-172.

［7］ 方毅, 张玉琴, 韩岱. 干燥综合征患者的心理健康情况调查 ［J］. 神经损伤与功能重建, 2010, 5（3）: 232-233.

［8］ 杨佳, 刘健, 张金山, 等. 干燥综合征患者生活质量的变化及影响因素 ［J］. 中医药临床杂志, 2011, 23（6）: 534-536.

［9］ 崔贝贝, 卿平英, 刘毅. 原发性干燥综合征患者焦虑情况调查及相关因素分析 ［J］. 四川医学, 2012（4）: 707-708.

［10］ 杨敏, 刘荣, 周润华, 等. 原发性干燥综合征患者抑郁症患病率调查及相关因素分析 ［J］. 中华风湿病学杂志, 2013（17）: 387-391.

［11］ 王新昌, 曹灵勇, 范永升. 干燥综合征中医病因病机刍议 ［J］. 浙江中医药大学学报, 2011, 35（5）: 643-644.

［12］ 顾军花, 陈湘君. 从肝论治干燥综合征 ［J］. 中医杂志, 2011, 52（4）: 292-294.

［13］ 任丽华. 自拟滋阴解郁汤联合西药治疗干燥综合征患者焦虑抑郁 50 例 ［J］. 浙江中医杂志, 2016, 51（3）: 205.

第五章

干燥综合征多系统受累的中医治疗

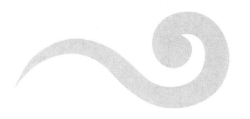

第一节
干燥综合征皮肤黏膜损害的治疗

干燥综合征的皮肤黏膜损害常见，且表现多样。不同研究报道其发生率为16%~58%。主要表现为皮肤干燥、瘙痒，口腔溃疡、念珠菌感染、口角炎，眼睑皮炎，皮肤血管炎（多表现为可触性紫癜）和环行红斑，还可出现结节性皮肤红斑、网状青斑、扁平苔藓、白癜风、结节性血管炎、皮肤淀粉样变性等[1]，所有这些大多是非特异性的，且比口眼干燥症状要轻微。

SS的皮肤黏膜损害可分为非血管炎型和血管炎型：在非血管炎型光敏性皮肤损害中，皮肤干燥最常见，其机制还不清楚，可能与小汗腺或皮脂腺炎性浸润或出汗障碍有关，有些患者的皮肤干燥与外分泌腺体的淋巴细胞浸润相关。此外还包括皮肤增厚苔藓化、皮肤松弛、脱发等，多数SS患者在确诊后才知晓上述病变与原发病相关。SS的黏膜损害除了口干、眼干外，还可出现口腔溃疡、念珠菌感染、口角炎、口腔扁平苔藓等，可能是由于唾液腺受损，唾液分泌减少，口腔局部环境营养失调，菌群失调所致。

血管炎特别是小血管炎是SS重要特征之一，炎症反应的表现取决于皮肤受累血管的水平和炎症反应的程度。血管炎病变见于皮肤者，表现为可触及的紫癜、荨麻疹损害或呈狼疮样斑丘疹，某些毛细血管炎即不可触性色素性紫癜皮肤损害表现与Waldenstrom良性高丙种球蛋白血症性紫癜表现相似。荨麻疹样皮疹最常发生于双下肢，可持续数天，部分损害可出现瘀点，轻触皮疹有痛觉过敏，很多患者主诉病情在劳累及久站后明显加重。SS患者血管炎性皮肤损害还包括下肢红斑结节、持久性斑块样损害（多形红斑样皮损）和浅表的斑片[2]。

SS患者皮肤损害的治疗应结合整体病情轻重程度和其他器官、系统受累情况，进行局部对症治疗和全身综合治疗[3]。对于SS并发黏膜损害者以经典的唾液、泪液替代治疗为主，或毒蕈碱M3受体激动剂。皮肤干燥瘙痒症可外用皮肤濡润剂。当出现口腔黏膜干燥、斑片状或弥漫性红斑及口角皲裂、口角炎应警惕真菌感染、念珠菌性口角炎，可应用口服抗真菌药，如制霉菌素及克霉唑等。如病变为血管炎性病变或并发严重系统损害时需使用糖皮质激素和免疫抑制剂治疗。

一、 病因病机

中医病机以阴虚血燥为本，风热燥毒为标，日久亦可累及阳气。《难经》云："血主濡之。"刘完素《素问玄机原病式》指出"诸涩枯涸，干劲皴揭，皆属于燥"。清代医家张千里云："肢体热痒而痛，是血虚风燥所致。"津亏液燥，阴血不足，不能濡润皮肤则皮肤干燥、皲裂、渗血。血虚生风则皮肤脱屑、皮疹，瘙痒难忍。阴虚生内热，热迫血行，溢于皮肤可致皮肤紫癜、发斑；阴损及阳，气虚不能摄血，血溢脉外亦可致皮肤紫癜、发斑。若血热煎熬津液，血少凝滞，流动缓慢又可致血瘀凝肤，出现肌肤甲错、面色黧黑等。阴虚内热，虚火上炎于口眼则口腔溃疡、口角干裂、目赤红肿。

二、 辨证论治

（一） 皮肤干燥

症见皮肤干燥，严重者常伴瘙痒，遇冷加重，甚至枯皴皲裂、渗血，日久则肌肤甲错，女子常有阴道干涩。由于反复搔抓刺激，局部组织肥厚，色素沉着而出现苔藓化并因搔抓导致皮肤溃破、流黄水或化脓感染。多因素体肝肾不足，血虚生风，肌肤失于濡润滋养而致。属于中医"风瘙痒""痒风"等范畴。

治以滋阴润燥，养血祛风为主，常用滋燥养荣汤加减：当归 10g，生地黄 15g，熟地黄 10g，黄芩 10g，秦艽 10g，防风 10g，牡丹皮 10g，制首乌 10g，女贞子 10g，白蒺藜 10g，炙甘草 6g。也可用当归饮子或生血润肤饮加减。

滋燥养荣汤出自《赤水玄珠》，由当归、生地黄、熟地黄、黄芩、芍药、秦艽、防风、甘草组成，功用滋阴养血，祛风润燥。主治火热消灼肺阴，血伤而燥引起的皮肤干燥，爪甲枯槁或因风热内扰，血虚肠燥，大便不通等风秘证。方中以当归、生地黄、熟地黄、芍药滋肾补阴水而清肺火；黄芩清肺热；秦艽、防风散风止痒；甘草泻火和中。

当归饮子出自《重订严氏济生方》，由当归、黄芪、白芍、川芎、生地黄、何首乌、刺蒺藜、荆芥、防风、甘草组成，功用养血滋阴，益气固表，疏散风邪，主治血虚风燥之"风瘙痒病"。方中当归为君，调养营血以治其本，寓"治风先治血"之意，生地黄、白芍、何首乌养血滋阴；黄芪益气固表为臣，荆芥、防风透散开泄肌表皮毛，疏风祛邪；川芎行气活血；刺蒺藜祛风止痒，甘草调和诸药。

生血润肤饮出自《医学正传》，由当归、生地黄、熟地黄、黄芪、天冬、麦冬、五味子、黄芩、瓜蒌仁、桃仁、红花、升麻组成。功用滋阴清热，养血润燥，主治燥证引起的皮肤坼裂，手足枯燥，搔之血出等症。方中以当归、生熟地、天麦冬滋阴养血生津为主，黄芪、升麻升举中气，使之阳升而阴应；黄芩、瓜蒌仁清热润燥；桃仁、红花活血化瘀；五味子滋阴安神，共奏滋阴、清热、活血润燥之功。

【治验举例1】

李某，女，41岁。2011年5月5日就诊。主诉：口眼干燥5年，双手皮肤红斑伴皮肤干裂5个月。近5年来口眼干燥，逐渐出现猖獗龋。2010年7月当地医院化验ANA 1∶320；抗SSA抗体阳性，唇腺活检有灶性淋巴细胞浸润，诊断为SS。口服羟氯喹、白芍总苷胶囊治疗不效。今年1月始双手皮肤干燥，红斑变紫，疼痛怕冷发痒。继之手足、小腿皮肤干燥脱屑、皲裂瘙痒。双膝关节酸痛，光过敏，失眠脱发。月经量少。当地中药治疗4个月无明显效果。近期化验：WBC 3.56×10⁹/L；ESR 25mm/h；IgG 28.1g/L。舌红少津，苔薄白，脉弦细。辨证为肝肾不足，血虚风燥，治以滋补肝肾，养血润燥。方用滋燥养荣汤合五子衍宗丸加味：当归、白芍、秦艽、防风、黄芩、牡丹皮、皂角刺、覆盆子、枸杞子、车前子（包煎）、五味子各10g，生地黄、熟地黄、菟丝子各15g，石斛20g。

服用1月余，月经量增多，手部皮肤红斑和干燥皲裂明显好转。仍感口眼干燥，大便不成形。复查WBC 3.43×10⁹/L；ESR 28mm/h；IgG 25.74g/L。舌红少苔干燥，脉沉细。守方去覆盆子、枸杞子、五味子、车前子加生黄芪、忍冬藤各30g，再服30剂。口眼干燥减轻，手部红斑消退，皮肤干燥不明显，大便仍不成形。复查WBC3.56×10⁹/L；ESR 12mm/h；IgG 20.9g/L。易方用滋水清肝饮加减：熟地黄15g，山茱萸10g，山药15g，牡丹皮10g，茯苓15g，泽泻10g，柴胡10g，当归10g，白芍10g，石斛20g，肉桂3g，桑寄生20g，秦艽10g，白芷10g，炙甘草6g。

加减治疗2年多，2013年11月5日复诊：皮肤红斑和干燥均未再发生，大便成形。稍感口眼干燥，手足不温。复查 WBC4.56×10^9/L；ESR 39mm/h；IgG 22.74g/L，病情稳定。2014 年 1 月 15 日随诊，双手红斑、皮肤干燥告愈。

【治验举例2】

罗某，女，26 岁。就诊时间：2012 年 5 月 21 日。主诉：口眼干燥、皮肤干燥 3 年，双手遇冷变白变紫 1 年。3 年前出现口眼及皮肤干燥，咽干食不需要用水，近 1 年双手遇冷变白变紫。有过 2 次腮腺肿大发作。当地医院化验抗 SSA、SSB 抗体均阳性，诊断为 SS。服用硫酸羟氯喹和白芍总苷胶囊 1 个月停用。2012 年 5 月 17 日化验：ESR 75mm/h，RF 136U/L。现双眼干涩，视物疲劳，口腔黏膜扁平苔藓。双手怕冷，皮肤干燥脱屑、瘙痒。游走性关节疼痛，月经量少。舌暗红，苔薄白少津，脉沉细。辨证为血虚风燥，寒凝血瘀，治以养血润燥，温经散寒。方用滋燥养荣汤合黄芪桂枝五物汤加减：当归 10g，生地黄 10g，熟地黄 10g，白芍 10g，秦艽 10g，防风 10g，生黄芪 15g，桂枝 10g，细辛 3g，穿山龙 30g，石斛 20g，菊花 10g，女贞子 15g，蝉蜕 10g，炙甘草 5g。

服用 2 个月，皮肤干燥减轻，瘙痒和关节疼痛消失，但大便溏泄，每日 2~3 次，停药 1 天则未再腹泻。现双手雷诺现象遇冷反复，常温则不发生。证治同前。处方：当归 10g，生地黄 10g，熟地黄 10g，白芍 10g，秦艽 10g，防风 10g，黄芪 10g，桂枝 10g，细辛 3g，穿山龙 30g，石斛 20g，干姜 6g，白术 10g，女贞子 15g，蝉蜕 10g，炙甘草 5g。

再服半个月，皮肤不再干燥发痒，偶有关节游走性疼痛，夜间盗汗。守方去蝉蜕，加桑枝 30g，细辛 3g，继服。随诊至 2014 年 2 月，皮肤未再干燥瘙痒，雷诺现象减轻，口眼干燥和口腔扁平苔藓不明显。乏力不耐劳累。左侧腮腺每年肿大 2~3 次。辨证为肝肾阴虚，燥毒蕴结，方用柴芩升降散加忍冬藤、穿山龙各 30g，板蓝根、夏枯草、玄参各 15g，桂枝、赤芍、牡丹皮、皂角刺各 10g，细辛 3g，炙甘草 6g。治疗 3 个月，腮腺未再反复肿大，面部红斑消失。

（二）皮肤紫癜

起病缓慢，病程较长，紫癜样皮疹多以下肢为主，颜色紫红或暗红，反复发作，易于感冒，久立或劳累后发作频繁，数日或数月 1 次。伴有口干乏力，食欲不振，自汗便溏，或下肢浮肿，舌体胖大齿痕，少苔或无苔，脉细弱或沉弱。属于中医的肌衄、葡萄疫、斑疹及血证等范畴。《景岳全书·血证》说："凡治血证，须知其要，而血动之由，惟火惟气耳。故察火者但察其有火无火，察气者但察其气虚气实，知此四者而得其所以，则治血之法无余义矣。"

SS 皮肤紫癜早期或急性期多以燥热之毒或阴虚火旺，灼伤脉络，迫血妄行而致，晚期或慢性反复发作者多以脾虚气弱不能统摄血液，血不循经，溢于脉外所致。笔者临床所见，本病多以气阴两虚，血热妄行的虚实夹杂证为主，患者每因劳累或久立诱发下肢皮肤紫癜、斑疹发作，故常用补中益气汤、生脉散合犀角地黄汤加减治疗，犀角地黄汤中用水牛角清热解毒，配生地黄凉血止血，养阴清热；赤芍药、牡丹皮既能凉血，又能散瘀。考虑到皮肤出血之后为离经之血，瘀血滞留，可使再发出血，如单纯用止血药易于留瘀，故处方中每每加入炭类药如升麻炭、荆芥炭、侧柏炭、炮姜炭，配伍茜草根、三七粉等止血不留瘀之品，长期服用，治疗多例而获效。

【治验举例1】

刘某，女，33岁。就诊时间：2013年5月16日。主诉：口干伴双下肢皮肤紫癜反复发作6年，眼干1年。患者6年来双下肢皮肤紫癜反复发作，虽觉口干未予重视。当地医院多次均以过敏性紫癜治疗无效。近1年眼干明显，2个月前出现左眼异物感、刺痛、畏光、视力模糊，关节痛，间断双下肢水肿。当地医院化验 ANA 1：320，抗 SSA 抗体、抗 SSB 抗体均阳性。ESR 57mm/h；IgG 26.5g/L，IgA3.64g/L；RF 172U/L。眼科检查为干眼症，丝状角膜炎，诊断为 SS。4月11日给予口服泼尼松30mg/d，1个月后减为20mg/d；同时口服羟氯喹 0.2g，每日2次；白芍总苷胶囊 0.6/次，每日3次。并用人工泪液，更昔洛韦滴眼液，重组牛碱性成纤维细胞生长因子眼用凝胶滴眼治疗2个月，眼科行取丝手术，效果均不理想。5月14日复查 ESR 15mm/h；IgG 17.1g/L，IgA3.18g/L，IgM2.10g/L；RF 96U/L。现口眼干燥，咽干食用水，视物模糊，左眼异物感，畏光，刺痛，双下肢陈旧性紫癜样皮疹，劳累后发作。舌红少苔，脉沉细。辨证为气阴两虚，血热妄行，治以益气养阴，凉血止血。方用补中益气汤合犀角地黄汤加减：生黄芪30g，生地黄15g，党参、当归、炒白术、柴胡、牡丹皮、白芍、水牛角（包煎）、麦冬、旱莲草、女贞子、白僵蚕、蝉蜕、片姜黄、山慈菇各10g，升麻炭、生甘草各6g。

服药1个月，皮肤紫癜未再发生，较前有力，左眼异物感、畏光减轻，每天眼药水用的频率减少，泼尼松减为 10mg/d。守方去山慈菇加菊花 10g，再服 1 个月。眼干消失，有唾液，未发紫癜，偶感乏力，近 1 周出现腹泻，进食生冷加重。泼尼松减为 5mg/d，嘱停用白芍总苷胶囊。原方加炮姜炭 10g，加减调治 3 个月，诸证告愈。停用激素和羟氯喹，2014 年 1 月 21 日随诊。复查 ESR26mm/h，IgG20.1g/L。随诊 5 年，病情稳定。

【治验举例 2】

杨某，女，32 岁。就诊时间：2015 年 10 月 30 日。主诉：双下肢皮肤紫癜反复发作 5 年。当地医院一直以过敏性紫癜治疗无效。2014 年 8 月化验血 ANA 1∶320；抗 SSA 抗体、抗 SSB 抗体均阳性，ESR 120mm/h，IgG 32.4g/L。眼科：干燥性角结膜炎。诊断为 SS。先后服用糖皮质激素、羟氯喹、吗替麦考酚酯（赛可平）治疗紫癜仍未控制。半年前停用所有西药，今来中医诊治。现症：口眼干燥不明显。双下肢皮肤可见较多紫癜样皮疹，每于劳累后诱发或加重。腮腺酸胀，手足不温，睡眠多梦。饮食二便如常。舌暗红，苔白腻，脉细滑。2 个月前复查血 HGB 101g/L，ESR 101mm/h，IgG 32.7g/L。辨证为脾胃气虚，血热妄行。治以补脾益胃，凉血清热，方用补中益气汤合犀角地黄汤加减：生黄芪 30g，党参 10g，白术 10g，升麻 10g，柴胡 10g，当归 10g，陈皮 10g，水牛角粉（包煎）10g，生地黄 15g，白芍 15g，牡丹皮 10g，大青叶 10g，山慈菇 10g，黄芩 10g，珍珠母（先煎）30g，生龙骨（先煎）30g，炙甘草 6g。

服用 3 个月，紫癜未再发生。经期偶有少量紫癜。皮肤瘙痒，大便不成形，白带量多。1 周前复查血 HGB 101g/L，ESR 101mm/h，IgG 24.5g/L。舌暗紫，脉沉细。守方去大青叶、珍珠母、生龙骨，加炮姜炭 10g，荆芥炭 10g，黄柏 10g，苦参 10g，继续服用至 2016 年 10 月。诉近 8 个月一直未发生紫癜，大便不成形，咽喉不利，舌紫暗有瘀色，脉沉细。复查血 HGB 121g/L，ESR 38mm/h，IgG 23.4g/L。守方去熟地黄、肉桂、秦艽、防风加白僵蚕、蝉蜕、片姜黄、女贞子、旱莲草，诸药共研细末，水泛为丸，如梧桐子大小，每次 6g，每日 3 次。2017 年 12 月随诊，诸症未再反复。

（三）荨麻疹性血管炎

临床表现为反复发生红斑、风团痒疹，自觉灼热或疼痛，瘙痒难忍。风团持续时间>24h，消退过程中出现环状损害、紫癜或色素沉着。属于中医"瘾疹""风疹""鬼饭疙瘩"等范畴。发病与素体禀赋不足、外感风湿热或饮食失调有关，病机多因风湿热邪侵袭人体，浸淫血脉，内不得疏泄，外不得透达，郁于肌肤腠理之间所致，故可从风、湿、热、气血方面论治。常用《外科正宗》消风散加减。本方由当归、生地黄、防风、蝉蜕、知母、苦参、胡麻仁、荆芥、苍术、牛蒡子、石膏、甘草、木通组成。功能养血祛风，清热燥湿。主治风湿侵淫血脉，致生疮疥，瘙痒不绝，及大人小儿风热瘾疹，偏身云片斑点，乍有乍无者。本方具有疏风养血、清热除湿的功效。方中荆芥、防风、牛蒡子、蝉蜕辛散透达、疏风止痒，以祛在表之风邪，使风去则痒止，共为君药；配伍苍术、苦参清热燥湿，木通渗利湿热，是为湿邪而设，俱为臣药；佐以知母、石膏清热泻火，当归、生地黄、胡麻仁养血活血，凉血息风，并寓"血行风自灭"之意；生甘草清热解毒，调和诸药为使。诸药合用，以祛风为主，配伍祛湿、清热、养血之品，祛邪之中，兼顾扶正，使风邪得散、湿热得清、血脉调和，则痒止疹消。若风热偏盛而见身热、口渴者，宜重用石膏，加金银花、连翘以疏风清热解毒；湿热偏盛而兼胸脘痞满，舌苔黄腻者，加地肤子、车前子以清热利湿；血分热重，皮疹红赤，烦热，舌红或绛者，宜重用生地黄，或加赤芍、紫草以清热凉血。

【治验举例】

李某，女，23岁。就诊时间：2013年6月8日。主诉：全身风团疹、红斑伴瘙痒反复发作1年，加重3个月。某医院诊断为荨麻疹，抗过敏治疗无效，近3个月加重。2013年3月15日北京协和医院皮肤科就诊，症见全身风团痒疹，钱币大小，环形红色风团、红斑，诊断为荨麻疹性血管炎。口服西替利嗪片治疗1周亦无效。4月23日化验WBC $3.91×10^9$/L；ANA 1：640；抗pSSA1：4；抗pSSB 1：4；ANCA 1：20；RF 147U/L。5月22日口腔黏膜科、眼科检查认为pSS可能性大。本院风湿免疫科诊断为SS，给予口服硫酸羟氯喹0.2g，每日2次；白芍总苷胶囊0.6g，每日2次治疗，皮疹红斑仍时有发作。患者求治于中医。

现口干思饮，乏力不耐劳累，周身泛发斑片状、环形红色皮疹，伴瘙痒，心烦不舒。如劳累、日晒、洗热水澡或情绪激动时易诱发皮疹。晨起减轻，午后加重。双手、膝关节酸痛，手足心热，脱发腰酸。舌红苔黄腻，脉细滑。辨证为风湿热毒蕴肤，肝肾阴虚。治以疏风清热，祛湿解毒，柔肝滋阴。方用消风散加减：荆芥、防风、蝉蜕、牛蒡子、生地黄、当归、苍术、黄柏、牡丹皮、黄芩、苦参、通草、女贞子、旱莲草、柴胡、知母各10g，生石膏30g（先煎），赤芍15g，生甘草6g。

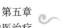

服药 1 个月，皮疹消失，但大便不成形，脱发仍多，日光照射后红斑、皮疹易发。舌红苔黄，脉沉细。守方去柴胡加银柴胡、乌梅、五味子各 10g，再服 1 个月，脱发好转，口眼干燥不明显，红斑、皮疹未发作。但容易感冒，本月外感 2 次。昨日受凉，流清涕，喷嚏多，咽喉不适，大便不成形，每日 1 次。舌红暗，苔黄，脉沉细。复查血常规：WBC 3.32×10^9/L；ESR 27mm/h；IgG 29.03g/L；IgA3.18g/L；RF 118.5U/L。证治同前。处方：荆芥、防风、蝉蜕、牛蒡子、当归、牡丹皮、黄芩、苦参、通草、藿香、知母各 10g，生石膏 30g（先煎），生地黄、赤芍、金银花各 15g，生甘草 6g。加减服药半年，皮疹红斑一直未再反复，随诊至 2020 年 1 月，病情稳定。

（四） 皮肤血管炎

除了皮肤紫癜之外，部分患者的炎症性血管病临床表现可以是多形性的。炎症反应的形态决定于皮肤受累血管的水平和炎症反应的程度。如下肢的红斑结节，包括持久性斑块样损害（多形红斑样皮损）和浅表的斑片。有的表现为红斑、坚实的斑块样皮损，中心褪色，形成环状损害。

其特征好发于下肢，皮损早期为红斑、丘疹或为风团样损害，进而发展为水疱、血疱、结节、坏死及溃疡等多种形态，自觉轻度瘙痒、灼热、疼痛。好发于下肢，亦可见于上肢和躯干，常呈对称性分布。皮损消退后留下色素沉着或有萎缩性瘢痕抑或不留痕迹。往往伴有发热、关节疼痛、全身不适，严重时可侵及内脏血管。

SS 皮肤血管炎类似于中医文献所载的"瓜藤缠""浸淫疮"和"湿毒流注"。多为内有湿热，外感风热、热毒，风湿热毒下注肌肤，热灼血络，营阴受损，气血不通，脉络瘀滞而致。如以红斑、结节为主表现者，属于热毒、血热、瘀血为患，治以清热解毒、凉血活血、软坚散结，常用温清饮合犀角地黄汤加减。如以紫癜、结节、红斑伴有溃疡者，属于湿热毒邪为患，治以清利湿热、凉血解毒、敛疮生肌，常用当归拈痛汤加减。当归拈痛汤出自《东垣十书》，是治疗湿热疮疡的著名方剂。《医方集解》认为本方"治湿热相搏，肢节烦痛，肩背沉重；或遍身疼痛；或脚气肿痛，脚膝生疮，脓水不绝；及湿热发黄，脉沉实紧数动滑者；湿则肿，热则痛，足膝疮肿，湿热下注也；发黄，湿热熏蒸脾胃也；脚气多主水湿，亦有夹风、夹寒之异；湿热胜而为病，或成水疮，或成赤肿丹毒，或如疝气攻上引下，均可用此汤损益为治"。

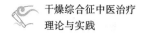
【治验举例】

覃某，女，62 岁。2009 年 8 月 8 日初诊。主诉：口眼干燥，乏力胃胀，手部皮肤溃烂伴瘙痒 3 年。患者每到夏秋季节手背皮肤即溃烂伴瘙痒，冬天好转。2008 年 12 月确诊为 SS。西医给予甲泼尼龙片和白芍总苷胶囊治疗半年无效。现口眼干燥，双手背皮肤散在溃破、渗出，乏力，胃胀，舌红苔剥脱，脉细滑。辨证为阴虚血燥，湿热蕴肤，以甘露饮合三妙丸加减：生熟地、天麦冬、黄芩、牡丹皮、升麻、苍术、黄柏、苦参各 10g，蒲公英、土茯苓、白花蛇舌草各 30g，石斛 20g，鬼箭羽、赤小豆各 15g，生甘草 6g。

服药 1 月余，皮肤损害治愈。至 2010 年 3 月 13 日，病情反复。手背皮肤瘙痒、溃烂，视物模糊，腹胀，口干眼干严重，口鼻气热，全身关节肌肉酸痛，头痛头沉。易方为当归拈痛汤加减：当归、苦参、苍术、黄芩、牡丹皮、泽泻、麦冬、生地黄、天冬、石菖蒲、生蒲黄、知母、生甘草各 10g，茵陈、猪苓各 15g。加减治疗 2 个月，皮肤溃烂和瘙痒告愈，易方调治 SS。随诊至 2014 年 1 月 20 日。皮肤溃破未再反复。

（五） 口腔扁平苔藓

口腔扁平苔藓是一种发生于口腔黏膜的慢性炎症性疾病，可与皮肤同时或先后发病，发病部位多见于颊部、唇、舌及牙龈等黏膜，病变多呈对称性。皮损特点为白色或灰白色的丘疹、网状、环状、斑块等类型，其间可伴充血、糜烂等病损，组织活检可明确诊断。多数患者患病部位有疼痛、粗糙不适等症状，或伴烧灼、疼痛感，糜烂或溃疡性损害时可有明显疼痛。发病机理尚不明确，可能与感染、自身免疫、精神和遗传等因素有关。已有较多扁平苔藓与红斑狼疮、硬皮病、SS 等自身免疫病并发的报道，笔者也曾诊治过几例 SS 合并扁平苔藓的患者，因此二者之间关系有待于进一步探讨。口腔扁平苔藓目前尚无特效治法，西医治疗主要以糖皮质激素为主，虽能较快缓解局部症状，但易复发，不宜长期使用。本病与中医的"口疮""口糜"等类似，笔者认为其病机是阴虚内热，虚火上炎，或血虚风燥，兼有湿热燥毒蕴结，上蒸于口而成，治疗大法以养阴润燥、清利湿热为主，兼予清热解毒、活血化瘀，常用局方甘露饮加土茯苓 30g，蒲公英 30g，肿节风 30g，草河车 10g，土贝母 10g，山慈菇 10g，生蒲黄（包煎）10g，龙葵 10g，升麻 10g 等治疗。

【治验举例】

姚某，女，42岁。就诊时间：2019年1月30日。2017年1月因口眼干燥，当地医院诊断为SS。口服艾拉莫德、白芍总苷胶囊等治疗1年。现仍乏力、口干眼干，手足怕冷，关节酸痛，舌红无苔，脉沉细。辨证为肝肾阴虚，风湿阻络，方用滋水清肝饮加减：熟地黄15g，山茱萸10g，山药10g，茯苓15g，牡丹皮10g，泽泻10g，柴胡10g，当归10g，白芍10g，生黄芪30g，桂枝10g，络石藤15g，鸡血藤30g，片姜黄10g，海桐皮10g，旱莲草10g，女贞子10g，炙甘草6g。

服用2个月口眼干燥减轻，仍乏力、双膝酸沉，但近1周口腔两颊黏膜、舌体出现多处溃疡，进食疼痛，口服维生素B$_2$及含服西地碘含片无效。舌红少苔，脉沉细。重新辨证为肝肾阴虚，虚火上炎，方用甘露饮加减：生地黄15g，熟地黄10g，麦冬10g，天冬10g，石斛20g，黄芩10g，蒲公英30g，茵陈10g，枳壳10g，牡丹皮10g，生甘草15g，炙甘草5g。

服用5剂，口腔溃疡好转，部分愈合，但过两天又反复，下唇也出现溃疡。当地口腔科诊断为口腔黏膜扁平苔藓。外用他克莫司软膏，口服硫酸羟氯喹0.2g，每日2次。中药守方继服1个月，口腔溃疡减轻，但黏膜扁平苔藓仍未愈合，口干明显，复查免疫指标基本稳定。调整处方如下：生地黄15g，熟地黄10g，天冬10g，麦冬10g，黄芩10g，黄连5g，枳壳10g，石斛20g，天花粉30g，生蒲黄（包煎）10g，山慈菇10g，土贝母10g，蒲公英30g，升麻10g，茵陈10g，生甘草10g。服用1个月，口腔扁平苔藓好转，口干减轻，守方去天冬加肿节风30g，再服1个月。口腔扁平苔藓愈合，无其他不适症状，随诊至今，未再反复。

参考文献

[1] 王心声，乔娜，付萍．原发性干燥综合征59例皮肤黏膜表现分析[J]．临床皮肤科杂志，2012，41（12）：716-718．

[2] 阎明，宋维，顾军．干燥综合征的皮肤黏膜表现[J]．中国全科医学，2003，6（1）：14-16．

[3] Pilar Brito-Zerón, Antoni Sisó-Almirall, Albert Bové, et al. Primary Söjgren syndrome: an update on current pharmacotherapy options and future direction [J]. Expert Opinion on Pharmacotherapy, 2013 (14): 279-289.

第二节
干燥综合征关节肌肉受累的治疗

干燥综合征发生关节炎或关节痛可能见于以下几种情况：

一、SS 本身累及关节。因为约 50%~70% 的 SS 患者都会有关节痛，但有关节炎者仅占 10%。主要表现为以小关节为主的对称性关节痛，部分伴有肿胀，常累及手足，为非侵蚀性关节炎，关节破坏少见，极少引起关节畸形，X 线检查很少出现关节间隙狭窄或骨质破坏。一般而言，发病年龄越早的 SS 患者其关节症状越严重，多为慢性关节炎，也可以是短暂的、一过性的多关节痛和/或关节炎。因伴有高效价的类风湿因子（RF）阳性，有时容易被误诊为类风湿关节炎，直到患者出现口干、眼干症状，并且抗 SSA、SSB 抗体阳性时才得以确诊[1]。

二、类风湿关节炎继发 SS。临床中 RA 合并 SS 并不少见，患病率差异较大，约为 35%[2]。RA 患者也可能出现 SS 表现，如口干和眼干。当关节破坏不明显时，很难鉴别是原发性 SS，还是 RA 继发 SS，抑或是单纯的 RA。当 SS 患者出现关节症状，且伴有较高的 RF 值及抗 CCP 抗体滴度时更容易发展为 RA 继发 SS。一项国内文献报道[3]，RA 合并 SS 组较单纯 RA 组患者全身表现严重，发病年龄小，但在关节受累及关节畸形方面无明显差异。而 RA 合并 SS 组与 SS 组患者比较，前者具有 RA 疾病的特征，如明显的关节疼痛、晨僵，关节畸形；但同时也有部分患者具有口眼干燥的表现，但其发生率远低于 SS 患者，故容易导致 SS 的漏诊，延误病情的诊治。

三、SS 合并骨关节炎或骨质疏松引起关节疼痛。SS 发病年龄以中老年妇女居多，此阶段也是骨关节炎和骨质疏松的发病高峰。因此在 SS 诊治过程中，常出现伴发骨关节炎或骨质疏松引起的关节痛，当然也不能忽视部分患者长期或大量应用类固醇激素致骨质疏松，也可能促进关节炎发展。骨关节炎主要表现为关节软骨损伤，导致骨质、关节囊等结构破坏，患者主观感觉主要表现为关节疼痛、肿胀、畸形、关节积液，影响日常活动，导致生活质量下降，尤其是老年妇女以膝骨关节炎居多，如果 SS 近期出现膝关节肿痛，伴有弹响，活动受限，要考虑有合并膝骨关节炎的可能。SS 的骨质疏松属于继发性，以腰背痛常见，骨痛表现为弥漫性、无固定部位，常在劳累或活动后加重，严重者出现脊柱变形，易发生骨折。提示诊治 SS 患者时，要关注关节症状，常规行 X 线、核磁共振、骨密度等检查，明确有无骨关节炎、骨质疏松的病变，及时给予相应治疗。

SS 也可累及肌肉系统，有肌炎者小于 10%。表现为肌痛、肌无力，部分患者还可出现多发性肌炎的表现，并有肌酶谱升高和肌电图的改变，但 SS 的肌肉病理改变和多发性肌炎是有差别的，多发性肌炎患者的肌肉病理主要表现为肌纤维变性、坏死，而 SS 患者则主要表现为血管周围炎或间质性肌炎，一般不直接累及肌纤维。

纤维肌痛综合征（fibromyalgia syndrome，FMS）是一种以全身广泛性疼痛及明显躯体不适为主要特征的一组临床综合征，常伴有疲劳、睡眠和情感障碍。经常与 SS、SLE、RA、SSc 并发，成为这些疾病的混淆和加重的因素。约 22%的 SS 患者也可出现纤维肌痛的症状，这些患者与纤维肌痛综合征在压痛点的数量上没有显著差异，只是在疼痛程度上后者大于前者。SLE 和 SSc 等自身免疫性疾病也可出现纤维肌痛的概率明显低于 SS 患者，并且压痛点也不如 SS 多[1]。

一、 病因病机

SS 关节肌肉受累属于中医典型的"燥痹"病症，临床既有口眼干燥、皮肤、大便干燥等一系列津液枯涸、孔窍脏腑失润的燥象，又有关节肌肉疼痛、活动受限甚至肿胀、畸形等经脉痹阻之痹象。因此有学者[4]将燥痹归纳为感受燥邪或机体津液不足，导致关节、筋骨、肌肉及孔窍失养，表现为关节疼痛、肌肤枯涩、口眼干燥等为临床特征的一类痹证。

我们[5]曾收集 98 例 RA 患者并分析中医证候特点。其中单纯 RA 组 64 例，RA 合并 SS 组 34 例，性别均为女性，年龄以 40~60 岁的中老年居多。与单纯 RA 组比较，RA 合并 SS 组既具有 RA 气血阴阳虚衰、外邪痹阻、痰瘀互结的症状，又具有 SS 阴虚燥热，累及于气的表现，口眼干燥之比例以及舌苔少或剥苔之比例明显高于单纯 RA 组，证候类型以风湿阻络兼气阴两伤、湿热痹阻兼气阴两伤两种证候最为多见，病程绵长，缠绵难愈。

唐扬等[6]通过对 89 例 RA 合并 SS 患者的中医证素研究，探索其病机分布规律，发现常累及多脏，主要病位在肝肾，因肾主骨，肝主筋，肝肾不足则筋骨失于荣养，不荣则痛；临床上患者常有关节疼痛、酸软乏力，均与病位在肝肾紧密相关。肾藏精，肝藏血，精血同源，二者充足则脏腑、四肢得以濡养，亏虚则燥象由生；故临床上患者出现口眼干燥等表现均与精血失充有关。肝主疏泄，可调畅一身之气，若疏泄功能失常，则可见气机阻滞，不通则痛。病性以虚实夹杂证最为多见，病性证素中以痰湿、阴虚、血瘀最多；病性两两兼夹时以痰湿合并瘀血、痰湿合并阴虚最多。

孙蓬远等[7]认为气阴两虚型 RA 患者疾病之初多为风寒湿热等邪气痹阻筋脉关节，正邪交争剧烈，表现为疾病活动度较高；痹证日久，邪气未除，瘀而化热，耗气伤阴，正气渐虚，形成正虚邪实的局面，则会出现气阴两虚的证候表现。在中药治疗方面，过度应用温经通络之品，证候转变时未及时调整治疗原则，损伤正气，疾病由邪实转变为虚实夹杂，亦可呈现以气阴两虚为主、外邪阻络为辅的复杂证候。在气阴两虚型 RA 患者的治疗中，以具有益气养阴功效的中药配合活血通络的中药，扶正不助邪，祛邪不伤正，正气充足则顽痹可除。

二、 辨证论治

（一） 阴虚热痹

多见于单纯 SS 合并关节疼痛，症见肢体关节隐隐作痛，不红不肿，或轻微红肿，屈伸不利，口舌干燥，肌肤干涩，烦渴欲饮，舌红少苔或薄黄少津，脉沉细。清代尤怡《金匮翼》云："肝虚者，肝阴虚也……阴虚血燥，则经脉失养而痛。"阴虚内燥，痹阻经络或阴液不足，无以滋润脏腑经络，不荣则痛。近代名医章真如指出："虚热者，久治缠绵，痛处不红不肿，皮肤干燥，肌肉瘦削，痛如刀割，如虎咬，不能忍受，五心烦热……脉多细数，舌红，苔薄黄。"[8]认为痹阻经络的内热，因阴虚而起，发为关节疼痛剧烈，患处不红不肿的阴虚热痹。

治以养阴清热，除湿蠲痹，常用增液润燥汤合滋燥养荣汤加减：生地黄15g，麦冬10g，玄参15g，石斛20g，当归10g，白芍10g，枳壳10g，黄芩10g，青蒿10g，秦艽10g，防风10g，穿山龙30g，桑枝30g，络石藤15g，鸡血藤30g，炙甘草5g。

【治验举例】

李某，女，56 岁。2021 年 10 月 15 日就诊。类风湿关节炎合并 SS 确诊

19 年，一直规律抗风湿治疗，口服泼尼松 5mg/d；他克莫司 1mg/d 治疗，病情稳定。1 个月前出现多关节肿痛，活动受限，烘热汗出，口干、眼干、鼻干，手足心热，全身皮肤痒疹，化验 ESR37mm/h；CRP 25.8mg/ml。当地医院给予阿达木单抗（修美乐）40mg/2w，皮下注射。关节肿痛明显缓解，来中医诊治。舌红无苔干裂，脉沉细。辨证为气阴两虚，湿热阻络，方用四神煎合加减木防己汤加片姜黄、海桐皮、白鲜皮、地肤子、防风各 10g，肿节风 30g，雷公藤 15g。每日 1 剂，水煎服。

服用近 3 个月，口眼干燥减轻，皮疹消除，关节肿痛控制，无明显晨僵，活动自如，血沉、CRP 正常，停用阿达木单抗（修美乐）。但 2012 年 12 月新型冠状病毒感染后，发热 3 天，腹泻 1 个月。2023 年 2 月 15 日复诊，全身多关节红肿明显，灼热疼痛，以双手指关节、膝关节为重。口眼干燥、皮肤痒疹间断发生，大便偏溏。舌红干燥无苔，脉细滑。守方去片姜黄、海桐皮、川木通、滑石加黑附片（先煎）、干姜各 10g，葛根、桑枝各 30g。

服用半个月，大便成形，但口眼干燥仍严重，乏力泛恶，纳差食少，手关节和膝关节痛，不能持物和行走。夜间烦热，舌干红无苔，脉弦滑。重新辨证为阴虚血痹，虚热内扰。治以养阴清热，蠲痹通络，方用增液汤合青蒿鳖甲汤加减：生地黄 15g，麦冬 10g，玄参 15g，当归 10g，白芍 15g，知母 10g，炙鳖甲（先煎）15g，牡丹皮 10g，地骨皮 10g，秦艽 10g，忍冬藤 30g，络石藤 15g，雷公藤 15g，生甘草 6g。服用 14 剂，关节痛、口干明显缓解，燥热也不明显，但大便不成形，仍感恶心，纳差，守方加干姜、藿香各 10g，继服 14 剂，巩固疗效。

（二） 气阴两虚

多见于 RA 合并 SS 引起的关节疼痛。症见：乏力神疲，不耐劳累，肌肉瘦削，口眼干燥，关节肿痛，甚至畸形，晨僵明显，肢端不温，皮肤干燥，或便秘尿黄。舌红有裂纹，胖大齿痕，少苔或苔黄腻，脉细滑。治以益气养阴，通络止痛。方用四神煎合宣痹汤或加减木防己汤化裁：生黄芪 30g，金银花 30g，石斛 20g，牛膝 15g，防己 15g，赤小豆 15g，生石膏（先煎）30g，杏仁 10g，滑石 30g，连翘 10g，生薏苡仁 30g，晚蚕砂 10g，炙甘草 5g。

【治验举例】

张某，女，54 岁。2018 年 11 月 8 日就诊。主诉：多关节疼痛 8 年，口眼干燥 3 年。本院风湿科诊断 RA 合并 SS，膝骨关节炎。口服小剂量激素、羟氯喹、雷公藤多苷等治疗，病情控制。近1年停用西药，现口干，咽干食用水送，双手指、足掌、肩关节疼痛，伴有晨僵。化验 ESR 55mm/h；RF373.5 U/L；抗 SSA、SSB 抗体阳性。舌红无苔，干燥少津，脉沉细。辨证为气阴两虚，湿热痹阻。治以益气养阴，清利湿热。处方：生黄芪30g，金银花30g，石斛20g，川牛膝15g，天花粉30g，生地黄15g，羌活10g，片姜黄10g，海桐皮10g，桂枝10g，白芍10g，桑枝30g，肿节风30g，威灵仙15g，汉防己10g，生甘草6g。

服用4个月，口干减轻，关节疼痛略好转，复查 ESR 70mm/h；RF258 U/L。调整处方如下：生黄芪30g，金银花30g，石斛20g，川牛膝15g，汉防己12g，生石膏（先煎）60g，生薏苡仁30g，杏仁10g，桂枝15g，黑附片（先煎）10g，白芍10g，肿节风30g，石见穿30g，穿山龙30g，炒白术10g，川木通10g，炙甘草6g。并加用羟氯喹0.2g，每日2次；白芍总苷胶囊0.6g，每日2次。再服半年，口干、关节疼痛明显缓解，复查 ESR 23mm/h；RF123 U/L。随诊半年，病情稳定。

（三）肝肾不足

多见于 SS 合并骨关节炎引起的关节疼痛。症见口眼干燥，腰膝疼痛，或双膝肿痛，活动加重，不能久行，舌淡红，苔薄白，脉弦细。肾主骨生髓，肝主筋藏血。素体阴虚内燥，人至中年，肝肾不足，无以滋养筋骨，风寒湿邪乘虚侵袭，或劳损外伤，导致气滞血瘀，痹阻筋骨则关节疼痛，屈伸不利。治以补益肝肾，强筋壮骨，散寒除湿，常用独活寄生汤加减：独活10g，桑寄生20g，当归10g，白芍10g，川芎10g，生地黄15g，桂枝10g，细辛3g，炒杜仲10g，川牛膝15g，白术10g，黑附片（先煎）10g，威灵仙15g，苍术10g，黄柏10g，汉防己10g，萆薢15g，生黄芪30g，炙甘草5g。

【治验举例】

潘某，女，40岁。就诊时间：2011年7月26日。主诉：多关节肿痛伴晨僵3年，口眼干燥2年，加重3个月。2008年7月住当地医院2个月，诊断为 RA，经用中药、泼尼松、甲氨蝶呤、来氟米特等治疗，关节肿痛明显好转。半年后关节肿痛复发，伴口眼干燥、发热、严重贫血，再次住院，化验抗 SSA 抗体、Ro-52阳性，考虑合并 SS，继续用上述药物治疗，发热控制，贫血纠正，但口眼干燥，关节疼痛时好时坏。2011年4月停服泼尼松，干燥症状加重，腘窝出现囊肿，牙龈出血，腹泻，体重下降。现口眼干燥、乏力、怕冷、大便不成形、月经量少，右腘窝囊肿约 3.4cm 大小。舌淡暗，苔白腻，脉沉细。化验 WBC3.5×10^9/L，ESR 65mm/h。口服甲氨蝶呤 12.5mg/w；羟氯喹 0.2g，每日 2 次；来氟米特 20mg/d。辨证肝肾不足，气血两虚，寒湿阻络，治以补益肝肾，散寒除湿，软坚散结。方用独活寄生汤加减：独活、当归、白芍、川芎、防己、党参、炒白术、皂角刺各 10g，桂枝、茯苓、熟地黄、黑附片（先煎）各 15g，桑寄生 20g，生黄芪、穿山龙、肿节风各 30g，细辛 3g，炙甘草 6g，每日 1 剂，水煎服。

服药 3 天口眼干燥明显好转，继服半个月，腘窝囊肿减小，乏力减轻。复查 ESR35mm/h，CRP 5.45mg/L，类风湿因子 107.1U/L。守方去黑附片、党参、生黄芪加黄柏、白芥子各 10g，土茯苓、生薏苡仁各 30g，再服 1 个月，口眼干燥基本告愈，腘窝囊肿消失，较前有力。甲氨蝶呤减为 10mg/w；来氟米特减为 10mg/d。以上方加减服用 3 个月，关节疼痛基本消失，但眼干燥，分泌物多。

坚持中西医结合治疗至 2013 年 12 月，停用甲氨蝶呤，仅口服泼尼松 10mg/d，来氟米特 10mg/d。患者自诉身体状况完全恢复，可以外出旅游，甚至登山。随诊 10 年，病情稳定。

（四） 肾虚血瘀

多见于 SS 合并骨质疏松的患者。症见腰脊疼痛，刺痛，夜间尤甚，腰膝酸软，下肢痿弱，步履艰难，腿抽筋，不能持重，目眩耳鸣，舌质偏红，或淡，或有瘀斑。《素问·痿论》云："肾气热，则腰脊不举，骨枯而髓减，发为骨痿。"肾为先天之本，主骨生髓，肾虚精血不足则髓之生化乏源，不能滋养骨骼，骨之失养会导致骨骼脆弱无力。《灵枢·本藏》云："血和则经脉流行，营复阴阳，筋骨劲强，关节清利矣。"中老年人群，其脏腑功能衰退，气血运行失常，导致气滞血瘀，筋骨失于濡养，骨脆性增加易发骨折。治以滋阴补肾，活血化瘀，常用左归丸合桃红四物汤加减：熟地黄 15g，山药 10g，山茱萸 12g，枸杞 10g，菟丝子 15g，川牛膝 15g，巴戟天 10g，骨碎补 10g，当归 10g，白芍 10g，丹参 30g，鸡血藤 30g，红花 10g，鹿角胶（烊化）10g，三七粉（分冲）3g。

【治验举例】

赵某，女，46 岁。就诊时间：2016 年 4 月 21 日。主诉：口眼干燥伴肝功能异常 7 年，左髋部疼痛半个月。2009 年因口眼干燥，当地医院检查肝功能异常，脾大，ANA1∶160；抗 SSA 抗体、抗 SSB 抗体均阳性，诊断为干燥综合征、自身免疫性肝病，给予口服甲泼尼龙治疗后肝功能可恢复正常。病程中激素减量则肝功能反复异常，一直服用小剂量激素维持治疗，现服甲泼尼龙 2mg/d。半月前左髋部疼痛，自行加服羟氯喹 0.2g，每日 2 次，疼痛缓解，现双手肿胀，食后胃脘两胁胀痛，舌质暗，舌苔薄黄，脉细弦。证属肝郁气滞，营卫不和，处方用柴胡桂枝汤加枳壳 10g，香附 10g，桑枝 30g，防风 10g，片姜黄 10g，炒杜仲 10g，川牛膝 15g，天花粉 30g，14 剂。药后双手肿胀、胃脘两胁胀痛减轻，但髋部疼痛无改善，当地医院行髋关节核磁共振检查，双侧股骨头见斑片状异常信号，考虑无菌性坏死。骨密度检查提示骨质疏松。遂停用甲泼尼龙片，改为吗替麦考酚酯 0.5g，每日 2 次；羟氯喹 0.2g，每日 2 次；碳酸钙 200mg，每日 3 次；骨化三醇 0.25μg，每日 3 次。中医辨证为肾虚血瘀，治以补益肝肾，活血化瘀。处方：熟地黄 15g，生地黄 15g，山萸肉 10g，山药 10g，炒杜仲 10g，川牛膝 10g，骨碎补 10g，补骨脂 10g，菟丝子 15g，枸杞子 10g，柴胡 10g，枳壳 10g，赤芍 15g，红花 10g，刘寄奴 10g，鸡血藤 30g，炙甘草 6g。每日 1 剂，水煎服。同时服用健骨生丸（主要成分为当归、三七、地龙、西红花、冬虫夏草等），每次 4.5g。每日 3 次。间断服用 3 年，髋关节疼痛不明显，复查核磁共振股骨头病变大致同前，随诊至今，病情稳定。

（五）肝郁气滞

多见于 SS 合并纤维肌痛综合征的患者。症见四肢肌肉疼痛或周身串痛，颈背僵硬，口干口苦，情志抑郁，焦虑不安，胸闷不畅，胁肋胀痛，纳差便溏，妇女多伴月经失调，舌质暗淡，苔薄白，脉细弦。治以疏肝解郁，调和营卫。常用柴胡桂枝汤加减：柴胡 15g，黄芩 12g，党参 10g，法半夏 10g，桂枝 10g，白芍 10g，防风 10g，葛根 15g，片姜黄 10g，枳壳 10g，威灵仙 10g，川牛膝 10g，炙甘草 6g。

【治验举例】

张某，女，42 岁。2018 年 11 月 29 日初诊。主诉：全身关节肌肉疼痛 2 月余。当地医院化验抗 SSA 抗体、唇腺活检阳性，确诊为 SS，口服塞来昔布胶囊、羟氯喹、白芍总苷胶囊不效。现腰骶部、腹股沟、左肩关节、锁骨、肋骨处均感疼痛，伴灼热感。咽喉反复肿痛，皮肤刺痒，夜间盗汗，舌紫暗，苔薄白，脉细弦。停用西药，辨证为肝胆气郁，营卫不和。方用柴胡桂枝汤加白僵蚕 10g，蝉蜕 10g，片姜黄 10g，海桐皮 10g，桔梗 10g，枳壳 10g，葛根 30g，秦艽 10g，川牛膝 10g，大枣 10g，炙甘草 6g。服用 14 剂，关节肌肉疼痛明显减轻，咽喉肿痛未再反复，守方去党参，加忍冬藤 30g，肿节风 30g，继续服药 30 剂，疼痛间断发生，嘱加羟氯喹 0.2g，每日 2 次，口服。再服 1 个月，诸证缓解，稳定至今。

参考文献

［1］ 于孟学．风湿科主治医生 1053 问［M］．北京：中国协和医科大学出版社，2010：192-193.

［2］ 贺绪乐，王呈，石胜彬．类风湿性关节炎合并干燥综合征［J］．医学综述，1999，5（9）：430-432.

［3］ 秦思，陆亚华．类风湿关节炎合并干燥综合征患者的临床及实验室特点［J］．临床荟萃，2015，30（5）：548-551.

［4］ 马武开，王莹，唐芳，等．燥痹琐议［J］．新中医，2012，44（6）：191-192.

［5］ 张靖泽．董振华教授治疗类风湿关节炎的经验总结［D］．北京：北京中医药大学，2015.

［6］ 唐扬．类风湿关节炎合并干燥综合征中医证素研究［D］．南京：南京中医药大学，2017.

［7］ 孙蓬远，高明利．气阴两虚型类风湿关节炎的临床特点研究［J］．浙江中医药大学学报，2019，43（7）：690-701.

［8］ 史宇广，单书健．当代名医临证精华·痹证专辑［M］．北京：中医古籍出版社，1988：167-168.

第三节
干燥综合征呼吸系统受累的治疗

干燥综合征呼吸系统受累主要包括以下几类：①气管-支气管干燥症，表现为气道干燥，黏膜纤毛的清除能力下降所致反复呼吸道感染，慢性气道阻塞性病变。②肺间质淋巴细胞浸润引起的淋巴细胞性肺泡炎，间质性肺炎，肺间质纤维化，淋巴细胞增殖性疾病等。③少见的表现：肺血管炎，肺动脉高压，胸膜炎，肺不张，肺大泡，肺淀粉样变等。其中以 SS 相关性肺间质病变（Sjögren syndrome-associated interstitial lung disease，SS-ILD）最为多见。由于诊断标准和检测方法的不同，文献报道 SS-ILD 的发生率差异较大，国外报道为 3%~11%[1]，其中肺部病变是 SS 预后不良危险因素之一。北京协和医院[2]对 1990 年至 1997 年住院的 842 例结缔组织病患者回顾性分析，SS-ILD 的发生率为 15.5%。

既往对 SS 呼吸系统受累的诊断多依赖于胸部 X 线片，但其敏感性低，容易延误早期诊断及早期干预，因此胸部高分辨 CT（HRCT）是诊断 SS-ILD 更敏感的重要手段，并可作为肺脏受累患者的病情监测和疗效评价的监测指标。SS-ILD 类型繁多，并可在一名患者身上出现多种表现。影像学表现复杂多样，磨玻璃影、网格影、蜂窝肺、机化实变、支气管扩张等均等可出现。文献报道非特异性间质性肺炎（NSIP）和淋巴细胞性间质性肺炎（LIP）是 SS-ILD 中最常见的影像和病理类型。肺脏病理虽为诊断的金标准，但鉴于其为有创检查，多数人难以接受。肺功能检查无特异性，早期弥散功能下降和肺容量减少，逐渐发展为限制性通气功能障碍，表现为肺活量、用力肺活量、呼吸峰值、肺总量及弥散值均下降。肺功能检查也可作为协助诊断和评估 SS-ILD 病情的重要手段。

SS-ILD 患者的症状和体征取决于其肺实质和下呼吸道受累的类型和严重程度，临床上最常见的表现是咳嗽和呼吸困难，也可出现支气管炎、胸膜炎、支气管扩张、反复肺部感染、呼吸衰竭等。

SS-ILD 的早期为肺泡炎，病变可导致肺泡壁、肺泡腔的炎性和纤维素性渗出。胸部高分辨 CT（HRCT）可见磨玻璃样、云雾状改变。肺泡炎症扩展，则可累及肺泡腔、肺泡管、呼吸性细支气管和终末细支气管及其伴行的血管、淋巴管和气道周围的结缔组织，最终使肺泡结构破坏，肺间质内胶原紊乱，广泛纤维组织增生，肺泡隔破坏，晚期形成囊性纤维化，肺容积缩小、肺泡-毛细血管膜单位功能丧失，导致低氧血症和呼吸衰竭。HRCT 表现为网格样、蜂窝样改变。因此 SS-ILD 组织学病理基础是肺泡上皮细胞及支气管周围组织的弥漫性淋巴细胞浸润与免疫复合物性小血管炎，从而导致小气道弥散功能与后期的通气功能异常。

西医治疗 pSS-ILD 尚属于经验性的，并非所有患者都需要药物治疗。患者早期症状不明显时，不需要特殊药物治疗，对不影响生活质量的稳定的患者，可长期观察随访。如疾病活动期的患者，药物治疗主要是应用糖皮质激素和/或细胞毒性药物（环磷酰胺、硫唑嘌呤或雷公藤多苷等）以延缓病情进展，改善预后。

一、 中医对干燥综合征合并肺间质病变的认识

SS-ILD 属于中医的"肺痹""肺痿""喘证"等病症范畴。肺痹之名出自《内经》。《素问·痹论》云："风寒湿三气杂至，合而为痹也……皮痹不已，复感于邪，内舍于肺。"又云："凡痹之客五脏者，肺痹者，烦满喘而呕……淫气喘息，痹聚在肺。"认为系在少阴不足、房劳伤肾、营卫气逆等正气不足的基础上风寒湿邪内舍于肺，导致经络壅闭，气血不行，肺络痹阻而成，故临床出现喘息、咳嗽、烦满、胸背痛等呼吸系统症状。而肺痿是指久病咳喘，肺叶萎弱不用，临床以咳吐浊唾涎沫为特征的肺部慢性虚损性疾病。始见于仲景的《金匮要略》，基本病机为热在上焦和肺中虚冷。总由肾中津液不输于肺，肺失所养，转枯转燥，然后成之。

肺痹与肺痿反映出 SS-ILD 病因病机的不同方面：肺痹言肺为邪痹，气血失于流畅，经络壅闭，是从邪实而言；肺痿言肺之痿弱不用，气血不充，络虚不荣，是从本虚而言。即痿中有痹，痹中有痿。SS-ILD 早、中期以肺泡炎症为主者可为肺痹，晚期随着疾病的进展出现肺纤维化，如肺叶之萎缩，以肺痿命名更为合适。二者反映出 SS-ILD 发生发展的不同阶段，在一定条件下又可相互影响，并存在着由肺痹至肺痿的临床演变过程。

SS-ILD 的病位在肺，与脾肾密切相关，病性以正虚为基础，病机为本虚标实，虚实夹杂。本虚主要指五脏亏虚，早期多为阴虚肺燥、肺络受损或肺胃阴虚、外感燥邪。若日久阴虚累及于气，最多见气阴两虚的证候，晚期常合并肾气虚、肾阴虚、脾气虚或心气虚。标实主要指燥毒、痰浊、瘀血等病理产物，外感燥毒，痰瘀互结，肺络壅闭不通，互为因果，或因虚致实，或因实致虚，缠绵难愈。

我们曾对 2013 年 2 月至 2014 年 2 月诊治的 128 例 CTD-ILD 患者进行中医证候分型[3]。原发病种以 SS75 例（58.6%）为主，其中气阴两伤、气阴两伤合并痰热阻肺的两种证型分别占 32.8% 和 22.7%。共分为虚证、实证和虚实夹杂证 3 类：虚证包括气阴两虚、阴虚肺燥、肺脾气虚和肝肾不足证；

实证包括痰热阻肺证，多见于合并急性肺部感染者；虚实夹杂证又有气阴两伤兼有痰热阻肺、瘀血阻络和风湿阻络证的不同。经统计后发现 SS-ILD 患者的中医证候分布存在着一定的规律：肺气阴两虚夹痰证和肺气阴两虚证最为多见，其他证型分布基本相当，依次为肺阴虚证、肺脾气虚证与肝肾阴虚证、肺气阴两虚夹瘀证、痰热壅肺证与肝肾阴虚并肝郁气滞证。此外，中医证候与胸部高分辨 CT（HRCT）表现之间具有相关性，肺脏受累早期各证型分布较平均；中期虚实夹杂证占较大比例，其中以肺气阴两虚夹痰证最多；晚期随着胸部影像学表现越严重，肺气阴两虚的症状就越凸显。说明随着患者病情严重程度的增加，虚象愈显，治疗的困难就越大。提示中医在治疗方面早期应以益气养阴为主，而活血化瘀贯彻始终。因肺喜润恶燥，赖脾胃上输津液以濡润，肺又主宣发肃降，主持全身水津输布。燥毒袭肺，久治不愈，阴累及气，导致气阴两虚，气虚无力运行血液而致瘀，阴虚津亏，血液凝结亦可成瘀。肺气不足，津液输布失常，化为痰饮，郁而化热，痰瘀互结，加重肺痹。

　　SS-ILD 起病隐袭，病情轻重程度不一，个体差异较大。从临床过程看，大多数患者为慢性型，早期可无症状，随着病情的发展，在口眼干燥的基础上可出现劳力性呼吸困难并进行性加重，呼吸浅促，常伴有体力衰弱、体重减轻、食欲减退、消瘦无力等；早期无咳嗽、咳痰，逐渐发展为干咳或少量黏液痰，继发感染时可出现黏液脓性痰或浓痰；急性肺间质病变或合并感染时可有发热，白细胞增高。也有少部分病例呈急性经过，出现快速进行性的呼吸困难，短期内可死于呼吸循环衰竭。常见体征有：①呼吸困难和发绀；②两肺中下部特征性爆裂（velcro）音；③杵状指、趾；④合并肺动脉高压及终末期呼吸衰竭和右心衰竭的征象。

　　笔者认为，结缔组织病合并肺间质病变的上述症状、体征与著名中医张锡纯所描述的大气下陷证非常类似。张锡纯认为中医所谓的大气实指胸中宗气而言，"因能撑持全身，为诸气之纲领，包举肺外，司呼吸之枢机，故郑而重之曰大气""此气一虚，呼吸即觉不利，而且肢体酸懒，精神昏愦，脑力心思，为之顿减""或下陷过甚者，其人即觉呼吸停顿，昏然罔觉"[4]。可见大气在人体生命活动中有着举足轻重的功能。宗气是由肺吸入的自然界清气与脾胃所化生的水谷精气相结合而成，积聚于胸中，灌注于心肺，主要功能是出喉咙而司呼吸，灌心脉而行气血。故周学海《读医随笔》云："宗气者，动气也。凡呼吸言语声音，以及肢体运动、筋力强弱者，宗气之功用也。虚则短促少气，实则喘喝胀满。"

如果将 SS-ILD 的症状、体征与张锡纯所述的大气下陷证对比：劳力性呼吸困难并进行性加重，即张锡纯所述的"呼吸不利，气短不足息，或努力呼吸似喘"；体力衰弱，体重减轻，食欲减退，消瘦无力，即张锡纯所述的"肢体酸懒，精神昏愦，脑力心思，为之顿减"；继发感染时可出现黏液脓性痰或脓痰或发热，即张锡纯所述的"或往来寒热，或咽干作渴，或胸闷怔忡，或神昏健忘等"；合并肺动脉高压及终末期呼吸衰竭和右心衰竭，呼吸困难和发绀，即张锡纯所述的"寸口六部脉沉迟微弱，右寸部尤甚；甚则六脉不至，或参伍不调；或不觉其动；气息将停，危在顷刻。下陷过甚者，其人即觉呼吸停顿，昏然罔觉"。因此临床应用张锡纯所著《医学衷中参西录》中的升陷汤加味治疗多例患者，取效理想。

升陷汤主治"胸中大气下陷，气短不足息，或努力呼吸似喘，或气息将停，危在顷刻"。寸口六部脉沉迟微弱，右寸部尤甚；甚则六脉不至，或参伍不调；或不觉其动。或往来寒热，或咽干作渴，或胸闷怔忡，或神昏健忘等。原方由生黄芪 18g、知母 9g、柴胡 4.5g、桔梗 4.5g、升麻 3g 组成。方中以生黄芪补气升陷为主药，知母凉润制主药之温燥，柴胡、升麻助黄芪升陷之力，桔梗载药力上达胸中，共奏升补大气之效。若气分虚极加人参，或加山茱萸以防气之涣散；陷甚倍升麻。

笔者治疗 SS-ILD 常以升陷汤加味组成基本方：生黄芪 30~60g，知母 10g，柴胡 10g，桔梗 10g，升麻 10g，党参 10~15g，麦冬 10~15g，五味子 10g，红景天 15g，丹参 30g。若气短虚甚，汗出极多者加山茱萸 15~30g，补骨脂 10g；咳嗽明显加杏仁 10g，紫菀 10g；胸闷加瓜蒌皮 10g，枳壳 10g；痰多加半夏 10g，茯苓 15g；痰黏成块加海浮石 30g，冬瓜子 30g；痰黄量多加全瓜蒌 30g，黄芩 10g，金荞麦 30g，鱼腥草 30g；发热加生石膏（先煎）30~60g，芦根 30g；便秘加虎杖 15g，熟大黄（后下）10g；瘀血明显加当归 10g，丹参 30g。

二、 辨证论治

（一） 气阴两虚， 大气下陷

症见气短不足以息，胸闷憋气，动则气短，不耐劳累，不能快走或上二层楼，口眼干燥，咳嗽咳痰，手足不温。舌胖大齿痕，舌质淡暗，脉虚细无力。治以益气养阴，升举大气，方用升陷汤合生脉散加味：生黄芪、知母、升麻、柴胡、桔梗、党参、麦冬、五味子、山茱萸、红景天、肉桂、炙甘草。

【治验举例】

张某，女，49 岁。就诊时间：2010 年 1 月 27 日。主诉：双下肢紫癜反复发作 20 年，口干 10 年，活动后胸闷气短 2 年。自 1991 年始双下肢皮肤紫癜反复发作，关节肿痛，血小板减少。1994 年风湿免疫科诊断为 SS。先后用过泼尼松、雷公藤多苷、环磷酰胺等治疗，紫癜消失，病情稳定。1999 年始口干眼干加重，2008 年觉活动后胸闷气短、心慌，双手雷诺现象。HRCT：双肺间质纤维化伴双下肺间质性肺炎，双肺多发肺大泡，双侧胸膜局限性肥厚、粘连。肺功能检查：限制性通气功能障碍，小气道功能障碍。弥散量降低。予口服泼尼松、环磷酰胺、乙酰半胱氨酸胶囊（易维适）治疗，近 1 个月症状加重，就诊于中医。现口眼干燥，乏力，活动后气短胸闷、心慌，不能上三层楼。晨起咳白黏痰量多，双手遇冷变白变紫，阴天关节酸痛，大便偏干。化验血常规、肝肾功能正常；IgG24.3g/L；ESR45mm/h。现口服泼尼松 5mg/d；环磷酰胺 50mg/d。舌红少津，苔薄白，脉沉细。辨证为大气下陷，肺肾阴虚，痰瘀痹阻。治以益气升陷，养阴润燥，化痰消瘀，方用升陷汤合六味地黄汤、导痰汤加减：生黄芪 30g，知母 10g，柴胡 10g，升麻 10g，桔梗 10g，生地黄 30g，山茱萸 15g，生山药 10g，红景天 15g，茯苓 15g，半夏 10g，陈皮 10g，冬瓜子 30g，海浮石 30g，丹参 30g，赤芍 15g，鸡血藤 30g，桑枝 30g。

加减服用 2 月余，气短减轻，白黏痰减少，较前有力。仍有雷诺现象，复查：IgG22.5g/L；ESR24mm/h。守方去生地黄、山茱萸、生山药、赤芍、鸡血藤加全瓜蒌 30g，杏仁 10g，枳实 10g，黄芩 10g。加减服药 8 个月，2010 年 12 月随诊，无明显气短胸闷，痰减，雷诺现象减轻，复查 IgG18.3g/L；ESR16mm/h，病情稳定。

（二）　气阴两虚，痰热阻肺

症见气短喘憋，活动耐力下降，反复感冒发热伴咳嗽，痰多质稠，自汗，口燥咽干，大便不爽。舌红胖或有齿痕，苔黄或黄腻，脉细滑。治以益气养阴，化痰清热。方用升陷汤合千金苇茎汤或清气化痰丸加虎杖、金荞麦、鱼腥草、海浮石、浙贝母等。

【治验举例】

王某，女，52岁。就诊时间：2005年5月16日。主诉：口眼干燥3年，咳嗽憋气、活动后气促2年，持续发热2个月。患者2002年因口眼干燥，确诊为SS。2003年6月咳嗽喘息，活动后气促，抗感染治疗不效。11月风湿免疫科住院，检查HRCT：双肺间质纹理增厚，部分呈网状改变，其间散在小斑片模糊影，气管前上腔静脉后淋巴结肿大，考虑双肺间质纤维变并感染。肺功能：限制性通气功能障碍。予泼尼松龙、环磷酰胺及左氧氟沙星、乙酰半胱氨酸颗粒（富露施）、盐酸氨溴索片（沐舒坦）等治疗1个月。口眼干燥和咳喘减轻，但仍有憋气、活动后气促。复查HRCT双肺斑片影吸收好转，但肺纹理厚及网状影改变不明显。出院后2个月又发热，体温最高39.1℃，就诊于中医。现每天上午8时发热38℃左右，1小时后自行退热，汗出极多，口眼干燥，乏力腹胀，周身酸痛。咳嗽少痰，黏稠，气短不足以息，动则喘憋，步行50余米即气喘吁吁。舌胖大，质红苔白，脉沉细无力。化验血WBC $17.64×10^9$/L。现口服泼尼松龙、环磷酰胺、雷公藤多苷及克拉霉素片等治疗。辨证为心肺气虚，痰热阻肺，治以益气升陷、化痰清热、活血通络，方用升陷汤合千金苇茎汤加减：生黄芪30g，知母10g，柴胡10g，桔梗10g，升麻10g，冬瓜子30g，生薏苡仁30g，杏仁10g，浙贝母10g，当归10g，丹参30g，赤芍10g，红花10g，海浮石30g，金荞麦30g，鱼腥草30g，黄芩10g。

服药2剂，体温即正常。连服20剂，咳止，喘憋减轻。由原来步行50米可达200米。仍口舌干燥，乏力多汗。守方去当归、丹参，生黄芪加至50g，再加北沙参15g，麦冬15g，五味子10g，天花粉30g，山茱萸10g，补骨脂10g，百合20g，继续治疗1个月，体力明显增强，气短喘憋均好转，可步行400~500米。因肝功能异常，停服雷公藤多苷。随诊2个月，病情稳定。

（三）**肺胃阴虚，燥热外袭**

症见口鼻、咽喉干燥，涕中带血，干咳无痰或痰黏成块难出，甚或呛咳，气逆升火，胸胁引痛，或发热，或身觉燥热，大便干燥，小便黄少，舌红干燥少苔，脉细弦。治以清肺润燥，滋阴化痰，方用清燥救肺汤加生地黄、百合、川贝母、瓜蒌仁、枳壳、黄芩、生甘草等。

如感冒后咳嗽不止，口咽干燥，痰黏不畅，咽痒不适，胸闷胁痛，大便干燥，舌红少苔，脉弦细者，胸部CT提示支气管炎者。此为肺燥胃湿，外感风邪，治宜选千金麦门冬汤合千金五味子汤加减：炙麻黄 10g，麦冬 15g，生地黄 10g，桔梗 10g，法半夏 10g，五味子 10g，桑白皮 15g，紫菀 10g，赤小豆 15g，续断 10g，炙甘草 6g。一般服药半个月即愈。

【治验举例 1】

张某，女，61 岁。就诊时间：2012 年 7 月 2 日。主诉口眼干燥 16 年，腮腺反复肿大 14 年，反复发热，咳嗽黄痰 2 年。患者 1996 年始口眼干燥，1998 年腮腺反复肿大，2003 年右腮腺手术摘除，经风湿免疫科检查抗 SSA、SSB 抗体均阳性，诊断为 SS，长期应用糖皮质激素治疗。近两年反复发热，咳嗽黄痰。胸部 CT：双肺多发肺大泡，双肺下叶间质性病变，右肺中叶内侧段及左肺上叶下舌段考虑炎症。现口鼻干燥，眼干无泪，低热，咳嗽黄黏痰，痰咳出后缓解，时有气促，舌红无苔，干裂无津呈地图状，脉细滑。化验 IgG 42.5g/L；IgA7.76g/L；ESR 108mm/h；CRP82.8mg/L；RF 380U/L。现口服甲氨蝶呤 10mg/w，雷公藤多苷 20mg，每日 3 次。辨证为阴虚肺燥，痰热内蕴，治以滋阴润肺，化痰清热，方用清燥救肺汤加减：桑叶 10g，生石膏（先煎）30g，麦冬 15g，阿胶（烊化）10g，玄参 15g，北沙参 10g，苦杏仁 10g，炙杷叶 10g，金荞麦 30g，鱼腥草 30g，黄芩 10g，冬瓜子 30g，五味子 5g，红景天 15g，炙甘草 6g。

服用 2 月余，未再发热，咳嗽缓解，口眼干燥减轻，痰由深黄色变成浅黄，仍感气促。守方加山茱萸 10g，生海浮石 30g，继服 1 个月。患者 8 月 29 日外感，打喷嚏，流清涕，轻微咳嗽，3 天后咳嗽加重，午后发热，继之痰成黄脓色，口服抗炎药 2 天，体温正常，仍有咳嗽脓痰，舌红少苔，脉滑。此为外感风热，痰热蕴肺，治以清热宣肺，化痰止咳，方用麻杏石甘汤合千金苇茎汤加减：炙麻黄 5g，杏仁 10g，生石膏（先煎）30g，芦根 30g，冬瓜子 30g，桃仁 10g，生薏苡仁 30g，桑白皮 15g，枇杷叶 10g，鱼腥草 30g，金荞麦 30g，黄芩 10g，枳实 10g，陈皮 10g，生甘草 6g。

服用 14 剂，咳嗽咳痰均明显减轻，未再发热。2013 年 2 月复诊，病情稳定，未再感冒发热，少量咳痰，乏力气短。治以益气养阴：生黄芪 30g，知母 10g，柴胡 10g，升麻 10g，桔梗 10g，北沙参 15g，麦冬 10g，五味子 10g，红景天 15g，穿山龙 30g，丹参 30g，金荞麦 30g，石菖蒲 10g，郁金 10g，冬瓜子 30g，生甘草 6g，瓜蒌皮 10g。服药 2 个月，病情稳定，守方加工配制丸药常服，巩固疗效。2013 年 7 月复查 IgG 28.5g/L；IgA5.6g/L；ESR 60mm/h；CRP6mg/L；RF 101U/L。随诊至 2020 年 12 月，病情稳定。

【治验举例 2】

郝某，女，38 岁。2019 年 10 月 17 日就诊。确诊干燥综合征 2 年，中西药治疗病情稳定。近 1 个月感冒后咳嗽不止，服用止咳化痰西药不效。现干咳或黄痰黏稠不利，胸闷憋气，口咽干燥，大便不畅，舌红少苔，脉细滑。辨证属阴虚肺热，痰热内蕴，方用千金麦门冬汤与千金五味子汤合方加减：炙麻黄 10g，麦冬 15g，生地黄 10g，法半夏 10g，五味子 10g，桔梗 10g，桑白皮 10g，紫菀 10g，枳壳 10g，金荞麦 30g，赤小豆 15g，冬瓜子 30g，陈皮 10g，炙甘草 5g。服用半个月，咳嗽告愈。

（四） 痰热阻肺， 外感风热

症见咳嗽喘息，咳白黏痰或黄痰量多，胸闷气短，或伴恶寒、发热、口渴、大便干燥。舌质暗红，苔黄或白腻，脉弦滑。治以清泄肺热，化痰止咳。方用麻杏石甘汤合千金苇茎汤、清气化痰丸加金荞麦、鱼腥草、白花蛇舌草、虎杖、生甘草等。

因 SS-ILD 的患者长期应用糖皮质激素或细胞毒性药治疗后，导致机体免疫功能减低，常易反复外感，或合并肺部感染，或是伴有支气管扩张合并感染，往往反复发热、咳嗽、咳痰，加重病情，此时应"急则治其标"，治疗以清热宣肺、解毒化痰为主。如支气管扩张感染得到控制，病情稳定后可以用《景岳全书》杏仁桔梗煎加减，参见本书第四章第一节。

【治验举例】

杨某，女，57 岁。2013 年 9 月 11 日初诊。主诉：口眼干燥 2 年，咳嗽痰多 1 年，加重 1 个月。患者 2011 年初口眼干燥，腮腺反复肿大，多发龋齿，当地医院化验 ANA 1∶160，抗 SSA 抗体阳性，RF45.4U/L，诊断为 SS，口服羟氯喹、白芍总苷胶囊治疗。2012 年 9 月改为口服雷公藤多苷 30mg/d。2013 年 6 月 HRCT 示：双下肺间质病变，支气管炎，右上肺肺大泡，左上肺小结节影。肺功能：弥散功能减低。现口眼干燥，咽痒不适，咳嗽痰多，痰色黄黏稠不利，怕热汗多，偶有胸闷憋气，大便不成形，每日 2~3 次。舌红苔黄厚腻，舌体胖大。脉细滑。口服雷公藤多苷 10mg，每日 3 次；白芍总苷胶囊 0.6g，每日 2 次；乙酰半胱氨酸颗粒（富露施）0.2g，每日 3 次。辨证为痰热阻肺，肺气不利，治以清热化痰，宣肺止咳，方用清气化痰丸合千金苇茎汤加减：法半夏 10g，全瓜蒌 15g，枳实 10g，茯苓 15g，陈皮 10g，杏仁 10g，黄芩 10g，金荞麦 30g，鱼腥草 30g，芦根 30g，冬瓜子 30g，白僵蚕 10g，蝉蜕 10g，片姜

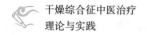

黄 10g，山慈菇 10g，浙贝母 10g，穿山龙 30g，凤尾草 15g。

服药 30 剂，乏力减轻，精神好转，咳嗽略好，咽痒频咳，脓痰仍多，痰中带暗红色血块，证治同前，调整处方如下：芦根 30g，冬瓜子 30g，生薏苡仁 30g，杏仁 10g，桃仁 10g，桔梗 10g，陈皮 10g，法半夏 10g，茯苓 30g，金荞麦 30g，黄芩 10g，海浮石 15g，黛蛤散（包煎）10g，枳壳 10g，鱼腥草 30g，虎杖 10g，石韦 30g，红景天 15g，生甘草 6g，再服 2 月余，咳嗽告愈，咳痰极少，嘱停用雷公藤多苷。以上方加减服用 8 个月，2014 年 4 月复诊，除晨起略有少量咳痰外，无特殊不适。复查胸部 CT：两肺下叶轻度间质改变及肺大泡；肺功能：弥散功能轻度降低。

参考文献

［1］ Roca F, Dominique S, Schmidt J, et al. Interstitial lung disease in primary Sjögren's syndrome ［J］. Autoimmun Rev, 2017, 16（1）：48-54.

［2］ 张奉春. 弥漫性结缔组织病的肺间质病变 ［J］. 中华临床免疫和变态反应杂志, 2008, 2（3）：171-172.

［3］ 刘洋, 董振华, 郝伟欣. 原发性干燥综合征合并肺间质病变中医证候与高分辨 CT 特征的研究 ［J］. 北京中医药大学学报, 2016, 39（7）：610-613.

［4］ 张锡纯. 医学衷中参西录 ［M］. 石家庄：河北科学技术出版社, 1985：155.

第四节
干燥综合征消化系统受累的治疗

干燥综合征主要是累及外分泌腺受累的自身免疫病，消化系统存在大量的外分泌腺，如口腔唾液腺、食管、胃、胰、肝胆、肠道等。pSS 除因唾液腺受损、萎缩，唾液减少引起口干，口腔溃疡，牙齿脱落影响食物的咀嚼外，还可引起消化道黏膜损害，出现吞咽困难、食欲下降、上腹不适、恶心呕吐、腹痛、腹泻等非特异性的症状。徐欣萍等[1]分析北京协和医院 112 例 SS 住院病例，其中有消化系症状、体征或实验室异常者多达 80 例，占 71%。几乎包括消化系统的所有临床表现。汤建平等[2]总结 SS 住院患者 48 例，其中有消化系统损害者 37 例，占 77.1%。以消化系统损害为首发症状者 6 例，占 SS 的 12.5%。

SS 消化系统损害的病理机制主要是腺体淋巴细胞的浸润，进而导致功能受损。另外因为 SS 患者广泛存在的自主神经功能异常，可引起消化道动力异常，加重胃肠外分泌腺腺体的功能障碍。

食管：吞咽困难是 SS 累及食管常见症状之一，发病机理主要与唾液减少或缺乏有关。但也有持异议者，认为与食管运动障碍、贲门失弛缓症有关。其中食管测压结果提示食道运动异常是造成吞咽困难的主要原因[3]。国内报道 31 例 SS 的患者中 48%存在食管体部运动异常，呈现出不同的模式，如无效食管动力、"胡桃夹"食管动力、非特异性食管运动异常等[4]。

食管测压可显示食管蠕动功能和下食管括约肌（LES）明显减弱，长时反流检测可显示食管廓清能力明显受损，反流暴露指数明显增加，上述食管抗反流功能受损可加重或继发胃食管反流病（GERD）。此类患者的食管蠕动功能明显减弱且容易合并严重的食管炎，故合并吞咽困难症状亦多见。SS 合并 GERD 的临床特点和治疗较通常的 GERD 更为复杂，如症状明显、并发症重的患者可能需要长期使用高剂量的质子泵抑制剂等抗反流药物。患者食管廓清能力差，常导致反流症状控制不佳，食管炎长时间不愈合。上述情况内科治疗失败、药物治疗有效但患者要求进一步积极治疗、合并食管裂孔疝或有明显食管外症状，则有手术治疗适应证[5]。

胃：主要表现为上腹部不适、烧灼感、疼痛、恶心、呕吐等症状。胃镜下慢性浅表性、肥厚性和萎缩性胃炎的不同特征性改变，而以后者发病居多。国内一组 44 例 SS 报告，其中慢性萎缩性胃炎（CAG）占 70.5%，低胃酸及无胃酸分泌者分别占 36.4%与 13.6%[6]。朱春兰等[7]研究 152 例 pSS 胃黏膜病理特点，发现 SS 胃损害以慢性萎缩性胃炎为常见（77.8%），慢性浅表性胃炎占 22.2%，远远高于正常人群。

大肠、小肠：与其他消化器官不同，SS 患者肠道受累的机会不多，其机制尚未明了，临床上诸如克罗恩病、口炎性腹泻、乙状结肠炎、慢性非特异性假性肠梗阻、原发性吸收不良综合征也偶有报道。

胰腺：胰腺和唾液腺在解剖学、生理学和病理学方面有许多相似之处，

SS 在累及唾液腺的同时，也可累及胰腺，引起胰腺功能低下。朱春兰等[7]研究 pSS 的胰腺损害，发生率为 8.6%。杜志荣等[8]回顾性分析北京协和医院 2012 年 1 月至 2017 年 4 月住院的 pSS 患者 930 例，胰腺受累者占 1.51%。SS 胰腺受累可表现为腹痛、恶心、呕吐、腹泻，亦可无任何临床表现，仅为影像学检查发现胰腺异常。SS 并发胰腺受累者临床上较少见，部分患者没有消化道症状患者多有胰腺功能异常及腹部 CT 影像异常，临床上应给予重视，必要时需完善影像学检查。

一、 病因病机

SS 消化系统损害的病位在脾胃，常可涉及肝胆、肾脏。由于损害不同的腺体而出现不同的临床症状，故而对应的中医病名也不相同。如唾液减少导致口干者属于"燥证"，累及食管出现吞咽困难属于"噎膈"，反流性食管炎属于"反胃""吐酸""嘈杂"等，累及胃导致慢性萎缩性胃炎、浅表性胃炎者可按"痞满""胃痛"辨治，累及胰腺、肠道时可导致消化不良、腹痛、腹泻者可按"泄泻"论治。

脾胃为后天之本，气血生化之源。虽同居中焦，但脾为阴土，喜燥恶湿，胃为阳土，喜湿恶燥；脾主运化，胃主受纳；脾宜升则健，胃宜降则和。因此脾胃升降功能失调是诸多消化系统病症的病理机制之一。SS 以阴虚内燥为本，素体肾虚，津亏液燥，胃阴匮乏，濡润失职，或脾不升清，津液不能上潮则口干、唇干；痰气郁结、气机不畅则吞咽干食困难；寒热互结，中焦痞塞，胃气失和则胃脘胀闷，纳差食少；脾失运化，清气下陷，湿邪内停则消化不良、腹胀便溏；脾胃气虚，精微失于运化，四肢肌肉失养则身体消瘦、乏力懒言；若情志忿郁，肝郁气滞，横逆犯胃，胃气上逆则胃脘灼热、嗳气吞酸，甚则恶心呕吐，气滞血瘀则胃痛牵引两胁，病程日久者可导致癥瘕积聚。

二、 辨证论治

（一） 胃食管反流病

胃食管反流病（GERD）是因胃和/或十二指肠内容物反流入食管所致，其中内镜下可见食管黏膜破损者，称为反流性食管炎，临床常见口苦反酸、嗳气、胃脘烧灼或痞闷、胸骨后疼痛等症状，甚至会出现食管糜烂或溃疡，可归属于中医学吐酸、反胃、嘈杂、噎膈等范畴。病位虽在食管，但与肝胆、脾胃关系密切，常因情志失和、饮食失调等所致，病机为肝失疏泄，横逆犯胃导致胃气上逆。SS 伴有阴虚内热或病情日久迁延不愈，化热伤阴，也可出现阴虚火旺证。笔者多从肝、胆、脾胃论治，临床以肝胃郁热、胃气上逆多见。治疗常选用《景岳全书》化肝煎合左金丸加减泻肝安胃，和胃降逆。化肝煎原方主治"怒气伤肝，气逆动火，胁痛胀满，烦热动血。"方中青皮、陈皮疏肝破气，以善解郁怒为主。配伍栀子清气分之热，宣散郁热；牡丹皮清肝经血分之热，凉血散瘀。白芍养阴柔肝，缓急止痛。气分郁热煎熬津液成痰则痰热互结，土贝母能清热化痰、散结止痛；泽泻清利湿热，引热从小便而出。诸药合用，共奏理气散郁、清肝泄热、和胃降逆之功。如反胃、呕逆明显，加旋覆花降气消痰，代赭石重镇降逆；口干明显加生地黄、玄参养阴生津；反酸明显加黄连、吴茱萸疏肝和胃；胃脘灼热疼痛加预知子、延胡索行气止痛。若口淡无味，胃脘隐痛、大便溏薄者可合用半夏泻心汤益气健脾、平调寒热。

【治验举例】

梁某，女，56 岁。就诊时间：2017 年 10 月 10 日。主诉：口干伴双手雷诺现象 10 年，胃脘灼热隐痛 3 月。2011 年当地医院风湿科诊断为 SS，先后服用羟氯喹、白芍总苷胶囊治疗，病情稳定而停药。近 3 个月胃脘灼热不适，时有隐痛，口干，咽干食困难，手足发凉，大便干燥，当地胃镜检查：慢性浅表性胃炎伴食管返流。舌红无苔，干燥无津，脉弦细。辨证为肝肾阴虚，肝胃郁热，治以滋补肝肾，泻肝安胃，方用增液汤合化肝煎加减：生地黄 30g，麦冬 10g，玄参 30g，石斛 20g，天花粉 30g，当归 10g，枸杞子 10g，牡丹皮 10g，炒栀子 10g，青皮 10g，陈皮 10g，白芍 15g，浙贝母 10g，生白术 15g，桂枝 10g，鸡血藤 30g，细辛 3g，生甘草 6g。

服用 1 个月，2018 年 4 月 17 日复诊，胃脘灼热减轻，大便干燥好转，雷诺现象消失。仍口干明显，守方去当归、枸杞子、桂枝、细辛、鸡血藤加全瓜蒌 30g，北沙参 15g，黄连 6g，吴茱萸 3g。再服 30 剂。2018 年 10 月 24 日三诊，诸症减轻，偶有胃脘灼热、便秘。守方去黄连、吴茱萸加淫羊藿 10g，再服 30 剂。1 年后随诊，病情稳定。

（二） 慢性萎缩性胃炎

临床无特异性表现，常见胃脘胀满、疼痛、嗳气、食欲不振等，类似于中医"胃痛""痞满"等范畴。或因外感寒湿，内侵脾胃，致中焦虚寒，胃失温养；或因饮食不节，嗜食辛辣、肥甘厚味而酿生湿热，或因贪凉饮冷，损伤脾阳；或因情志不畅，肝气郁结或肝气横逆犯胃；或因久病入络，气滞血瘀，胃络不和，均可导致脾胃升降失常，中焦气机不利，气血生化不足。基本病机为脾胃气虚，湿热中阻，肝郁气滞，气滞血瘀，不一定都是胃阴不足证。治疗上应以辨证论治为主：脾胃气虚者用香砂六君汤合良附丸加减；肝胃不和者用柴胡疏肝散加减；脾胃湿热者用柴平煎加减；升降失常、寒热错杂者用半夏泻心汤加减；胃络瘀阻者用失笑散加减；胃阴不足者用益胃汤或一贯煎加减。

【治验举例】

卢某，女，68岁。就诊时间：2016年11月1日。主诉：口眼干燥、胃胀反酸8个月。患者今年4月上旬因肺部感染住院，检查RF增高，2个月后风湿免疫科确诊为SS，当时化验ANA阳性，口腔科和眼科检查支持SS。胸部CT：左肺下叶炎症，双肺下叶肺大泡，纵隔及肺门多发淋巴结，提示双肺间质性病变。既往有慢性萎缩性胃炎、胃多发息肉10余年。现症：口眼干燥，多关节疼痛，气短胸闷，进食后胃胀打嗝，时有反酸，怕食生冷。舌淡红，少津，苔薄白，脉沉细。辨证肺脾气虚，寒热错杂。方用升陷汤合半夏泻心汤加减：生黄芪30g，知母10g，升麻10g，柴胡10g，桔梗10g，法半夏10g，干姜6g，党参10g，黄芩10g，黄连6g，吴茱萸3g，红景天15g，金荞麦30g，麦冬10g，炙甘草5g。

服用14剂，气短和关节疼痛告愈，胃胀打嗝减轻，咽喉黏痰不利。舌暗红，苔薄白，脉细弦。证属肺脾气虚，痰湿中阻，肝胃不和。方用升陷汤合化肝煎加减：生黄芪30g，知母10g，升麻10g，柴胡10g，桔梗10g，红景天15g，法半夏10g，全瓜蒌15g，枳实10g，茯苓15g，黄芩10g，杏仁10g，牡丹皮10g，炒栀子10g，青皮10g，白芍10g，浙贝母10g，百合30g，乌药10g，炙甘草6g。

再服14剂，口干减轻，两胁胀闷。关节酸痛。舌红少苔，脉沉细。方用旋覆代赭汤合化肝煎加减：旋覆花（包煎）10g，代赭石（先煎）10g，法半夏10g，党参10g，牡丹皮10g，炒栀子10g，陈皮10g，青皮10g，白芍10g，浙贝母10g，百合30g，乌药10g，黄连6g，吴茱萸3g，红景天15g，炙甘草5g。随诊至2018年12月，无明显胃胀反酸，转方调治干燥综合征。

（三） 消化不良与腹泻

部分 SS 容易长期大便不成形或腹泻，引起吸收不良、身体消瘦。推测原因可能与胰腺外分泌功能异常，小肠吸收功能低下有关，或者与服用某些药物如白芍总苷胶囊、甲氨蝶呤等副作用有关。属于中医的泄泻病症，《内经》云："诸湿肿满皆属于脾""湿胜则濡泄"，病位主要在脾、胃和大小肠。脾主运化水谷和输布精微，脾胃气虚则津液不化，水湿内生，脾阳受遏，水湿下注大肠而为泄泻。病机为脾胃气虚或脾肾阳虚，湿注大肠。如脾胃虚弱，食少便溏、乏力消瘦、腹胀肠鸣、面色萎黄者常用参苓白术散加减补脾益肺。如大便泄泻、肠鸣腹胀、肌热烦渴、舌淡苔白腻者，常用七味白术散健脾益气、和胃生津。本方由四君子汤加葛根、木香、藿香而成，方中参、术、苓、草健脾益气，葛根升清止渴，木香理气，藿香化浊，共奏健脾益气、和胃生津、渗湿止泻之功。腹泻严重，久治无效，属于脾肾阳虚、寒热错杂者，可以用乌梅丸加减温补脾肾、调和寒热。

【治验举例 1】

吴某，女，42 岁。就诊时间：2018 年 1 月 4 日。主诉：2 个月前查体发现类风湿因子增高，口眼干燥，风湿免疫科诊断为 SS。给予服用白芍总苷胶囊后腹泻明显，求治于中医。现口干，咽干食不用水，失眠多梦，大便不成形，每日 2~3 次。舌淡红，苔薄白，脉沉细。辨证为脾胃气虚，津不上承，治以健脾益胃，益气生津，方用七味白术散加减：党参 10g，白术 10g，茯苓 15g，葛根 15g，藿香 10g，木香 10g，石斛 20g，天花粉 30g，女贞子 10g，旱莲草 10g，密蒙花 10g，炙甘草 5g。30 剂，水煎服。

药后大便成形，每日 1 次，口干减轻，入睡困难，口黏不爽。守方去女贞子、旱莲草、密蒙花加法半夏 10g，陈皮 10g，竹茹 10g，枳实 10g，再服30 剂，口干明显减轻，入睡好转，仍早醒。上方去密蒙花，加麦冬 10g，五味子 10g，甘松 10g，再服半个月。3 个月后随诊，病情稳定。

【治验举例 2】

王某，女，50 岁。就诊时间：2018 年 10 月 24 日。主诉：纳差、腹胀半年，腹泻伴腹痛 1 个月。患者近 10 年多次化验白细胞减少，未诊治。1 个月前化验 WBC $2.32×10^9$/L；ALT 64U/L，AST 48U/L，ANA、SSA 抗体、抗SLA/LP 抗体均阳性。胃镜提示反流性食管炎；肠镜提示慢性结肠炎。诊断为 SS、自身免疫性肝炎。口服雷贝拉唑钠肠溶片、瑞巴派嗪、美拉沙秦、地榆升白片治疗1个月无效。现大便不成形，每日3~4次，腹部怕冷，伴肠鸣腹部隐痛，进冷食加重。口干心烦，性急易怒，乏力腰痛。舌淡红，苔白腻，脉沉细。辨证脾肾阳虚，寒湿中阻。方用乌梅丸加减：乌梅10g，黄连6g，黄柏10g，细辛3g，党参10g，桂枝10g，干姜6g，川椒10g，当归10g，黑附片（先煎）10g，炒白术10g，茯苓15g，红景天15g，五味子10g，葛根30g，藿香10g，女贞子10g，炙甘草6g。

服药1周，胃脘舒适，大便较前成形，腹痛告愈。纳食好转，体重增加2kg。仍乏力，不耐劳累，偶有大便稀溏。复查WBC 2.54×10^9/L；ALT 56U/L，AST 54U/L。守方去女贞子、桂枝、红景天加生黄芪30g，肉豆蔻10g，防风10g，柴胡10g，升麻5g，肉桂5g，炙甘草6g。再服半个月，2019年8月随诊，诸证告愈。

参考文献

[1] 徐欣萍，董怡，陈元方. 干燥综合征的消化系统表现80例分析 [J]. 中华消化杂志，1996，16（1）：29-31.

[2] 汤建平，刘晓华，张缪佳. 干燥综合征的消化系统损害 [J]. 临床医学，1999，19（6）：1-2.

[3] 黄梅芳，邓长生. 干燥综合征的消化系统表现 [J]. 临床内科杂志，1996，13（6）：17-18.

[4] 李海云，郑毅，尚占民. 干燥综合征与食管功能障碍 [J]. 中华风湿病学杂志，2008，12（9）：619-621.

[5] 胡志伟，汪忠镐，张玉，等. 腹腔镜Toupet胃底折叠术治疗干燥综合征合并严重胃食管反流病两例 [J]. 临床外科杂志，2016，24（10）：766-768.

[6] 陈寿坡. 干燥综合征对胃肠道和胰腺外分泌的功能的影响 [J]. 中华内科杂志，1987，26（12）：698.

[7] 朱春兰，赵阴环，田素礼，等. 原发性干燥综合征胃黏膜病理特点分析 [J]. 中华风湿病学杂志，2004，8（2）：88-91.

[8] 杜志荣，罗璇，李霞，等. 原发性干燥综合征并发胰腺受累患者的临床特征 [J]. 中华临床免疫和变态反应杂志，2018，12（2）：164-168.

第五节
干燥综合征合并肝损伤的治疗

多种原因可以导致干燥综合征出现肝损伤，如各型肝炎病毒感染、长期饮酒、服用某些药物等。SS 患者长期服用非甾体抗炎药和/或慢作用抗风湿药，这些药物有一定的肝毒性，部分患者可因此出现肝损伤，所以药物曾被认为是 SS 肝损伤的原因之一。随着研究的深入，发现除上述因素之外，SS本身也可引起肝损伤，并日益受到重视。

pSS 肝损伤的发生率各家报道不一，国外报道发生率为 6%~26.7%[1]，国内北京协和医院张卓莉等[2] 对 135 例 SS 患者的分析发现肝损伤发生率为22.2%，这些有肝损伤 SS 病人的特异性血清学改变为 ANA、抗 SSA 抗体、抗 SSB 抗体、SMA、RF 阳性的出现和明显的高球蛋白血症，而其常见的肝脏病理改变为慢性活动性肝炎。

SS 造成肝脏损害的机制正如它对泪腺、唇腺、腮腺、肾小管柱状上皮细胞的损伤一样，是由于淋巴细胞和浆细胞对肝汇管区的浸润，引起体液免疫和细胞免疫的异常，释放各种炎性介质造成组织炎症和破坏，可能与遗传、性别、病程、自身抗体、T 细胞的功能和调节有关。

SS 患者肝损伤的临床表现各异，张卓莉等[2] 报道 135 例 SS 的 30 例肝损伤患者中 19 例有临床表现，包括发热、乏力、纳差、恶心、呕吐、肝区不适、腹胀、腹泻、黑便等，体检可发现肝脾大、黄疸、腹水、水肿等，实验室检查有谷丙转氨酶、胆红素、碱性磷酸酶、转肽酶等肝功能异常，肝活检病理检查可表现为慢性肝炎、淀粉样变等。伍沪生等[3] 分析 56 例 SS 中 13例有肝损伤，以肝脏症状就诊者 9 例，4 例无明显自觉症状，化验检查 13 例均有肝功能异常，肝穿活检为慢性肝炎、小胆管炎及胆管周围炎。在这 2 组研究中，已有肝损伤而无自觉症状者分别占 36.7% 和 30.8%。而口眼干燥和腮腺肿大表现不明显，也极少同时伴有关节炎、双下肢紫癜等症状。但也有人报道 SS 中已有肝酶异常却常常因口干、腮腺肿大等较为突出的症状而就诊于口腔科。

干燥综合征的肝损伤与自身免疫性肝病关系密切，与自身免疫性肝炎

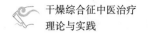

（AIH）、原发性胆汁性胆管炎（PBC）有相同点也有不同之处。

AIH 是以肝细胞为靶抗原引起的自身免疫性疾病，多为中年女性，具有高球蛋白血症，血清自身抗体阳性，免疫抑制剂治疗有效。肝脏病理主要侵犯肝小叶的界板和汇管区，并侵入肝小叶，导致门脉周围或界板周围的碎屑样坏死，肝实质呈渐进性损害。袁小燕等[4]报道 168 例 SS 患者中有 18 例合并自身免疫性肝炎（AIH）。病情严重程度相差较大，其中 22.2%患者仅表现为 ALT 轻度升高，77.8%患者有明显临床症状及生化和免疫检查异常，ALT 升高，γ-GT、ALP、IgG、丙球蛋白升高，A/G 倒置，ANA 阳性，抗微粒体抗体及抗平滑肌抗体阳性。AIH 抗线粒体抗体阳性率低于 30%，即使阳性，抗体滴度也较低，有别于原发性胆汁性胆管炎（PBC）。

PBC 是一种慢性进行性肝内胆汁淤积性疾病，血清抗线粒体抗体（AMA），以及 AMA-M2、抗 gp210 抗体、抗 sp100 抗体阳性是确诊 PBC 的特异性指标，肝组织病理学检查并非诊断所必需，但是肝组织活检有助于准确评估其病理分期，判断疾病严重程度。其病理特点为肝内胆管非化脓性炎症，伴有胆管破坏、门脉周围炎症及肝实质碎屑状坏死，最终进展为肝硬化。病程早期可无临床症状，病程后期可出现肝脾大、黄疸、血胆红素增加等。更多的报道提出 SS 与 PBC 容易合并出现，二者的伴发率可达 47.4%～81.0%[5]。目前对于 SS 与 PBC 两病合并发生，还是所谓的 I 期 PBC 即为 SS 肝脏损害的一种表现尚存在不同意见。国内张乃峥等[6]分析 SS 与 PBC 关系认为可能有三种情况：①PBC 与 SS 并存；②PBC 继发 SS；③全为 SS 胆管炎的表现。说明 SS 与 PBC 均为以上皮细胞受累为主的自身免疫性疾病，二者密切关联而又有明显不同。

SS 的肝损伤或合并 AIH 一般应用糖皮质激素及保肝治疗，效果不明显可加免疫抑制剂如硫唑嘌呤、环磷酰胺等。由于免疫抑制剂在具有治疗作用同时又有肝毒性，因此要定期检测肝功能，如有肝硬化或严重肝损伤患者则禁用。SS 合并 PBC 的治疗，糖皮质激素和免疫抑制剂的疗效未得到肯定，除对症治疗外，熊去氧胆酸长期应用是目前唯一一种被认为可以减轻黄疸、改善生化指标和延缓病程的有效药物，虽对胆汁淤积有所减轻，但经随访难以完全消退。

一、 中医对干燥综合征肝损伤的认识

SS 肝损伤临床可表现为肝区不适、乏力、纳差、黄疸，化验检查可见转氨酶（AST/ALT）和/或碱性磷酸酶（ALP）、γ-谷氨酰转移酶（γ-GT）的升高。如发展为肝硬化可出现肝脾肿大、水肿、腹水等，中医多从胁痛、腹胀、黄疸、癥积、臌胀等论治本病。SS 病机以阴虚津亏为本，若肝血不足，肝失濡养或肝肾阴虚，水不涵木，疏泄不畅，郁而化热，更伤津液；或肝气横逆，犯脾克胃，导致脾虚不能运化，内生湿热；或气血生化不足，脏腑孔窍失却滋润。故 SS 合并肝损伤或 AIH 之后临床所见多兼有肝郁脾虚、湿热血瘀的证候。治疗以养阴生津、清利湿热、理气活血为主。如合并 PBC 的中医证候又与单纯的 SS 不同，我们[7]曾对 SS 合并 PBC 的 20 例中医证候进行分析，并与单纯 SS 的 30 例比较，发现 SS 合并 PBC 患者的中医证候与单纯 SS 有所不同：肝区疼痛、肝脾肿大、腹泻、便溏的症状前者比例高于后者。因此在治疗方面单纯 SS 组可以采用养阴益气、生津润燥为主治疗，但对于合并 PBC 者，除以气阴两虚证为主之外，早期常伴脾虚肝郁见症，晚期又可出现湿热瘀血搏结的表现，治疗应以益气养阴、疏肝解郁、健脾益肾、利水祛湿、活血化瘀等方法为主，结合个体病情加减化裁。使用甘寒生津或苦寒清热的药物时需慎重，切勿过量，以免滋腻碍胃、遏伤脾阳、阻滞气机，加重病情。

二、 辨证论治

（一） 肝郁脾虚

症见肝区疼痛，烦躁易怒，善太息，乏力纳差，腹胀，大便溏薄或腹泻，舌淡红，苔薄白，脉弦细或沉细。治以疏肝健脾，清利湿热，方用逍遥散或小柴胡汤加味：柴胡 10g，黄芩 10g，当归 10g，白芍 10g，赤芍 15g，茯苓 15g，白术 10g，茵陈 15g，郁金 10g，威灵仙 15g，炙甘草 6g。

【治验举例】

张某，女，61 岁。2008 年 3 月 3 日就诊。主诉：肝功能异常 15 年，口眼干燥 6 年，患者于 1993 年发现肝功能异常，某医院诊断为慢性肝炎，间

断保肝治疗。2002 年出现口眼干燥，2003 年 1 月在我院风湿免疫科化验 ANA 1∶640；抗 AMA 1∶640；AMA-M2 125RU/ml。唇腺活检阳性，肝功能 GGT 120U/L，诊断为 SS 合并 PBC，先后用熊去氧胆酸、泼尼松龙及白芍总苷胶囊治疗，肝功能波动在 ALT 58～60U/L，AST 53～58U/L，GGT 167～168U/L，ALP 118～203U/L。口眼干燥、乏力等症状不缓解。2007 年 10 月停用熊去氧胆酸、泼尼松龙，就诊于中医。现口眼干燥，少津，进干食需水送，乏力，肝区隐痛，脘腹胀满，大便偏干，后背酸痛不适，尿黄。舌暗淡，舌下络脉迂曲，苔薄白，脉沉细。化验肝功能：ALT56U/L，AST58U/L，ALP166U/L，GGT123U/L。辨证为肝郁脾虚，湿热瘀血。治以疏肝健脾，利湿活血，方用逍遥散加减：茵陈 30g，当归 15g，赤芍 20g，柴胡 10g，黄芩 10g，黄连 6g，石菖蒲 10g，郁金 10g，青陈皮各 10g，预知子 15g，威灵仙 15g，菊花 10g，枸杞子 10g，北沙参 15g，生甘草 6g。28 剂，水煎服。

服药后脘腹胀满减轻，大便通畅，仍乏力明显，口眼干燥，后背酸痛，尿黄。舌红暗，苔黄腻，脉弦。此为肝胆湿热，拟清利湿热为治：茵陈 30g，当归 10g，赤芍 30g，黄连 6g，黄芩 10g，女贞子 10g，旱莲草 10g，青陈皮各 10g，柴胡 10g，石菖蒲 10g，郁金 10g，石斛 15g，北沙参 10g，菊花 10g，预知子 10g，白蒺藜 10g，合欢皮 10g。加减服用至 2008 年 8 月 15 日。口眼干燥消失，大便成形，乏力好转，但近 1 周排尿无力、不畅，食后胃胀。化验肝功能除 GGT 108U/L 外，余均正常。证属脾胃气虚，气化不利。方用补中益气汤合五苓散加减：生黄芪 30g，党参 10g，白术 15g，炙甘草 5g，茯苓 15g，猪苓 15g，泽泻 20g，陈皮 10g，桂枝 10g，石菖蒲 10g，赤芍 30g，丹参 30g，预知子 15g，炒枳壳 30g，益智仁 10g，威灵仙 15g。服用 14 剂，诸证均好转，口眼干燥不明显，大便成形。守方配制蜜丸，每丸重约 9g，每饭后服 1 丸，巩固疗效。随诊 6 年，未再反复。

（二） 脾胃气虚

症见面白不华，乏力神疲，肝区不适，纳差腹胀，大便溏薄或腹泻肠鸣，舌淡胖齿痕，舌苔白，脉沉细无力。治以健脾益气，除湿止泻，方用补中益气汤或七味白术散加减：生黄芪 30g，党参 10g，白术 10g，茯苓 15g，葛根 15g，木香 10g，藿香 10g，山药 15g，茵陈 15g，生薏苡仁 30g，干姜 10g，炙甘草 6g。

【治验举例1】

倪某，女，43岁。就诊时间：2015年7月28日。主诉：乏力、纳差、尿黄伴肝功能异常2个月。患者2015年5月因乏力、纳差、尿黄，肝功能异常，当地医院化验ANA、抗SSA抗体阳性，抗可溶性肝细胞膜（SLA）抗体阳性，唇腺活检病理符合SS。保肝治疗1个月肝功能恢复正常。半个月前化验WBC 3.12×10^9/L，HGB 135g/L，PLT 138×10^9/L，ESR 22mm/h，肝功能ALT 88.3U/L，AST 56.1U/L，GGT 111.2U/L。诊断考虑为pSS合并自身免疫性肝炎。给予口服甲泼尼龙20mg/d；甘草酸二铵肠溶胶囊（天晴甘平）150mg，每日3次；白芍总苷胶囊0.6g，每日2次。现症乏力纳差，大便不成形，每日2次，肝区不适，失眠脱发，舌淡红，苔薄白，脉沉细。辨证为脾胃气虚，湿热内蕴。治以补益脾胃，清热利湿。方用补中益气汤合平胃散加减：生黄芪30g，党参10g，白术10g，升麻6g，柴胡10g，当归10g，生麦芽15g，苍术10g，厚朴10g，陈皮10g，黄芩10g，茵陈30g，藿香10g，凤尾草15g，垂盆草15g，石见穿30g，炙甘草6g。并嘱停用白芍总苷胶囊，甲泼尼龙减为10mg/d。

服药1个月，乏力、肝区不适减轻，大便较前成形。但进食后腹胀，受凉后眼痒。舌淡红，苔薄白，脉沉细。复查肝功能正常，ESR 31mm/h。守方去苍术、黄芩、藿香、凤尾草、垂盆草、石见穿加石斛20g，麦冬10g，五味子10g，再服60剂。复查肝功能正常，停用甘草酸二铵肠溶胶囊（天晴甘平）。2016年9月停用甲泼尼龙。随诊至今，未再反复。

【治验举例2】

林某，女，39岁。就诊时间：2013年11月12日。主诉：口眼干燥10年，肝功能异常2周。患者2012年11月因口眼干燥10年，当地医院化验ANA1∶320；抗SSA抗体、抗SSB抗体均阳性；唇腺活检阳性，诊断为SS。口服甲泼尼龙8mg/d；硫酸羟氯喹0.2g，每日2次，及中药治疗，病情缓解，停用甲泼尼龙。既往有支气管扩张15年，受凉则咳痰量多。2周前当地复查肝功能ALT 1008U/L，AST 659U/L，GGT 58U/L，考虑pSS合并肝损伤，住院静脉输液保肝治疗1周，复查ALT 440U/L，AST 175U/L，GGT110U/L，改为口服甘草酸二铵肠溶胶囊（天晴甘平）150mg，每日3次；多烯磷脂酰胆碱胶囊（易善复）2粒，每日3次。来中医就诊。现咽痛不适，咳白黏痰，量多，口干头晕，肝区隐痛，嗳气呃逆，白带量多，月经量少，大便溏薄不爽，尿黄。舌暗红，苔薄白，脉滑。辨证为肝肾阴虚，肝胆湿热，痰湿蕴肺。治以滋补肝肾，清利湿热，宣肺化痰。方用小柴胡汤加减：柴胡 10g，黄芩 10g，法半夏 10g，北沙参 10g，凤尾草 15g，白芍 10g，炙甘草 6g，垂盆草 15g，石斛 20g，僵蚕 10g，冬瓜子 30g，金荞麦 30g，生薏苡仁 30g，金银花 15g，牡丹皮 10g。

服用半个月，咽痛、痰多好转，当地复查 ALT 72U/L，AST 193U/L；GGT 103U/L，又加熊去氧胆酸 250mg，每日 3 次。守方再服半个月，复查肝功能 ALT 128U/L，AST 114U/L，GGT 70U/L。乏力，大便溏薄，每日 2 次，眼干畏光，分泌物多，咽喉有黏痰，容易感冒。调整处方如下：生黄芪 30g，党参 10g，白术 10g，升麻 5g，柴胡 10g，陈皮 10g，茵陈 30g，凤尾草 15g，白芍 10g，女贞子 10g，旱莲草 10g，土茯苓 30g，枸杞子 10g，菊花 10g，炙甘草 6g，20 剂。

2014 年 2 月 15 日复查肝功能均正常，熊去氧胆酸减为 250mg，每日 2 次，调整处方如下：牡丹皮 10g，黄芩 10g，菊花 10g，枸杞子 10g，石斛 20g，柴胡 10g，当归 10g，白芍 10g，茯苓 10g，蝉蜕 10g，青葙子 10g，密蒙花 10g，枳壳 10g，生甘草 6g。再服 1 个月，复查肝功能：ALT 38U/L，AST 16U/L，GGT 46U/L，停用保肝西药，仅服熊去氧胆酸 250mg/d。2014 年 12 月随诊，复查肝功能正常。随诊至今，病情稳定。

（三） 湿热蕴毒

症见 ALT、AST 明显升高，肝区隐痛或不适，口干口苦、纳差、恶心，乏力腰酸，大便偏干，小便黄。舌红苔黄，脉细滑。治以清热利湿、解毒降酶。方用经验方柴胡解毒汤加味：柴胡 15g，黄芩 15g，茵陈 30g，土茯苓 30g，凤尾草 15g，贯众 10g，草河车 10g，虎杖 15g，生甘草 6g。

柴胡解毒汤为近代名医刘渡舟教授创制[8]，原治疗慢性病毒性肝炎湿热蕴结气分成毒，转氨酶升高持续不降者，笔者用来治疗干燥综合征肝损伤转氨酶升高者常取得满意效果。

【治验举例 1】

胡某，女，65 岁。就诊时间：2017 年 5 月 18 日。主诉：口眼干燥 8 年，肝功能反复异常 3 年。病史：8 年前口眼干燥，咽干食水送，腮腺肿大，多发龋齿，确诊为 pSS。2014 年肝功能反复异常，保肝治疗可好转。2015 年 10 月因股骨头坏死服用羟氯喹、白芍总苷胶囊近 2 年。1 个月前化验肝功能：ALT 162U/L，AST 136U/L，GGT 151U/L；给予口服双环醇、甘草酸二铵肠溶胶囊（天晴甘平）保肝治疗，4月29日复查 ALT 163U/L，AST 178U/L，GGT 151U/L。来中医就诊。现口眼干燥，唇干脱皮，乏力，嗳气不爽。舌红苔薄黄少津，脉沉细。辨证为气阴两虚，肝胆湿热，治以益气养阴，清热利湿。方用柴胡解毒汤加减：柴胡15g，黄芩12g，茵陈30g，土茯苓30g，凤尾草15g，垂盆草15g，贯众10g，石见穿30g，生黄芪30g，女贞子15g，北沙参15g，预知子15g，枳壳10g，生甘草6g。

服用1个月，停用双环醇10天，体力增加，口眼干燥减轻，未再嗳气。复查 ALT 30U/L，AST 82U/L，GGT 58U/L。守方去预知子、枳壳、北沙参，加石斛20g，赤芍15g，枸杞子10g，再服30剂。复查肝功能正常，停用甘草酸二铵肠溶胶囊（天晴甘平），再服2个月，复查肝功能正常。2017年11月5日随诊，肝功能仍正常。随诊至2018年1月复查肝功能正常，病情稳定。

【治验举例2】

李某，女，48岁。2015年3月13日初诊。主诉：口腔溃疡反复发作8年，口干3年，肝功能异常半个月。8年来反复口腔溃疡，3年前年绝经后出现口干，咽干食用水送，大便不成形。2014年4月风湿科化验 ANA 1∶320，抗 SSA 抗体阳性，IgG27.47g/L，ESR41mm/h。唇腺活检病理符合 SS。给予口服硫酸羟氯喹0.2g，每日2次。近半月乏力明显，化验 ALT 98U/L，AST 69U/L，GGT 135U/L，ALP 123U/L，IgG24.69g/L，ESR41mm/h。现口干苦黏，舌痛，牙龈肿痛，尿黄。大便不成形，每日2~3次。舌暗红齿痕，苔黄腻少津，脉沉滑。辨证为肝胆湿热，气阴两虚，治以清利湿热，养阴健脾，方用柴胡解毒汤加减：柴胡15g，黄芩12g，茵陈30g，土茯苓30g，凤尾草15g，垂盆草15g，石见穿30g，白僵蚕10g，蝉蜕10g，姜黄10g，炒白术10g，女贞子10g，旱莲草10g，石斛20g，炙甘草6g。

服药半个月，乏力稍好，大便仍不成形，易方用柴胡解毒汤合七味白术散加减：柴胡10g，黄芩10g，茵陈15g，土茯苓30g，凤尾草15g，垂盆草15g，石见穿30g，党参10g，炒白术10g，茯苓15g，藿香10g，葛根15g，女贞子10g，旱莲草10g，石斛20g，天花粉30g，炙甘草6g。再服半个月，诸证好转，复查 ALT 63U/L，AST 62U/L，GGT 94U/L，ALP 107U/L，IgG24.56g/L，ESR37mm/h。以上方加减治疗2个月，肝功能恢复正常，随诊2年，未再反复。

（四） 湿热瘀血

症见口干苦黏腻，脘腹胀满，肢体困倦，恶心纳差，胁肋胀痛，大便黏腻不爽。或皮肤黄疸、小便黄赤，或肝脾肿大，下肢水肿，舌红，苔白腻或黄腻，脉沉细或细滑。治以清热利湿，活血消癥，方用柴平煎或甘露消毒丹加减：柴胡 10g，黄芩 10g，黄连 5g，连翘 10g，法半夏 10g，苍术 10g，厚朴 10g，陈皮 10g，藿香 10g，白豆蔻 10g，大豆黄卷 10g，茵陈 30g，郁金 10g，滑石 30g，石见穿 30g，莪术 10g，丹参 30g，马鞭草 15g，生牡蛎（先煎）30g，制鳖甲（先煎）15g 等。

【治验举例 1】

周某，女，47 岁。就诊时间：2013 年 3 月 16 日。主诉：肝功能异常反复 4 年。间断服用保肝西药，从无口眼干燥症状，但有猖獗龋，舌下腺囊肿发生。近期外院化验 ANA 抗体、抗 SSA 抗体、Ro－52 均阳性，ESR 87mm/h，IgG 23.7g/L，IgA 4.83g/L；肝功能 ALT 110U/L，AST 109U/L，GGT 219U/L，ALP 269U/L。腮腺造影和眼科检查支持 SS。面色晦暗，手心热，舌质紫暗，苔白腻，脉沉细。辨证为湿热瘀血，肝肾阴虚。方用小柴胡汤合桃红四物汤加减：柴胡 10g，黄芩 10g，法半夏 10g，茵陈 15g，凤尾草 15g，垂盆草 15g，当归 10g，生地黄 10g，川芎 10g，赤芍 15g，红花 10g，郁金 10g，枳壳 10g，牛膝 10g，炙甘草 6g。28 剂，水煎服。又：熊去氧胆酸胶囊 250mg，每日 3 次。药后复查除 GGT 84U/L 之外，其他肝功能恢复正常。以上方加减服用 1 年，病情稳定，自停治疗 4 个月，2014 年 5 月复查肝功能 ALT 94U/L，AST 104U/L，GGT 194U/L，ALP 225U/L。再次用原方加白芷 10g，藿香 10g，服用 1 个月后肝功能正常，无特殊不适。随诊 8 年，病情稳定。

【治验举例 2】

高某，女，42 岁。就诊时间：2012 年 3 月 31 日。主诉：口干 10 年，肝功能异常 2 年。半年前当地医院化验 ANA、SSA 阳性；抗 AMA 和 AMA－M2 阴性；ALT 97U/L，AST 90U/L，GGT 98U/L。B 超：肝脏弥漫性损害。诊断为 SS、继发性肝损伤，口服甲泼尼龙 8mg/d，白芍总苷胶囊 0.6g，每日 2 次，雷公藤多苷片 20mg，每日 2 次治疗。1 周前复查 ALT 288U/L，AST 271U/L，GGT 234U/L。停用甲泼尼龙和雷公藤多苷片，加五酯胶囊 2 片，每日 2 次；熊去氧胆酸 250mg，每日 2 次。今天本院化验 ANA 1∶1280，SSA

阳性，SMA1：1280，ESR 53mm/h，IgG 41.4g/L，IgA 4.8g/L。肝功能 ALT 197U/L，AST 190U/L，ALP 200U/L，GGT 211U/L。诊断为 SS 合并自身免疫性肝炎（AIH），并就诊于中医。现口干黏腻，腮腺酸胀，痰白黏稠，恶心纳差，乏力体倦，舌红暗，少津，苔白腻，脉沉滑。辨证湿热中阻，燥毒蕴结。治以清利湿热，润燥解毒。方用甘露消毒丹加减：白豆蔻 10g，石菖蒲 10g，藿香 10g，茵陈 30g，滑石 30g，通草 6g，黄芩 10g，连翘 10g，白僵蚕 10g，蝉蜕 10g，浙贝母 10g，薄荷 10g，凤尾草 15g，垂盆草 15g，丹参 15g，赤芍 15g，并嘱停用五酯胶囊，加甲氨蝶呤 10mg/w；泼尼松龙 30mg/d（规律递减药量）；甘草酸二铵肠溶胶囊（天晴甘平）100mg，每日 3 次；多烯磷脂酰胆碱胶囊（易善复）2 粒，每日 3 次。

二诊：2012 年 5 月 13 日。服药 50 剂，口干黏腻减轻，较前有力，饮食正常。复查肝功能 ALT、AST、ALP、GGT 均恢复正常。泼尼松龙减至 15mg/d；停用甘草酸二铵肠溶胶囊（天晴甘平）。现感咽喉黏痰，月经量少。守方去薄荷、石菖蒲，加女贞子 10g，旱莲草 10g，再服 30 剂。

三诊：2012 年 7 月 12 日。口干黏腻减轻，较前有力。舌暗红，苔白腻，脉细滑。复查 ESR 14mm/h，IgG 20.5g/L，IgA 2.8g/L；肝功能正常。泼尼松龙减至 5mg/d；停用多烯磷脂酰胆碱胶囊（易善复）。证治同前，处方：白豆蔻 10g，藿香 10g，茵陈 30g，滑石 30g，通草 6g，黄芩 10g，连翘 10g，浙贝母 10g，凤尾草 15g，垂盆草 15g，石见穿 30g，赤芍 15g，牡丹皮 10g，苍术 10g，厚朴 10g，陈皮 10g，葛根 15g，黄连 6g，炙甘草 6g。

四诊：2012 年 8 月 30 日。药后诸证告愈，仅感口干，龋齿较多。舌淡红，苔白腻，脉细滑。复查肝功能，ALT 38U/L，AST 39U/L，ALP 97U/L，GGT 33U/L。守方继续服用。

五诊：2013 年 6 月 24 日。因病情稳定，无特殊不适，停用泼尼松龙半年，仅服甲氨蝶呤 10mg/w；熊去氧胆酸 100mg，每日 2 次。半个月前复查肝功能，ALT 80U/L，AST 77U/L，ALP 135U/L，GGT 124U/L。现口干牙痛，咽喉有黏痰，纳差食少，大便不成形，小便黄。舌体胖大齿痕，苔白腻，脉沉细。处方：白豆蔻 10g，藿香 10g，茵陈 15g，石菖蒲 10g，白僵蚕 10g，浙贝母 10g，黄芩 10g，栀子 10g，连翘 10g，桔梗 10g，滑石 30g，凤尾草 15g，垂盆草 15g，陈皮 10g，生黄芪 30g，女贞子 15g，生甘草 5g。30 剂，水煎服。

六诊：2014 年 7 月 24 日。自停西药 8 个月，半个月前复查肝功能，ALT

74U/L，AST 60U/L，ALP、GGT 均正常。除轻度口干，余无不适。处方：柴胡 10g，黄芩 10g，苍术 10g，厚朴 10g，陈皮 10g，白豆蔻 10g，藿香 10g，葛根 15g，黄连 6g，连翘 10g，茵陈 30g，滑石 30g，通草 6g，牡丹皮 10g，赤芍 10g，凤尾草 15g，垂盆草 15g，石见穿 30g，炙甘草 6g，40 剂，水煎服。

七诊：2015 年 7 月 13 日。1 年多未服西药，半个月前复查肝功能，ALT 50U/L，AST 84U/L，ALP 130U/L，GGT 90U/L。口干减轻，精神体力均好。舌暗红，苔黄腻，脉滑。处方：白豆蔻 10g，藿香 10g，石菖蒲 10g，浙贝母 10g，黄芩 10g，连翘 10g，茵陈 30g，滑石 30g，通草 6g，牡丹皮 10g，丹参 15g，薄荷 10g，凤尾草 15g，垂盆草 15g，石见穿 30g，炙甘草 6g，60 剂，水煎服。

另：五味子 240g，丹参 150g，石见穿 30g，延胡索 30g，生黄芪 15g，熟地黄 15g，黄精 15g，当归 15g，陈皮 15g，凤尾草 30g，茵陈 60g。诸药共研细末，炼蜜为丸，每丸重约 9g，每次 1 丸，每日 2 次。

（五）肝肾阴虚

症见口眼干燥，腰酸膝软，手足心热，水肿尿少，便秘，腹水或下肢水肿，肝脾肿大，舌质红，干燥无苔或剥苔，脉沉细。治以滋补肝肾，渗湿利水，常用一贯煎或滋水清肝饮、猪苓汤加茵陈、生黄芪各 30g，石斛 20g，赤芍 15g，女贞子 10g。

【治验举例1】

张某，女，53 岁。2014 年 6 月 28 日就诊。主诉：口眼干燥 1 年，肝功能异常半年。患者近 1 年口眼干燥，咽干食用水送。半年前化验 ANA 1：1000；抗 SMA1：640；肝功能 ALT 90U/L，B 超：肝弥漫性损害，未诊治。2013 年 6 月 21 日本院化验血常规，ANA 1：640；抗 SSA 抗体、抗 SSB 抗体强阳性，抗 AMA、AMA-M2 均阴性，ESR 34mm/h，RF 34U/L，IgG 32.7g/L，IgA3.3g/L，IgM1.75g/L，ALT 90U/L，AST 65U/L。口腔科、眼科检查符合 SS。诊断为干燥综合征合并 AIH，风湿免疫科拟口服泼尼松 30mg/d，硫酸羟氯喹 0.2g，每日 2 次，被患者拒绝。来中医科就诊。既往甲亢史 10 年，抗甲状腺药物治愈。现口眼干燥，乏力腹胀，大便稀溏，肝区隐痛，手足心热，双手关节酸痛，舌淡红，苔薄白，脉细弦。辨证为肝肾阴虚，肝郁气滞，脾胃湿热。治以滋补肝肾，疏肝解郁，健脾祛湿。方用滋水清肝饮加减：熟地黄 10g，生地黄 10g，山茱萸 10g，山药 10g，土茯苓 30g，牡丹皮 10g，泽泻 10g，柴胡 10g，当归 10g，白芍 10g，白术 10g，穿山龙 30g，凤尾草 15g，石见穿 15g，生黄芪 30g，石斛 30g，女贞子 10g，预知子 15g，炙甘草 6g。

服药 40 余剂，腹胀消失，口干、肝区疼痛减轻，仍乏力、手心热，夜尿 4 次，大便偏溏。舌淡红苔薄白，脉沉细。复查 ALT 12U/L，AST37U/L，IgG 34.8g/L，IgA5.02g/L，IgM1.74g/L，ESR 31mm/h。守方加减服用 3 个月，病情稳定，大便不成形，口苦乏力，头痛，偶有潮热汗出，后背瘙痒。复查血常规、肝功能均正常，IgG 29.5g/L，ESR 26mm/h。加减服用至 2015 年 1 月，偶有口干乏力。复查血常规、肝功能均正常，IgG 25.4g/L，ESR 18mm/h。病情稳定。

【治验举例 2】

张某，女，55 岁。就诊时间：2013 年 8 月 13 日。主诉：肝功能异常 9 个月。患者 2011 年 11 月因上消化道出血住当地医院诊断为肝硬化、脾大、脾功能亢进、胸腹水。1 个月后再次住院行脾切除手术。2012 年 5 月当地风湿免疫科检查 ANA、抗 SSA 抗体、Ro-52 均阳性；IgG 27.4g/L，IgA 6.95g/L，IgM 3.45g/L，AST 68U/L，GGT 110U/L，ALP 235U/L。B 超提示肝硬化、胆囊炎。诊断 SS 合并 AIH 可能，给予口服熊去氧胆酸 0.25g，每日 2 次。8 月 6 日本院化验 IgG 27.63g/L，IgA 6.22g/L；抗 AMA 抗体、AMA － M2 阳性。口腔科、眼科检查支持 SS。故诊断 SS 合并 PBC。并就诊于中医。现症：口干苦，失眠多梦，每晚仅能睡眠 3 小时，乏力，手心热，双下肢水肿，尿黄少，大便不成形。舌红无苔少津，脉沉细。辨证为阴虚血瘀，水热互结，治以育阴清热，利水消肿。方用猪苓汤加味：猪苓 15g，茯苓 30g，泽泻 20g，滑石 30g，阿胶（烊化）10g，车前草 30g，旱莲草 15g，凤尾草 15g，马鞭草 15g，赤芍 15g，石见穿 15g，生牡蛎（先煎）30g，三七粉（分冲）3g。每日 1 剂，水煎服。

服药 2 个月，乏力、下肢水肿减轻，口干苦明显，大便仍不成形。易方用猪苓汤合一贯煎加牡丹皮、干姜各 10g，凤尾草、马鞭草、生黄芪各 15g，石见穿 30g，三七粉（分冲）3g。以上方加减服药至 2014 年 6 月 4 日，诸证基本消失，体力增强，多次复查肝功能正常。此后一直服用猪苓汤加减，随诊 6 年，病情稳定。

—————— 参考文献 ——————

[1] 宋淑菊，马骥良. 原发性干燥综合征的肝损害与自身免疫性肝病 [J].
中华内科杂志，2002（10）：710-712.

[2] 张卓莉，董怡. 原发性干燥综合征肝脏损害的临床及免疫学特点（附
30例临床分析）[J]. 中华风湿病学杂志，1998（2）：92-96.

[3] 伍沪生，宋慧，黄彦弘，等. 原发性干燥综合征的肝脏损害 [J]. 中
华风湿病学杂志，2001（5）：29-31.

[4] 袁小燕，孙凌云. 干燥综合征合并自身免疫性肝炎的临床分析 [J].
江苏医药，2005，31（4）：310.

[5] 宋淑菊，马骥良. 原发性干燥综合征的肝损伤与自身免疫性肝病 [J].
中华内科杂志，2002，41（10）：710-712.

[6] 张乃峥，张文，李小峰. 胆汁淤积在原发性干燥综合征中的意义 [J].
中华风湿病学杂志，2004，8（3）：147-151.

[7] 刘晋河，董振华. 原发性胆汁性肝硬化合并干燥综合征的中医证候特
点 [J]. 中华中医药杂志，2008，23（2）：174-176.

[8] 刘燕华. 刘渡舟教授治疗慢性病毒性肝炎临床经验浅述 [J]. 北京中
医药大学学报，1996，19（5）：46-48.

第六节
干燥综合征肾脏受累的治疗

干燥综合征合并肾损害的发生率因不同的研究结果报告有所差异，国外报道[1-2]大约在30%~50%。国内北京协和医院[3-4]报道分别为11.9%和50%。其病理改变主要表现为：①肾脏间质小管病变。肾小管酸中毒（renal tubular acidosis，RTA）、肾性尿崩症、肾钙化、范可尼综合征、肾小管性蛋白尿。②血管炎改变。小动脉炎、坏死性小动脉炎。③肾小球肾炎。膜性肾小球肾炎、膜增生性肾小球肾炎、局灶节段增生性肾小球肾炎、系膜增生性肾小球肾炎。多数报告为膜性肾病、局灶节段性肾小球损害，另外尚有膜增

生性肾炎和系膜增生性肾炎。免疫荧光可见 IgG、IgA、IgM、C3、Clq 在肾小球基底膜颗粒样沉积或在肾小球系膜区局灶沉积，肾小管基底膜可见 IgG 及 C3 沉积，少数为系膜区显著的颗粒性 IgA 沉积，类似 IgA 肾病。电镜下可见上皮下、内皮下及系膜区电子致密物沉积。

SS 肾脏损害最常见的是肾小管酸中毒（RTA），文献报道 SS 的 RTA 发生率约为 22%~30%，由于其起病隐匿，临床表现不典型，部分 SS 合并 RTA 患者缺乏口、眼干燥症状往往被漏诊。RTA 主要累及远端肾小管，近端肾小管少见。由于肾小管间质淋巴细胞浸润，导致远端肾小管泌 H^+ 功能障碍，以致尿的 pH>5.5，K^+ 代替 H^+ 大量排出，出现低血钾、低血钠、低血钙及高氯性酸中毒以及低钾性麻痹。其次是氨基酸尿和肾性糖尿，水液平衡障碍导致肾小管浓缩功能减退，出现多尿、多饮、尿比重下降（肾性尿崩症），合并骨病或病理性骨折、低钾血症、肾脏钙化及尿路结石等。这些症状或体征可在口、眼干燥症状之前发生。尿浓缩功能减低为最主要的特征性表现，而且发作性麻痹与夜尿的出现相平行。

SS 合并尿路结石发生率较正常人高，尿液中钙离子浓度较高，易形成尿路结石，故肾钙化多与肾小管酸中毒合并存在。由于远端肾小管酸中毒和低钾造成尿中枸橼酸浓度下降、钙浓度增加，导致肾钙化和肾结石，临床表现为肾绞痛、血尿及高钙尿，X 线或 CT 片可发现肾区高密度钙化/结石影。

SS 的肾小管损伤是由免疫机制介导的，荧光免疫病理检查证实肾小球及肾小管基底膜均有免疫复合物沉积，提示免疫复合物沉积与 SS 的肾损害有关。肾小管性蛋白尿一般为少量到中等量，但当出现大量蛋白尿时，要考虑肾小球病变可能。有人研究[5]发现当尿蛋白>3.5 g/d，此时肾脏穿刺活检证实存在肾小球病变。提示 SS 的肾脏损害除间质性肾炎外，肾小球损害并不少见。

SS 合并肾小球肾炎的发病率较低，发病机制可能与循环免疫复合物的沉积有关。临床主要表现为水肿、蛋白尿，部分患者出现肾病综合征，可合并少量镜下血尿，很少出现肉眼血尿，肾功能损害表现为小管间质损害为主者常见[6]。肾脏受累严重者可合并不同程度的肾功能不全，发生率文献报道不一，K. Aasarqd 等[7]报道 21%患者出现肾小球滤过率（GFR）下降；Vitali C 等[8]进行的一项回顾性研究认为只有 2%的 SS 患者 GFR<60ml/min。国内任红等[9]报道 103 例原发性 SS 患者中 22 例就诊时有肾功能不全，占 21.4%，说明 SS 中肾功能不全者仍占有一定比例，应引起足够的重视。

SS 合并间质性肾炎的治疗,一般主张小剂量泼尼松 20~30mg/d 联合环磷酰胺。对于轻度 RTA 患者给予补钾(枸橼酸合剂或氯化钾)口服即可,为了防止高氯血症,一般多给予枸橼酸钾口服为宜。如症状明显给予小至中量的泼尼松加补钾治疗,当合并明显蛋白尿,需增加糖皮质激素剂量,必要时加用环磷酰胺治疗,对于晚期肾功能不全患者,泼尼松及环磷酰胺均可能加速肾纤维化,故不主张使用[10]。SS 合并肾脏损害大多预后较好。虽然肾功能不全的发生率较低,但如有严重的肾小球损害则预后较差。

SS 患者易出现下尿路症状,表现为膀胱刺激症状,如尿频、尿急、夜尿增多,伴耻骨上疼痛。排尿不畅、憋尿时加重,排尿后缓解。部分还会累及膀胱导致间质性膀胱炎(interstitial cystitis, IC)。尿培养提示无细菌生长,麻醉后膀胱水扩张膀胱镜检可发现膀胱黏膜出血或瘀点瘀斑,Hunner's 溃疡,组织活检显示炎性细胞浸润,逼尿肌肥大,肉芽组织或神经束内纤维化。晚期可出现膀胱挛缩,但较少发生严重的尿路梗阻[11-12]。对于 SS 患者,持续 6 周以上的下尿路症状并排除尿路感染及其他原因者需考虑间质性膀胱炎。

一、 中医对干燥综合征肾脏受累的认识

干燥综合征肾脏损害以远端肾小管性酸中毒最为常见。由于起病和发展隐匿,多为亚临床型,伴有临床症状者可呈现低血钾软瘫(肌无力)、肾性尿崩(多饮多尿)、肾性软骨病(关节疼痛)、泌尿系结石甚或肾功能不全等不同表现。合并肾小球肾炎大多有不同程度的蛋白尿,尿蛋白由小分子蛋白组成,为肾小管性蛋白尿,可伴有镜下血尿。

近代中医将 SS 归属于燥证、燥痹的范畴论治,但合并 RTA 者很难有对应的中医病名,中医古籍也鲜有记载。根据本病的不同临床特征如肾性尿崩症、肾性软骨病、泌尿系结石可以分别从中医的"消渴""骨痿""石淋"论治。临床所见反复发作性低血钾软瘫的症状,与中医古籍中描述的"弹曳"非常类似,弹曳即手足筋脉弛缓无力。考《诸病源候论》记载有:"风弹曳者,肢体弛缓不收摄也。人以胃气养于肌肉经络也,胃若衰损,其气不实,经脉虚,则筋肉懈惰,故风邪搏于筋而使弹曳也"。说明风弹曳是由于脾胃气虚,筋肉失养,风邪侵袭筋脉所致,补益脾胃精气是其治疗大法。

笔者认为，SS 合并 RTA 的基本病机在于肾虚不固，封藏失职。《素问·上古天真论》曰："肾者主水，受五脏六腑之精而藏之。"《素问·六节藏象论》云："肾者主蛰，封藏之本，精之处也。"《灵枢·本神》还说："肾藏精，精舍志，肾气虚则厥，实则胀，五脏不安。"均提示肾藏精即指肾气对肾精具有固密、闭藏作用。先天禀赋不足或后天燥毒、瘀血伤肾，则肾气不足，固摄无权，封藏失职，故而钾盐等精微物质易从尿中漏出，发生低血钾症。临床观察到 SS 合并 RTA 患者往往有腰膝酸软、下肢无力、足跟疼痛、尿频量多、脱发等肾虚之症。

SS 合并 RTA 的病位主要在肾，但与肝、脾胃关系密切。肾藏精主骨，为作强之官；肝藏血主筋，为罢极之本。肝肾同源，精血充盛，则筋骨坚强，活动有力；肝肾不足，精血亏虚，筋骨经脉不得精血灌溉，故见肢体软瘫或见手足搐搦等症。肾虚则精髓不充，故 RTA 往往伴有骨软化、自发性骨折等代谢性骨病。脾胃为后天之本，主肌肉四肢而司运化，脾胃受邪则健运失常，水谷精微不能达于肌肉四肢故而见阵发性全身无力。肾阴不足，不能制火，胃热亢盛则见尿频量多、口干多饮、燥热心烦、大便干结等症。本病虽以肾虚为本，但临床亦可出现燥毒、湿热、瘀血等标实之象，如发生肾结石、输尿管结石、泌尿系感染时多因湿热下注，煎熬津液为砂石，往往属于本虚标实之证。且 SS 患者除 RTA 外合并肝损伤、肺损害、高免疫球蛋白等多系统受累并不鲜见。

SS 合并 RTA 以肾虚不固，封藏失职为基本病机，治疗若无其他系统损害时笔者推崇以五子衍宗丸为基础加减化裁。该方由菟丝子、五味子、枸杞子、覆盆子、车前子组成，具有补肾益精之效，可治疗肾虚遗精、阳痿早泄、小便后余沥不清、久不生育，及气血两虚、须发早白等症。现代常用于治疗男性不育症、性功能障碍、遗精遗尿、妇女闭经、慢性肾炎、糖尿病等疾病。方中用菟丝子辛以润燥，甘以补虚，平补肝肾阴阳，不燥不腻，平补中又具收涩之性，可补肾阳、益肾精以固精止遗；五味子五味皆备，而酸味最浓，补中寓涩，敛肺补肾；枸杞以填精补血见长；覆盆子以固精益肾为著；妙在车前子一味，泻而通之，泻有形之邪浊，涩中兼通，补而不滞，是方中唯一的寒性药物，与其他四子相配，通涩兼施，相得益彰。

如合并间质性肾炎或肾病综合征，表现为腰痛、水肿、蛋白尿，镜下血尿、高血压者，多属脾肾两虚，水湿内停或血热妄行，常用六味地黄丸或左归丸补肾填精；水肿明显加防己黄芪汤益气利水；大量尿蛋白加玉屏风散、穿山龙；血尿明显合用四生丸（生地黄、生荷叶、生侧柏叶、生艾叶）；并发骨软化、自发性骨折等随症加入骨碎补、补骨脂、狗脊、续断等强筋壮骨；如兼有脾胃气虚者加五味异功散补脾益气；兼有阴虚者加增液汤滋阴润燥；兼有湿热者加二妙丸或萆薢分清饮清利湿热；兼有尿路结石者加海金沙、石韦各 15g，金钱草、滑石各 30g 等利湿排石；兼有瘀血者加莪术、三棱、皂角刺、王不留行各 10g，丹参 30g 等活血通络；兼有反复腮腺肿痛等燥毒结聚者加白僵蚕、蝉蜕、夏枯草、土贝母、山慈菇各 10g 等软坚散结。

SS 伴发慢性肾功能不全，西医认为病位在肾，但中医认为系肾病日久，累及其他脏腑功能，以脾肾虚损多见，往往波及肝、心肺、胃等诸脏腑。其病程冗长，病机错综复杂，常因感受外邪、饮食不节、劳倦过度诱发病情加重，病机关键是肾脏开阖失司和脾虚无以运化。由于脾肾亏虚，脾失健运，肾失开阖，三焦气化不利，清浊不分，水湿内停，久则酿生湿，蕴结成毒，浊毒内泛致气滞血瘀，属于本虚标实之证。慢性肾功能不全患者临床常见纳差腹胀、恶心欲吐、乏力神疲、大便不畅、小便量少、舌苔厚腻、脉虚大无力等脾胃不和，湿浊内停的消化道症状，此为肾病日久波及脾胃。笔者治疗常用香砂六君子汤加淫羊藿、生黄芪、藿香、蒲公英、生牡蛎、熟大黄、丹参、刘寄奴等，健脾益胃、化湿和中，兼以补肾活血，化浊解毒，可以控制肌酐的逐渐升高，稳定病情。正如周慎斋所云："诸病不愈，必寻到脾胃之中，方无一失，何以言之？脾胃一虚，四脏皆无生气，故疾病日久矣。万物从土而生，亦从土而归，补肾不如补脾，此之谓也。治病不愈，寻到脾胃而愈者颇多。"

二、 辨证论治

（一） 肾气不固，封藏失职

症见发作性无力，腰膝酸软，尿频量多，小便清长，足跟疼痛，月经量少，脱发，舌淡红，脉沉细。多见于 RTA 以低血钾表现为主者。治以补肾固精，益气健脾，常用五子衍宗丸合验方四神煎加减：菟丝子、五味子、枸杞子、覆盆子、车前子、山茱萸、生黄芪、金银花、石斛、牛膝、远志、茯苓、生甘草等。肾阴虚为主者可合用六味地黄丸、左归丸等。口眼干燥明显加北沙参、天花粉等养阴生津。并发骨软化、自发性骨折等可随证加骨碎补、补骨脂、狗脊、淫羊藿等强筋壮骨之品。

【治验举例】

尹某，女，29 岁。就诊时间：2011 年 4 月 27 日。主诉：发作性无力伴口干多饮、尿频量多 1 年半。患者 2009 年 12 月突发无力，近似软瘫，当地化验血钾 2.5mmoL/L，补钾治疗恢复。继之口干思饮，尿频量多，乏力间断发作。2010 年 4 月住当地医院化验 ANA、抗 SSA 抗体阳性，确诊为 SS 并发肾小管酸中毒、低血钾。口服补钾治疗至今。因对服用激素治疗有顾虑，故求治于中医。现尿频量多，尿量 3000ml/d 左右，口干多饮，乏力腰酸，化验 ESR 74mm/h；IgG 23.4g/L；ALT 131U/L；AST 61U/L；GGT 56.4U/L；血钾 3.6 mmoL/L。舌红无苔干燥，脉沉细。辨证为肾气不固，封藏失职。治以补肾固精，益气养阴。方用五子衍宗丸加减：菟丝子 15g，枸杞子 10g，五味子 10g，覆盆子 10g，车前子 10g（单包），生黄芪 30g，石斛 20g，忍冬藤 30g，牛膝 15g，天花粉 30g，红景天 15g，白芍 10g，生甘草 6g，苦参 10g，生地黄 15g。每日 1 剂，水煎服。

服药 2 个月，尿量从 3000ml/d 减至 1600ml/d。口干乏力减轻，复查 IgG 12.4g/L；ALT、AST 正常；GGT56.4U/L；血钾 4.4 mmoL/L。守方加凤尾草 15g，再服 2 个月。诸证告愈，无不适感，化验血钾 3.46mmol/L；ESR 18mm/h；肝肾功能均正常。原方配制丸药巩固，随诊治疗至 2014 年 1 月，病情稳定。

（二） 气阴两虚， 肺胃燥热

症见口干多饮，饮不解渴，燥热心烦，胃脘灼热、泛酸，皮肤干燥皲裂，尿频量多，乏力神疲，大便干燥，舌红苔黄，脉细数。多见于 RTA 的肾性尿崩症患者。治以益气养阴，清热泻火，常用玉女煎、增液汤合生脉散加减：生石膏、知母、生地黄、熟地黄、麦冬、牛膝、玄参、天花粉、葛根、山药、茯苓、生黄芪、五味子、生甘草等。

【治验举例】

李某，女，59 岁。2012 年 5 月 21 日就诊。主诉：口干思饮、多尿 3 年，发作性恶心呕吐伴反酸 1 年。患者 3 年来无诱因口干明显，每日饮水量 5000ml，仍饮不解渴，尿量与饮水量相等，当地医院检查血糖正常，其间有过 2 次发作性无力，当地化验血钾 2.8～3.1mmol/L，ANA 阳性，抗 SSA 抗体阳性，确诊为 SS 合并 RTA，给予口服糖皮质激素和羟氯喹治疗效果不明显。近1年反复出现恶心呕吐、反酸,补钾治疗有所好转。因胃不适而停用激素和羟氯喹,现仅口服枸橼酸钾颗粒8g/d。奥美拉唑肠溶胶囊1粒/d。化验尿常规pH 7.5,比重1.010。来中医就诊。现症:颜面、手足皮肤干燥脱屑,两颧红润,口干思饮冷,饮不解渴,每日饮水量5000ml,乏力腰酸,下肢沉重。胃脘不适,时时反酸,尿频量多,大便干燥,手足心热。舌红无苔干燥,脉沉细。辨证属气阴两虚,肺胃燥热,治以益气养阴,清热泻火,生津润燥。方用玉女煎合增液汤加减:生地黄30g,熟地黄15g,天冬10g,玄参30g,葛根15g,当归10g,枸杞子10g,生石膏(先煎)30g,知母10g,牛膝15g,石斛15g,天花粉30g,五味子10g,生黄芪15g,生甘草6g。每日1剂,水煎服。

服药14剂,大便通畅,下肢有力。颜面和手足皮肤干燥明显好转,饮水量减少。但反酸仍多,间断呕吐,每天需服奥美拉唑肠溶胶囊控制胃酸。舌红无苔少津,脉沉细。守方去葛根、知母、五味子加法半夏、陈皮各10g,生薏苡仁15g,加减治疗3个月,口干思饮缓解,尿频量多消失,饮水量由5000 ml/d降至3000 ml/d。偶有胃部泛酸,随诊至2012年9月,口干减轻,饮水减少,病情稳定。

(三) 肝肾阴虚, 肝郁气滞

症见腰膝酸软、手足无力、多饮多尿、头晕耳鸣、性急易怒、胸闷憋气、失眠多梦,舌红少苔,脉沉细。治以滋阴补肾,疏肝解郁,方用六味地黄丸合逍遥散或滋水清肝饮加减:熟地黄、山茱萸、山药、茯苓、牡丹皮、柴胡、当归、白芍、枳壳、五味子、枸杞子、女贞子、旱莲草、炙甘草等。

【治验举例】

刘某,41岁。2007年5月6日初诊。主诉:全身无力伴多饮、多尿半年。患者自2006年10月始感双下肢无力,严重时不能行走,当地查血钾1.6~2.51mmol/L,血氯111.8 mmol/L,诊断为低血钾原因待查,口服10%氯化钾后乏力减轻,症状好转。今年3月到本院内科就诊,化验血ANA 1:640,抗SSA抗体阳性,IgG 35.1g/L,诊断为SS合并RTA,给予口服羟氯喹0.2g,每日2次;10%枸橼酸钾20ml,每日3次;碳酸氢钠0.5g,每日3次。治疗后下肢乏力减轻,今来中医求诊。近3个月来经常出现发作性胸闷憋气,曾2次急诊检查心电图正常。现口干眼干,腰酸耳鸣,夜尿2次,失眠多梦,舌淡红,苔薄白,脉沉细。辨证为肾阴不足,肝郁气滞。治以滋阴补肾，疏肝理气，方用杞菊地黄丸合逍遥散加减：生熟地各 15g、山茱萸、山药各 12g，枸杞子、菊花、牡丹皮、泽泻、柴胡、白芍、黄芩、女贞子、旱莲草各 10g，茯苓、石斛各 15g，金雀根 30g，生甘草 6g。30 剂，水煎服。

药后乏力口干，胸闷多尿均明显减轻，枸橼酸钾减至 10ml，每日 3 次，未发生低血钾。继用知柏地黄汤加麦冬、葛根、石斛、天花粉、女贞子、旱莲草、仙鹤草、功劳叶等服药 4 个月，病情稳定，血钾多次化验在 3.6 ~ 4.06mmol/L，拟配丸药巩固：熟地黄 120g，山茱萸 60g，山药 60g，牡丹皮 30g，茯苓 50g，泽泻 30g，五味子 30g，生黄芪 90g，续断 50g，桑寄生 60g，菟丝子 50g，枸杞子 30g，石斛 50g，女贞子 30g，旱莲草 30g，牛膝 30g，丹参 60g，黄连 30g。诸药共研细末，炼蜜为丸，每丸重约 9g，每服 1 丸，每日 3 次。

2008 年 7 月 7 日复诊。一直服丸药，病情稳定，自停枸橼酸钾已经半年，未发作性无力，偶有胸闷憋气，血钾正常。前方去续断、桑寄生、丹参、黄连，加天花粉 50g，生牡蛎 90g，柴胡、枳实、白芍各 30g，炙甘草 20g。继续配制丸药服用。2008 年 12 月 1 日复诊，停服所有西药半年，无特殊不适。随诊 10 年，病情稳定。

（四） 肾阴不足，燥毒结聚

症见口眼干燥，口渴思饮，腮腺反复肿痛发作或舌下腺囊肿，咽喉肿痛，颈部或颌下腺淋巴结肿大，大便干燥，乏力腰酸，舌红无苔干裂，脉细滑。治以滋阴补肾、润燥解毒，常用增液汤合升降散加减：生地黄、麦冬、玄参、女贞子、旱莲草、天花粉、柴胡、黄芩、僵蚕、蝉蜕、姜黄、山慈菇、夏枯草、板蓝根、龙葵、生甘草等。

【治验举例】

王某，女，32 岁。2012 年 2 月 15 日初诊。主诉：发作性无力、腮腺反复肿痛 4 年余，口干 3 年，眼干 1 年。患者于 2007 年 10 月因突发性无力，当地医院检查血钾 2.7mmol/L，尿常规 pH 7.0；抗 SSA、SSB 抗体阳性，抗 Ro-52 阳性，IgG 26.8g/L。ECT：双侧腮腺排空延迟。眼科检查干眼症。诊断为 SS 合并 RTA。予口服枸橼酸钾液、羟氯喹治疗。近 4 年口干舌燥，咽干进干食需水送，双侧腮腺反复肿大，全身无力，近查 ESR 27mm/h，血钾 3.5mmol/L，IgG26.1g/L。现双侧腮腺酸胀不适，口唇干燥，口角干裂，皮肤干燥，阴道干涩不适，手足怕冷。乏力腰酸，不耐劳累，脱发，月经量少，大便干燥，3~4 日 1 行。舌红苔干少，脉沉细无力。辨证属肾阴不足，燥毒结聚。治以滋阴补肾、润燥解毒。方用增液汤合升降散加减：生地黄、麦冬、玄参各 15g，女贞子、旱莲草、柴胡、黄芩、僵蚕、蝉蜕、姜黄、山慈菇各 10g，石斛 20g，天花粉 30g，生甘草 5g。

加减服药 3 个月，停用羟氯喹，间断补钾，未再腮腺肿痛和发作性无力、乏力、口眼干燥和阴道干涩减轻，月经量增多。化验血钾正常，ESR 36mmol/L，IgG 28g/L。复诊时因右颌下淋巴结肿痛 2 天，考虑燥毒仍重，调整处方：柴胡、黄芩、僵蚕、蝉蜕、姜黄、山慈菇、皂角刺、土贝母、女贞子、旱莲草各 10g，生地、麦冬、玄参、板蓝根各 15g，忍冬藤、龙葵各 30g，生甘草 5g。再服 2 个月，复查尿 pH6.5，血钾 3.94 mmol/L，IgG 27.3g/L，IgM 4.37g/L，血沉、CRP 均正常。患者停用补钾药物，无特殊不适，原方加减配制丸药：广金钱草 300g，生地黄、生黄芪、炙鳖甲各 200g，菟丝子 150g，柴胡、黄芩各 100g，枸杞子、五味子、覆盆子、车前子、生大黄、山药、三棱、莪术、皂角刺、升麻、山慈菇、炒鸡内金 30g，加蜜为膏方，6~9g/次，每日 3 次。随诊半年，病情稳定。

（五） 肾阴不足， 湿热血瘀

症见口眼干燥，腰痛腰酸，手足发凉，下肢皮肤紫癜样皮疹，尿频不畅或尿痛、尿急、尿路结石，舌红少津，苔黄腻或白腻，脉滑。治以滋阴补肾，清热利湿化瘀。常用五子衍宗丸或六味地黄丸合萆薢分清饮加通淋排石药物：菟丝子、五味子、覆盆子、枸杞子、车前子、三棱、莪术、皂角刺、王不留行、路路通、石韦、金钱草、滑石等。

【治验举例】

王某，女，33 岁。就诊时间：2012 年 7 月 25 日。主诉：双下肢无力 10 余年，血钾减低 4 年。患者 10 余年来经常双下肢无力，未重视。4 年前体检发现血钾 3.0mmol/L，亦未诊治。2 年前因乏力明显当地医院检查血钾 2.5mmol/L，补钾治疗效果不佳。2011 年再次化验血 ANA、抗 SSA 抗体均阳性，确诊为 SS，给予口服泼尼松 30mg/d，来氟米特 20mg/d，白芍总苷胶囊 0.6g，每日 3 次；甲氨蝶呤 10mg/w 治疗，症状有所好转。2012 年 4 月化验血、尿常规正常。血钾 3.42mmol/L，血钠、血氯正常；ESR 24mm/h；IgG 20.35g/L，RF 164U/L；ALT 95U/L，AST 58U/L。B 超：右肾结石。现口干、眼干，活动后乏力，下肢沉重明显，易患感冒，月经量少。舌淡红少苔，脉沉细。目前口服甲泼尼龙 5mg，隔日 1 次；甲氨蝶呤 10mg/w；10%枸橼酸钾 30ml/d。辨证为肾阴不足，湿热血瘀。治以滋阴补肾，清利湿热排石：菟丝子 15g，覆盆子 10g，五味子 10g，枸杞子 10g，车前子（包煎）10g，女贞子 10g，旱莲草 10g，女贞子 10g，旱莲草 10g，生黄芪 30g，石斛 20g，忍冬藤 30g，牛膝 15g，莪术 10g，三棱 10g，金钱草 30g，凤尾草 15g，垂盆草 15g。14 剂。并嘱停服甲氨蝶呤片。

服药 2 个多月，下肢有力多了。甲泼尼龙仍 5mg，隔日 1 次；枸橼酸钾溶液 30ml/d。复查血钾 3.3～3.45mmol/L，肝肾功能正常，ESR23mm/h；IgG22.1g/L。夜尿较多，舌淡红，脉沉细。守方以五子衍宗丸合知柏地黄丸加减：菟丝子 20g，覆盆子 10g，车前子 10g，枸杞子 10g，五味子 10g，生熟地各 15g，山茱萸 10g，生山药 10g，天花粉 30g，生黄芪 30g，知母 10g，黄柏 10g，肉桂 3g，生甘草 6g。

再服 4 月余，夜尿减少，下肢有力，病情稳定。化验血钾 3.5mmol/L，IgG 19.15g/L，RF 81.3IU/L，ESR11mm/h，停用甲泼尼龙；枸橼酸钾仍每日 30ml。随诊至 2013 年 5 月 22 日。饮水量减少，无发作性无力，大便通畅。尿中经常有小结石排出。当地化验血钾 3.58mmol/L，血氯 104.1 mmol/L，免疫球蛋白正常。舌红苔黄，脉沉细。处方：菟丝子 20g，覆盆子 10g，车前子（包煎）10g，枸杞子 10g，五味子 10g，生黄芪 30g，石斛 20g，忍冬藤 30g，牛膝 15g，生白术 15g，防风 10g，金钱草 30g，女贞子 10g，旱莲草 10g，生地黄 15g，莪术 10g，茜草 10g，生甘草 6g。每日 1 剂，水煎服。随诊 2 年，病情稳定。

（六）脾肾阳虚，水湿泛溢

症见口眼干燥，肢体水肿，按之凹指，乏力纳差，胸闷气短，腹胀尿少，腰膝酸软，畏寒肢冷，舌胖大齿痕，脉沉细。治以温补脾肾，利水消肿。方用金匮肾气丸合防己黄芪汤加车前子（包煎）10g、葶苈子 30g、大腹皮 15g、陈皮 10g、槟榔 10g 等。

【治验举例】

田某，女，61 岁。就诊时间：2015 年 11 月 26 日。主诉：口眼干燥 5 年，颜面四肢水肿 1 月余。患者 5 年前因口眼干燥，诊断为 SS，间断服用中西药物治疗。1 个月前先有颜面水肿，继之四肢可凹性水肿，住院完善相关检查，白蛋白明显降低，予免疫抑制剂治疗，第二天出现腹胀、纳差，B 超提示腹水，给予静脉补充白蛋白、利尿治疗，症状好转出院。1周后再次腹胀，伴胸闷气短，当地医院风湿科检查胸部 CT 示：双肺间质病变，左侧胸腔积液，心包积液。双侧附件区实性低回声占位，盆腹腔少量积液。腹部 MRI：双侧附件异常信号影，盆腔积液。化验血 CA125>1000U/ml。数日出现腹痛、阴道少量出血，遂于 2015 年 11 月 9 日转诊到某地三甲肿瘤医院。入院后行腹部 CT 示：双侧附件占位。结合肿瘤标记物升高，不除外恶性病变。认为病灶较小，存在免疫疾病，行腹腔手术探查风险大，建议定期观察，患者 11 月 24 日出院。既往高血压 10 年，血压控制不稳定。

现症：面色㿠白，颜面四肢重度水肿，自臀部到双下肢尤甚，按之没指。胸闷气短，活动加重，咳嗽痰鸣，不能左侧卧位睡眠。神疲乏力，畏寒肢冷，遇冷双手变白、变紫，时有周身震颤，口不干，尿不少，胃脘胀闷，大便不成形，舌体胖大齿痕，苔薄白，脉微细无力。

辨证为脾肾阳虚，水饮内停，泛溢四肢。治以培补脾肾，温阳利水。方用济生肾气丸合防己黄芪汤加减：熟地黄 30g，山茱萸 15g，山药 15g，茯苓 30g，牡丹皮 10g，泽泻 20g，桂枝 10g，黑附片（先煎）10g，牛膝 15g，车前子（包煎）10g，生黄芪 50g，炒白术 15g，汉防己 10g，葶苈子 30g，泽兰 15g，陈皮 10g，大腹皮 15g。7 剂，水煎服。

二诊：2015 年 12 月 3 日。药后胸闷气短，咳嗽腹胀明显好转，水肿稍微减轻。1 周前本院化验 ANA 1∶640；抗 DNA 阴性；抗 SSA 抗体、RNP 抗体阳性；血清总蛋白 59g/L；ALB 26g/L。CA125：467.5U/ml。尿蛋白微量。诊断为 SS，低蛋白血症，胸腹水。同时给予泼尼松 15mg/d；羟氯喹 0.2g，每日 2 次；来氟米特 10 mg/d 治疗。舌淡红，苔薄白，脉沉细。辨证同前。守方去泽兰加莪术 10g，马鞭草 15g。30 剂，水煎服。

三诊：2016 年 1 月 6 日。水肿基本消退，可以平卧入睡。手足转温，大便成形。仍乏力气短，口干鼻干，后背酸痛，舌淡红，苔薄白，脉沉细。守方去马鞭草加冬瓜子 30g。

四诊：2016 年 3 月 3 日。未再水肿，较前有力，胸闷气短减轻。口干，后背酸痛。2 月 17 日化验血、尿常规均正常；肝肾功能正常；血清总蛋白 67g/L；ALB 38g/L。CA125：11.5U/ml。B 超：未见胸腹水，盆腔未见占位。舌红苔薄白，脉沉细。嘱泼尼松减为 10mg/d。守方去掉大腹皮、莪术、冬瓜子加白芍 10g，红景天 15g。

五诊：2016 年 4 月 11 日。下肢又有轻度水肿，手指发胀，心慌，活动后气短，后背酸痛。近半个月血压波动较大，最高 200/95mmHg，口服降压西药苯磺酸氨氯地平、酒石酸美托洛尔可正常。舌淡暗，脉沉细。并嘱停用来氟米特。处方：党参 10g，麦冬 10g，五味子 0g，生黄芪 30g，汉防己 10g，桂枝 10g，白术 10g，车前草 30g，旱莲草 15g，红景天 15g，黑附片（先煎）10g，穿山龙 30g，牛膝 15g，葶苈子 30g，炙甘草 6g，水煎服。

六诊：2016 年 8 月 11 日。药后血压稳定，停药 1 个月。6 月 28 日因"心悸伴心律不齐 3 小时"急诊住当地医院 2 周，经检查确诊为冠心病、高血压。其间化验血尿常规、肝肾功能均正常。CA125：7.5U/ml。CT 和 B 超：未见胸腹水。给予扩冠、抗心绞痛治疗，目前仍胸闷背疼，心悸，烘热汗出，膝冷，口干失眠。舌暗红，苔薄白，脉沉细。嘱泼尼松减为 5mg/d。处方：淫羊藿 10g，仙茅 10g，巴戟天 10g，当归 10g，知母 10g，黄柏 10g，柴胡 10g，枳实 10g，白芍 10g，石菖蒲 10g，郁金 10g，红景天 15g，卷柏 10g，党参 10g，麦冬 10g，五味子 10g，茯苓 15g，炙甘草 6g。每日 1 剂，水煎服。药后诸症减轻，血压稳定，随诊 3 年，病情稳定。

（七） 脾肾两虚， 浊毒上逆

证见 SS 合并肾损害病程日久，出现慢性肾功能不全者。患者腰酸膝软，浮肿尿少，乏力气短，胃脘痞闷，恶心纳差，容易外感，咽干口燥，大便干燥或溏薄不爽，小便黄少，尿中有蛋白。舌淡红少苔，舌体胖大齿痕，脉虚弱无力。治以培补脾肾，解毒化浊。方用香砂六君子汤合六味地黄丸加生黄芪、丹参、淫羊藿、藿香、石菖蒲、蚕砂、草薢、土茯苓、熟大黄等。

【治验举例】

魏某，女，37 岁。就诊时间：2019 年 2 月 16 日。主诉：口眼干燥 13 年，发现血肌酐增高 1 年余。患者 2006 年产后出现口眼干燥，饮水多，无眼泪，以为上火，未重视和诊治。2017 年生二胎 3 个月后体检血 Scr114～124μmol/L，2018 年 5 月住当地医院肾脏内科诊断为 SS，化验 ANA、SSA、Ro-52 阳性，血 Scr141μmol/L，Bun12.6μmol/L，IgG 24.6g/L，B 超：双肾中重度弥漫性病变，胸部 CT：双肺野呈磨玻璃样改变。给予口服泼尼松 40mg/d，羟氯喹 0.2g，每日 2 次；百令胶囊 4 粒，每日 2 次。以后泼尼松用量递减至 10 mg/d，Scr 仍波动在 140μmol/L 左右。1 周前因劳累复查 Scr 上升至 190μmol/L（正常值 44～110μmol/L）；Bun9.24μmol/L（正常值 2.3～7.2μmol/L），尿酸 447μmol/L；IgG 21.9g/L，RF 120U/L，乃来京求治。现症：自行停用所有西药半个月，口眼干燥，乏力神疲，胃脘不适，气短咳嗽，活动加重，腰酸腰痛，下肢怕冷，夜尿3~5次。舌红无苔少津，脉沉细。辨证为脾肾两虚，湿浊内停，治以健脾益胃，祛湿化浊，补肾活血。方用香砂六君子汤加减：木香10g，砂仁6g，党参10g，生白术15g，茯苓30g，法半夏10g，陈皮10g，生黄芪30g，丹参30g，淫羊藿10g，生地黄15g，女贞子10g，旱莲草10g，虎杖15g，防风10g，穿山龙30g，炙甘草6g。每日1剂，水煎服。同时口服泼尼松10mg/d；羟氯喹0.2g/d。

二诊：2019年4月20日。服用2个月，药后体力明显增加，不再怕冷，胃脘舒适，夜尿减为1次，仍口眼干燥，手麻。舌红少苔，脉沉细。复查Scr 108μmol/L；Bun5.8μmol/L。证治同前。守方去丹参、穿山龙、女贞子、旱莲草加麦冬10g，玄参15g，石斛20g，红景天15g，刘寄奴10g，蒲公英30g，每日1剂，水煎服。

三诊：2019年6月20日。再服2个月，无特殊不适，复查Scr 100μmol/L；Bun7.32μmol/L；尿酸461μmol/L；IgG 18.69g/L，RF97U/L。守方再服2个月。

四诊：2019年8月21日。最近半个月因两髋关节疼痛，骨科诊断为双侧股骨头坏死2度，给予中成药健骨生胶囊服用。复查Scr 122μmol/L；Bun5.61μmol/L；IgG 21.4g/L，RF61.5U/L。现口眼干燥，髋骨疼痛，下肢怕冷，舌胖大少苔，脉沉细。嘱停用泼尼松。辨证为脾胃不和，肾虚血瘀。治以健脾和胃，补肾活血：木香10g，砂仁6g，党参10g，炒白术10g，茯苓30g，法半夏10g，陈皮10g，生黄芪30g，炒杜仲10g，续断15g，牛膝15g，骨碎补10g，淫羊藿10g，丹参30g，刘寄奴10g，炙甘草6g，30剂，水煎服。

五诊：2019年9月21日。停用激素1个月。口眼干燥、髋关节疼痛减轻。复查Scr 93μmol/L；Bun5.98μmol/L；尿酸498μmol/L。守方加藿香10g，再服30剂。随诊1年，病情稳定。

（八）肾阴不足，湿热下注

症见口眼干燥，腰膝酸软，小腹坠胀，反复尿频、尿急、尿痛发生，尿道灼热或排尿不畅，舌红少苔，干燥无津，脉沉细。常见于SS合并泌尿系感染或间质性膀胱炎等。治以滋阴补肾，清利湿热，方用知柏地黄丸合萆薢分清饮加石韦、瞿麦、滑石、车前子、竹叶、生甘草等。如伴有乏力神疲、心烦失眠、手足心热，方用清心莲子饮加竹叶、滑石、枣仁、五味子等。

【治验举例】

陈某，女，66 岁。就诊时间：2016 年 8 月 16 日。主诉：口眼干燥伴白细胞减少 30 年，尿频、尿急、尿痛反复发作 2 个月。诊断为 SS，血液系统受累。多次化验尿常规正常，先后服用补中益气汤丸、清心莲子饮加减治疗不效，现仍尿频、尿急、尿痛，夜尿 7~8 次，小腹坠胀，排尿不畅，烘热汗出，大便不成形。舌暗红无苔，脉沉细。辨证为肾阴不足，湿热下注，治以滋阴补肾，清利湿热。方用六味地黄丸合萆薢分清饮加减：熟地黄 15g，山茱萸 10g，山药 10g，茯苓 30g，牡丹皮 10g，泽泻 15g，萆薢 15g，石菖蒲 10g，益智仁 10g，乌药 10g，女贞子 10g，旱莲草 10g，石莲子 15g，黄芩 10g，竹叶 5g，滑石 30g，生甘草 5g。

服用 40 天，手足心热消失，尿频、尿急、尿痛程度减轻，但停药反复，发作时尿道灼热或刺痛，腰酸腰痛，烘热汗出，畏寒肢冷，大便不成形。重新辨证为肾阴阳两虚，湿热下注，方用二仙汤合萆薢分清饮加减：淫羊藿 10g，仙茅 10g，巴戟天 10g，当归 10g，知母 10g，黄柏 10g，红景天 15g，卷柏 10g，萆薢 15g，石菖蒲 10g，益智仁 10g，乌药 10g，女贞子 10g，旱莲草 10g，石莲子 15g，白芍 10g，生甘草 5g。再服 1 个月，诸症均减轻，无明显尿痛，排尿通畅，大便成形。守方加石斛 20g，天花粉 30g，生甘草 5g。2017 年 1 月 13 日随诊。尿频、尿急、尿痛基本告愈，小腹酸胀，口干腰酸。仍以知柏地黄丸合萆薢分清饮加红景天 15g，卷柏 10g，柴胡 10g，白芍 10g，桑叶 10g，再服 14 剂。半年后随诊，未再反复。

参考文献

［1］ Ramos-Canals M，Brito-Zeron P，Solans R，et al. Systemic involvement in primary Sjögren syndrome evaluated by the EULAR-SS disease activity index：analysis of 921 Spanish patients（GEAS-SS Registry）［J］. Rheumatology（Oxford）.2014，53（2）：321-331.

［2］ Riega-Torres J C L, Villarreal-Gonzalez A J, L. Á. Ceceñas-Falcon, et al. Sjögren syndrome（SS），a review of the subject and saliva as a diagnostic method［J］. Gaceta Medica De Mexico, 2016, 152（3）：371-380.

［3］ 杨军，李学旺，黄庆元，等. 原发性干燥综合征26例合并肾脏损害临

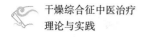
床及病理分析［J］．中华内科杂志，1997，36（1）：28-31.

［4］ 董怡，张乃峥．干燥综合征的肾脏损害［J］．中华内科杂志，1988，
27（3）：162-164.

［5］ 刘正钊，胡伟新，章海涛，等．原发性干燥综合征肾损害的临床病理
特征及预后［J］．肾脏病与透析肾移植杂志，2010（19）：225-229.

［6］ R. Manthorpe, A. Bredberg, G. Henriksson, et al. Progress and regression
within primary Sjögren syndrome［J］．Scandinavian journal of rheumatology,
2006（35）：1-6.

［7］ K. Aasarqd, H. J. Haga, K. J Berg, etal. Renal involvement in primary
Sjögren syndrome［J］．Q J Med, 2000（93）：297-304.

［8］ Vitali C, lonsson R, et al, Classication criteria for Sjögren syndrome：a
revised version of the European criteria proposed by the American European
Consensus Group［J］．Ann Rheum Dis, 2002（61）：554-558.

［9］ 任红，陈楠，陈晓农，等．干燥综合征合并肾脏损害147例临床病理
及随访情况［J］．中华风湿病学杂志，2005，9（6）：351-353.

［10］ 张缪佳，顾镭，刘晓华．原发性干燥综合征的肾脏损害［J］．江苏医
药杂志，2002，28（12）：942-943.

［11］ 冷培俊，杨晓峰，尚琳．干燥综合征合并间质性膀胱炎的研究［J］．
临床泌尿外科杂志，2018，33（7）：556-561.

［12］ 张宝红，曾学军．以间质性膀胱炎为首发表现的干燥综合征一例
［J］．中华风湿病学杂志，2006，10（3）：189-190.

第七节
干燥综合征神经系统受累的治疗

干燥综合征患者中约有10%~20%可合并神经系统损害[1]。周围神经系统损害远较中枢神经系统损害多见，发生率约在5%~20%[2]，中枢神经系统损害的发生率约1%~5%[3]。周围神经系统损害是多水平、多灶性的，受累部位多，表现多样，临床可见多发性单神经病、感觉运动神经病、感觉性神经病、脱髓鞘性多发性神经根神经病，脑神经尤其是视神经、三叉神经、

脑神经、舌咽及迷走神经病变，也有腕管综合征、运动神经元综合征及自主神经病。最常见类型为远端对称性周围神经炎，患者以肢体麻木、疼痛，末梢感觉障碍等为主要症状。中枢神经系统损害发病率虽低，但可侵犯大脑半球、基底节、小脑、脑干及脊髓，可并发视神经炎、认知障碍及横贯性脊髓炎等。SS 的神经系统受累是影响患者生活质量的重要腺体外表现。

一、 临床特点

（一） 起病方式

Delalande 等[4]报道 SS 以神经系统损害表现为首发症状者占 47%，平均 4.6 年确诊。费允云等[5]分析 17 例 SS 累及中枢神经系统的患者，症状出现时平均病程为 3.8±5.3 年，7 例以中枢神经系统病变为首发表现，占 41.2%。林玮等[6]北京协和医院对 1995—2011 年 SS 合并神经系统损害的住院患者进行回顾性分析显示，在 1265 例住院患者中，合并神经损害的有 60 例（5%），28 例患者（46.7%）以神经系统损害为首发症状，其中周围神经受累者占 76.7%，中枢神经受累者占 33.3%，两者同时受累 20%。相对狼疮性脑病等凶险病情，SS 中枢神经系统病变大多病情缓和，而周围神经病变更因为表现不特异，经常在发病多年后才被确诊。

（二） 临床表现

中枢神经系统病变可累及脑、脊髓。脑部病变包括局灶性和弥漫性病变，局灶性病变表现为失语、症状性癫痫、构音障碍、视觉减退、局部感觉和运动障碍；弥漫性病变表现为亚急性或急性脑病、无菌性脑膜炎、反复的血管性头痛发作，心理和认知障碍。大多患者仅发现认知功能异常（如记忆障碍）或表现为焦虑、抑郁，少数病人表现为精神异常[7]。

脊髓受累者以急性横贯性脊髓炎最常见，可导致四肢轻度瘫痪或下肢轻度瘫痪及括约肌功能障碍。视神经受累者常见视神经脊髓炎（NMO），以视神经炎和横贯性脊髓炎同时或者短期内相继发生为特征。临床上复发性神经炎和复发性节段横贯性脊髓炎容易进展为视神经脊髓炎，故目前将其与视神经脊髓炎一并称为视神经脊髓炎谱系疾病（NMOSD）。

NMOSD 是以视神经炎和脊髓炎为主要临床表现的自身免疫性中枢神经

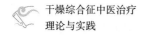

系统脱髓鞘疾病，其发病特点为高复发、高致残，其中60%的患者在1年内复发，多次复发可遗留严重视力障碍和/或肢体功能障碍[8]。刘铮等[9]的一项回顾性研究发现，NMOSD是SS患者CNS病变最常见的形式，其发病率达2%~30%。研究证明，SS-NMOSD患者病情更严重，预后更差。

中枢神经系统病变多起病隐匿，少数患者呈急性或亚急性起病。Lafitte等[10]研究发现，认知功能障碍是最常见的临床表现，认知功能受损一般较轻，主要是额叶执行功能异常及记忆受损。此外中枢神经系统还可累及脊髓，多表现为急性横断性脊髓炎、慢性进行性脊髓病和神经源性膀胱，急性横断性脊髓炎有时可为SS及其他免疫病，如系统性红斑狼疮的首发表现。

周围神经系统病变的表现多样，主要包括：①感觉神经病变，如手足烧灼感、肢端疼痛等。②感觉运动性神经病变。③多发单神经病变。④自主神经病变，临床表现多种多样，泌尿系统自主神经病变可出现夜尿增多，白天尿频、尿急、尿失禁、排尿困难、尿淋漓不尽等；此外还可有肠道功能紊乱，如腹泻、便秘，或腹泻与便秘交替；出汗过多或过少、直立性低血压等。⑤末梢神经病变较为常见，患者可有手足麻木等不适，但仍需除外糖尿病及颈椎病压迫神经根所致神经病变。⑥脑神经病变方面，可累及嗅神经、视神经、脑神经、听神经等而出现相应的症状，但最常见的还是三叉神经痛。其中单纯的感觉神经病（PSN）被认为是SS特征性的神经病并发症，是由于感觉神经被侧根和三叉神经节的损伤以累及感觉神经纤维为主，多表现为下肢麻木、疼痛、末梢型感觉障碍、腱反射低下、腕管综合征等。

二、 病理机制

（一） 血管炎及非血管炎性免疫介导的炎性细胞浸润

目前认为，SS累及神经系统的病理基础主要为血管炎和神经节炎，多种自身抗体参与发病过程。周围神经系统病变可能是冷球蛋白血症与激活的补体所介导的血管炎；中枢神经系统病变可能是单核细胞炎症介导的缺血性或出血性脑血管病。血管炎主要累及小静脉、小动脉，脑白质内的皮层下和脑室周围的血管最易累及。慢性炎症细胞直接浸润脑组织和无菌性脑膜炎也是中枢神经系统病变可能的发病机制。研究表明，抗SSA抗体可能与中枢神经系统病变发病及病情严重程度有关，在SS中枢神经系统受累患者中，抗

SSA 抗体阳性患者较阴性患者中枢神经系统病变更加严重和广泛[11]。

此外，体液免疫在神经病变中发挥重要作用，有研究表明抗 DRG 抗体只出现在原发性 SS 合并神经病变的患者中，还有学者认为抗毒蕈碱受体 3 型抗体抑制胆碱能的神经传导，从而在肠道、膀胱的神经病变中起重要作用。

（二） 水分子通道蛋白的表达

SS 中枢神经系统病变部分患者可发生视神经脊髓炎（NMO），表现出横贯性脊髓炎和视神经炎联合发病，脊髓有硬化斑和坏死空洞形成，伴血管周围炎性细胞浸润。水通道蛋白 4 抗体（AQP4-Ab）是诊断视神经脊髓炎的高特异性及高选择性血清学标记，有报道称在发生视神经炎的 SS 病例中亦可检测到 AQP4-Ab 的存在[12]。有证据显示 NMO 特征性脑损伤的定位与脑内水分子通道蛋白 4（AQP4）的高表达区相一致[13]。

三、 电生理及影像学检查

肌电图及神经传导速度对于诊断周围神经系统病变有极其重要的意义，动作电位时限延长、神经传导速度减慢、波幅降低等均提示神经源性损害。

头颅 MRI 诊断 SS 合并中枢神经系统病变的敏感性较高，约 80% 的患者表现为进展性局灶神经功能异常，患者头颅 MRI 可见主要位于皮层下和脑室旁白质的多发小灶性 T2 信号增高影，小部分患者可见皮层、小脑萎缩或脑室扩张。但 MRI 在诊断弥漫性中枢神经系统病变中的意义尚不确切。在无中枢神经系统表现的患者中头颅 MRI 异常的概率很低。

四、 西医治疗

SS 合并神经系统病变的治疗在很大程度上是经验性治疗，至今没有大规模的临床试验证实激素和免疫抑制剂的治疗作用。文献报道多采用糖皮质激素和免疫抑制剂。一些研究结果表明，在应用激素的基础上加用免疫抑制剂，大部分患者的病情可以得到稳定和缓解。当病情活动和进展时，可以给予糖皮质激素治疗，对于糖皮质激素不敏感者，可加用免疫抑制剂，其中环磷酰胺最常用，对于环磷酰胺不敏感或者不能耐受者，可以应用其他免疫抑

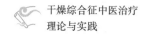
制剂（如硫唑嘌呤或甲氨蝶呤等）。对于难治性反复发生的患者，研究表明血浆置换或大剂量丙种球蛋白冲击治疗有效。

五、 辨证论治

（一） 脑神经受累

SS 的脑神经受累最常见的为面神经麻痹和三叉神经病变。

面神经麻痹中医称之为口僻、口眼喎斜或面瘫，是指以口眼向一侧歪斜为主症的病变，伴有患侧额纹消失，鼻唇沟变浅，目不能闭合，鼓腮时口角漏气，咀嚼食物时，食物常滞留在齿颊间隙。并可有舌前味觉减退，病程长者可有患侧面肌挛缩。

发病多由正气不足，络脉空虚，卫外不固，风寒外邪入侵于面部经络，导致气血痹阻，面部少阳脉络、阳明经筋失于濡养，以致肌肉纵缓不收而成。

三叉神经病变属于中医头风、面痛、偏头痛、齿痛等范畴。发作常无先兆，三叉神经分布区域突然发生短暂剧烈疼痛，每次持续数秒至 1 分钟后骤然停止。疼痛呈刀割样、撕裂样、针刺样、电灼样，并沿受累神经分布扩散，可伴有流泪、流涕、面部潮红、结膜充血等，说话、洗脸、刷牙或微风拂面时常诱发疼痛。

面为阳明经所布，而阳维起于诸阳之会，皆在于面。故面痛皆因于火，是三阳经筋受邪所致，而有虚实之殊，暴痛多实，久痛多虚。早在《灵枢·经脉》就提到颔痛、颊痛、目外眦痛；《素问·缪刺论》有"齿唇寒痛"的记载。后世文献如《医林绳墨》"亦有浮游之火，上攻头目或齿异不定而作痛者"，阐述了其病机与症状。《张氏医通》云："面痛……不能开口言语，手触之即痛。"因"高巅之上，惟风可到"，如肝肾阴虚，风阳上扰或脾胃湿热，阴火上逆，攻冲头面，复加感受风毒，壅滞阳明经络，不通则痛而发为面痛。新病由外邪引起者，以疏风为主；久病由痰火瘀血所致者，以清热、涤痰、活血为主。总以通经活络为治疗大法：如因风邪引起者，宜疏风通络；寒邪引起者，宜散寒温经；因热邪引起者，宜清热通络；因湿邪引起者，宜除湿通络；因气滞引起者，宜理气活血；因血瘀引起者，宜活血化瘀等。

1. 气血不足，风邪入络　症见颜面、唇周麻木不仁，或面部疼痛，每因受寒诱发。伴有面部怕风，口眼㖞斜，语言不利，甚则流涎，手足不温。舌苔薄白，脉浮弦。治以益气养血、散风通络为主，方以黄芪桂枝五物汤合牵正散加减：生黄芪 30g，桂枝 10g，白芍 15g，白附子 10g，全蝎 5g，僵蚕 10g，羌活 10g，防风 10g，葛根 30g，天麻 10g，炙甘草 5g。面痛或面瘫伴恶寒无汗者，用葛根汤加味治疗。

【治验举例】

赵某，女，50 岁。就诊时间：2016 年 8 月 4 日。主诉：口眼干燥伴雷诺现象半年，右侧面部麻木伴僵硬不适 3 个月。今年 3 月住院诊断为 SS，当时化验 ANA、抗 SSA 抗体、抗 SSB 抗体阳性，IgG 27.1g/L，IgA 6.9g/L，给予羟氯喹、白芍总苷胶囊治疗，症状无改善。2016 年 7 月 14 日化验 WBC 2.98×10⁹/L，IgG 25.8g/L，IgA 5.6g/L，肌电图：右面神经颊支（口轮匝肌）波幅下降。现症：口眼干燥，口黏不爽，右面麻木僵硬不适怕冷，口唇麻木，不自主流口水，双手雷诺现象，手指麻木，全身骨节疼。绝经 1 年，烘热汗出，脚凉，失眠多梦。舌红暗，苔黄厚，脉沉细。服用泼尼松 30mg/d，羟氯喹 0.2g，每日 2 次，甲钴胺和维生素 B₁营养神经。辨证为风邪入络，痰瘀互结，治以散风通络，化痰活血：羌活 10g，白芷 10g，防风 10g，升麻 15g，桃仁 10g，红花 10g，当归 10g，白芍 10g，川芎 10g，生地黄 15g，熟地黄 15g，法半夏 10g，陈皮 10g，茯苓 15g，白芥子 10g，枳实 10g，竹茹 10g，水牛角粉（包煎）10g，大蜈蚣 1 条，生甘草 6g。

服用 1 个月。口干缓解，但面部、口唇和手仍感发麻。重新辨证为风寒入络，筋脉失养，方用葛根汤加味：葛根 30g，生麻黄 6g，桂枝 15g，白芍 15g，白僵蚕 10g，升麻 10g，水牛角粉（包煎）10g，地龙 10g，白附子 10g，炙甘草 10g，良姜 10g，大枣 10 个。

再服 1 个月，右面部和口唇发麻明显好转，手麻怕冷，出虚汗多；泼尼松减为 15mg/d。守方去生麻黄、白附子、水牛角粉加黄芩 10g，黄连 6g，川芎 10g，生地黄 10g，桃仁 10g，桑叶 10g，蝉蜕 10g，炙甘草 6g，30 剂。药后面部、口唇和手发麻均好转，复查 WBC 3.9×10⁹/L，IgG 12.28g/L，IgA 5.5g/L，泼尼松减为 5mg/d。守方加减治疗 3 个月，病情稳定。

2. 肝肾阴虚，风阳上扰　症见阵发性面颊及额头抽掣疼痛，面部烘热，失眠多梦，发作突然，口干口苦，燥热颧红，心烦易怒，失眠，腰酸无力，舌红少苔，脉弦数。治以平肝息风，通络止痛。方用天麻钩藤饮合芍药甘草汤加减：天麻10g，钩藤15g，黄芩10g，山栀10g，生石决明（先煎）30g，牛膝15g，夏枯草15g，夜交藤15g，蔓荆子10g，炒白芍30g，炙甘草10g。

3. 阳明热盛，感受风毒 症见面部疼痛或麻木，局部灼热，触摸加重，面如火燎，或面红目赤，口渴思饮，口舌溃疡，善食易饥。大便干燥，小便黄少，舌红苔黄少津，脉滑数。治以疏风清热，凉血解毒，方用犀角升麻汤合芎芷石膏汤加减：水牛角粉（包煎）10g，升麻10g，防风10g，白芷10g，白附子10g，生石膏（先煎）30g，川芎10g，羌活10g，黄芩10g，菊花10g，赤芍10g，炙甘草6g。

犀角升麻汤出自宋·许叔微《普济本事方》，由犀角、升麻、防风、羌活、白芷、黄芩、川芎、白附子、甘草组成。功用疏风清热，凉血解毒。用于治疗风毒侵袭阳明，血凝不行，鼻额间痛，或麻痹不仁，或连口唇、颊车、发际皆痛，不可开口，左额与颊上常如绷急，手触之则痛者。《张氏医通》有"面痛，不能开口言语，手触之即痛，此是阳明经络受风毒，传入经络，血凝滞而不行，犀角升麻汤可愈"的记载。笔者常用其加减治疗现代疾病的三叉神经痛。芎芷石膏汤出自《医宗金鉴》，由川芎、白芷、石膏、菊花、羌活、藁本组成，主治感受发热后头痛而涨，甚则头痛如裂，发热恶风，面红目赤，口渴喜饮，大便不畅或便秘，小便黄；舌红苔黄，脉浮数。方以生石膏清阳明胃热，菊花疏风散热，川芎、白芷、藁本、羌活上行直达头目，祛风止痛。

【治验举例1】

刘某，女，59岁。2014年1月15日因"口鼻干燥10年，右面痛1年"就诊。患者2004年口鼻干燥伴鼻出血、恶心，双下肢皮肤紫癜样皮疹，我院化验血常规 WBC $2.33 \times 10^9/L$，HGB 114g/L，PLT $54 \times 10^9/L$。肝功能：ALT 91U/L，AST 90U/L，GGT 61U/L，ALP 149U/L。ANA 1：320；抗SSA抗体阳性，腹部B超：肝弥漫性病变，脾大。诊断为SS继发肝脏损害，予口服泼尼松、环磷酰胺片、保肝药口服治疗1年，症状好转，肝功能正常。2013年初右面部疼痛，伴胸闷憋气，前胸隐痛，口干加重，神经内科诊断为SS继发周围神经病变。现右面部疼痛，刺痛或灼痛，触摸疼痛加剧，局部怕风冷，口鼻干燥，心烦胸闷，前胸隐痛，双手麻木，舌红暗无苔，脉细弦。辨证为肝肾阴虚，阳明燥热，风毒袭络。方用犀角升麻汤合血府逐瘀汤加减：水牛角粉（包煎）10g，升麻10g，羌活10g，防风10g，黑附片（先煎）5g，白芷10g，生地黄15g，川芎10g，红花10g，赤芍15g，柴胡10g，枳实

10g，黄芩 10g，络石藤 15g，生甘草 6g。每日 1 剂，水煎服。

服药 2 个月，2014 年 3 月 17 日复诊，诉面部疼痛、口眼干燥减轻，仍感胸闷憋气，舌红暗少苔，脉细弦。守方去水牛角粉、升麻、羌活、防风、黑附片、白芷加天花粉 30g，石菖蒲 10g，郁金 10g，瓜蒌皮 10g，红景天 15g。再服 1 个月。

2014 年 4 月 9 日三诊。口舌干燥，乏力、胸闷减轻，右太阳穴及头皮疼痛，但程度较轻，未再胸痛证治同前，处方：水牛角粉（包煎）10g，升麻 10g，葛根 15g，防风 10g，黑附片（先煎）5g，白芷 10g，生地黄 15g，川芎 10g，红花 10g，赤芍 15g，柴胡 10g，枳实 10g，黄芩 10g，茵陈 15g，生甘草 6g。服用 1 个月，面痛告愈，未再复发。

【治验举例 2】

王某，女，45 岁。就诊时间：2015 年 1 月 22 日。主诉：口眼干燥 8 年，声嘶伴肝功能异常 2 年，左面部麻木剧痛 1 周。患者 8 年前因口眼干燥，唇腺活检病理诊断为 SS，曾用糖皮质激素治疗 1 年好转。2012 年 12 月出现声音嘶哑，耳鼻喉科诊断双侧声带麻痹。继之肝功能异常，服用甘草酸二铵肠溶胶囊（天晴甘平）、多烯磷脂酰胆碱胶囊（易善复）等保肝治疗。1 周前左面部麻木剧痛，遇热加重，放射至左头角和左侧牙齿，影响进食与睡眠。外院头颅 MRI：左侧放射冠区、两侧额叶多发缺血灶；左侧乳突炎症病变可能；左侧三叉神经上方可见一血管流空信号影，局部与三叉神经关系密切。神经内科诊断为三叉神经痛，给予口服甲钴胺、荷包牡丹碱治疗无效。现左面剧痛，口眼干燥，咽痒咳嗽，声音嘶哑，大便偏干，舌红少苔，脉沉细。辨证为阳明燥毒，外感风邪。治以清热解毒，散风通络，方用犀角升麻汤合芎芷石膏汤加减：水牛角粉（包煎）10g，升麻 15g，羌活 10g，防风 10g，白芷 10g，生地黄 15g，川芎 10g，红花 10g，黄芩 10g，生石膏（先煎）30g，土白芍 15g，白僵蚕 10g，白附子 10g，露蜂房 5g，炙甘草 5g。14 剂，水煎服。

服用 7 剂，疼痛明显减轻，再服 7 剂，疼痛控制，遗有面部麻木。3 月 1 日复诊，调整处方如下：柴胡 10g，黄芩 10g，当归 10g，赤芍 10g，生地黄 10g，川芎 10g，桃仁 10g，白僵蚕 10g，蝉蜕 10g，葛根 10g，升麻 10g，白附子 10g，天麻 10g，土鳖虫 5g，石菖蒲 10g，忍冬藤 30g，水牛角粉（包煎）5g，牡丹皮 10g，生甘草 6g。14 剂，水煎服。随诊 5 年，未再复发。

（二） 周围神经病变

SS 合并周围神经系统病变常表现为肢体局部感觉或运动障碍等。感觉障碍有疼痛与麻木的不同，前者以痛为主；后者为肉内如虫行，或如木厚之感，不知痛痒。属于中医"麻木""血痹"等范畴，多因气虚失运，血虚不荣，风湿痹阻，痰瘀阻滞络所致。以气血亏虚为本，风寒湿邪及痰、瘀为标。

1. 气虚血瘀　症见乏力气短，恶风汗出，肢体麻木不仁，痛觉消失，或伴有疼痛，肌肤甲错，舌质淡暗或有瘀点瘀斑，脉细涩。治宜益气活血通络，方用黄芪桂枝五物汤合四藤一仙汤（鸡血藤、钩藤、络石藤、海风藤）加天麻 10g、穿山龙 30g、土鳖虫 6g 等。瘀血重者用补阳还五汤合四藤一仙汤加减。

【治验举例 1】

时某，女，58 岁。就诊时间：2013 年 6 月 4 日。主诉：双足、下肢麻木疼痛 8 年，加重 4 年。2005 年 6 月，右小腿外侧偶有刺痛感。次年逐渐感觉脚底有异物感，脚趾麻木，双下肢无力如踩棉絮，足麻木上延至大腿。2008 年 1 月确诊为 SS。始服硫酸羟氯喹、甲氨蝶呤治疗。2009 年 1 月小腿局部神经阵发性疼痛加剧，双手麻木明显，停用硫酸羟氯喹、甲氨蝶呤，改服维生素 B_1、维生素 B_6、甲钴胺。半年后因肝功能异常，保肝治疗并口服泼尼松 50mg/d，以后激素用量递减至 2011 年 10 月停用。肌电图检示：四肢感觉神经损伤，周围神经病变。与肌内注射"单唾液酸四己糖神经节苷脂纳"、鼠神经因子等均无效果。近期化验 ANA 1：1280；抗 SSA 抗体、抗 SSB 抗体阳性；ESR40mm/h；IgG 18.3g/L；RF 38.2U/L。既往阵发性干咳 5 年余。现口眼干燥、口咸感。咽有黏痰不利，胸胁闷胀疼痛，太息则舒。手足麻木，双脚至大腿麻木抽痛，大腿肌肉酸胀，脚抽筋，脚趾有灼痛感或脚垫感；下肢无力，行动障碍，走路感觉发飘，平衡感差，走路、站立不稳，无力上台阶；皮肤、大便干燥；脱发、目眶黯黑，舌红暗有瘀点，脉沉细。辨证为气虚血瘀，血虚风燥，治以益气活血，养血润燥，方用补阳还五汤合滋燥养荣汤加减：生黄芪 30g，当归 10g，赤芍 15g，川芎 10g，桃仁 10g，红花 10g，地龙 10g，鸡血藤 30g，熟地黄 10g，生地黄 15g，制何首乌 15g，黄芩 10g，防风 10g，秦艽 10g，细辛 3g，天麻 10g，炙甘草 6g。14 剂，水煎服。

药后口中咸味略减，大便通畅。肢体麻木、疼痛、皮肤干燥症状同前。守方去熟地黄、黄芩、防风、秦艽、制首乌、细辛、天麻加络石藤 15g，鸡血藤 30g，钩藤 10g，枳壳 10g，陈皮 10g，石斛 20g，土鳖虫 6g，白僵蚕 10g，蝉蜕 10g。每日 1 剂，水煎服。

再服 2 个月，2013 年 8 月 3 日随诊，耳鸣和两肋胀痛感基本消失；双下肢麻木略减，串痛次数减少；口咸减轻，汗出每日 10 余次。处方：生黄芪 30g，当归 15g，川芎 10g，赤芍 15g，桃仁 10g，红花 10g，地龙 10g，女贞子 10g，旱莲草 10g，桑叶 10g，红景天 15g，络石藤 15g，牡丹皮 10g，钩藤 10g，土鳖虫 6g，鸡血藤 30g，生甘草 6g，凤尾草 15g，石见穿 15g。14 剂，水煎服，以巩固疗效。

【治验举例 2】

吕某，女，54 岁。就诊时间：2016 年 11 月 22 日。主诉：双手麻木半年。当地抗 ANA 抗体 1∶320；抗 SSA 抗体阳性；IgG 17.8g/L，腮腺造影符合 SS 诊断。空腹血糖 6.1~6.7mmol/L。肌电图：感觉神经损害。诊断为 SS 合并周围神经病变。予泼尼松 10mg/d；他克莫司 1mg，每日 2 次；洛索洛芬钠片 60mg，每日 2 次。治疗 3 个月，症状无改善，求治于中医。现症：双手麻木、疼痛、怕冷，气候变化或受凉后加重，乏力。舌淡暗，齿痕，苔薄白，脉沉细。辨证为气血两虚，络脉痹阻，治以益气养血，活血通络，方用黄芪桂枝五物汤合四藤一仙汤加减：生黄芪 30g，当归 10g，桂枝 10g，白芍 15g，细辛 3g，鸡血藤 30g，络石藤 15g，海风藤 15g，钩藤 15g，威灵仙 15g，路路通 10g，土鳖虫 5g，全蝎 5g，炙甘草 5g。每日 1 剂，水煎服。

服用 2 个月，双手麻木发凉有改善，遇冷仍疼痛，乏力明显。舌淡暗，苔白腻，脉沉细。嘱激素递减，停服他克莫司，加雷公藤多苷片 20mg，每日 2 次。守方去全蝎、路路通加法半夏 10g，茯苓 15g，陈皮 10g，枳实 10g，白芥子 5g，桃仁 10g。60 剂，水煎服。

再服 3 个月，双手麻木明显缓解，疼痛消除，仍僵硬不灵活。泼尼松减为 5mg，隔日 1 次。守方加桑枝 30g，刘寄奴 10g，大蜈蚣 1 条，60 剂，水煎服。2017 年 6 月 2 日随诊，双手僵硬减轻，偶有麻木、疼痛。乏力，纳差，大便溏薄，舌淡红，苔白腻，脉沉细。复查血常规、肝肾功能、血沉、血糖、免疫球蛋白均正常。嘱停用泼尼松，加羟氯喹 0.2g，每日 2 次。证属阳虚气弱，痰瘀互结。方用黄芪桂枝五物汤合双合汤加减：生黄芪 30g，当归 10g，桂枝 10g，白芍 10g，川芎 10g，细辛 3g，桑枝 30g，法半夏 10g，陈皮

10g，茯苓 30g，竹茹 10g，枳实 10g，石菖蒲 10g，远志 10g，鸡血藤 30g，络石藤 15g，钩藤 15g，海风藤 15g，威灵仙 15g，炙甘草 5g。60 剂，水煎服。

药后双手麻木疼痛怕冷基本控制，仅夜间麻木疼痛，白天好转。乏力减轻，大便溏薄。嘱停用羟氯喹。仅服雷公藤多苷片 20mg，每日 2 次。加减调治到 2018 年 8 月 22 日，病情稳定，复查各项免疫指标均正常。守方加工配制丸药长期服用。

2. 痰瘀互结　症见肢体麻木不仁，或痛觉消失，手足发冷，四肢酸沉，头重如裹，呕吐痰涎，口唇青紫，肌肤甲错，舌质紫暗，舌体胖苔白腻，或有瘀点瘀斑，脉沉细滑。治以祛湿化痰，活血化瘀，通络养血，方用《万病回春》之双合汤加减：当归、川芎、白芍、生地黄、桃仁、红花、陈皮、姜半夏、竹沥各 10g，茯苓 15g，白芥子 5g，炙甘草 3g，络石藤 12g，鸡血藤 30g。

【治验举例】

张某，女，53 岁。就诊时间：2017 年 2 月 17 日。主诉：口眼干燥 5 年，手足麻木伴针刺样痛半年。患者自 2012 年感口眼干燥，2016 年 11 月在某三甲医院唇腺活检病理诊断为 SS。口服甲泼尼龙 16mg/d；环磷酰胺 0.2/w；白芍总苷胶囊 0.6g，每日 3 次；羟氯喹 0.2g，每日 2 次。近半年出现手足麻木伴肢体末端针刺样疼痛，逐渐加重。肌电图示周围神经病变。本院检查血常规、CRP、ESR 均正常，ANA、抗 SSA 抗体、抗 Ro-52 阳性。现症：口眼干燥明显，口中黏腻感；手足麻木伴针刺样疼痛；受凉加重，睡眠不实；舌暗苔黄腻稍厚，舌下脉络青紫迂曲，脉沉细。辨证为痰瘀互结，治以祛痰活血通络，方用双合汤合四藤一仙汤加减：桃仁 10g，红花 10g，当归 10g，白芍 15g，川芎 10g，熟地黄 15g，陈皮 10g，法半夏 10g，茯苓 30g，炙甘草 6g，白芥子 10g，竹茹 10g，鸡血藤 30g，络石藤 15g，海风藤 15g，钩藤 15g，威灵仙 15g，土鳖虫 5g，王不留行 10g。水煎服。

二诊：2017 年 3 月 3 日。药后手足麻木疼痛无加重，胃胀痛伴灼热反酸，情绪急躁，大便黏溏。2017 年 2 月 28 日当地胃镜提示"反流性食管炎"。辨证为脾胃湿热、痰瘀互结。方用平胃散合四藤一仙汤加减：苍术 10g，厚朴 10g，陈皮 10g，炙甘草 6g，柴胡 10g，黄芩 10g，黄连 6g，法半夏 10g，广藿香 10g，干姜 10g，预知子 15g，吴茱萸 3g，枳实 10g，白芍 10g，络石藤 15g，钩藤 15g，穿山龙 30g。

三诊：2017 年 4 月 25 日。甲泼尼龙减至 8mg/d，白芍总苷胶囊 0.6g，每日 2 次、羟氯喹 0.2g，每日 1 次，环磷酰胺 0.2g/w。口干明显改善，胃胀痛减轻；仍手足麻木疼痛。辨证为痰瘀互结，肝肾阴虚。治疗加强活血通络止痛，兼顾温中健脾，初诊处方去王不留行，加干姜 6g，刘寄奴 10g，穿山龙 30g。每日 1 剂，水煎服。服用 2 个月，足部麻木减轻，小便拘急、尿痛，停环磷酰胺和白芍总苷胶囊。守方加萆薢 15g，乌药 10g 清利湿热。半年后复诊口眼干燥和双手麻木疼痛明显减轻，仅有足麻。守方去掉土鳖虫、刘寄奴，再加桂枝 10g，白芥子 10g，蜈蚣 2 条。2018 年 1 月随诊，仅遗留足麻。再治疗 3 个月，诸症告愈，停服中药 8 个月后随诊，口服甲泼尼龙片 4mg/d，羟氯喹 0.2g，每日 1 次，维持，病情稳定。

3. 肝肾不足　症见口眼干燥，腰酸膝软，下肢无力，手足麻木，心慌气短，失眠多梦，时或头晕欲倒，小便困难，大便干燥，排便无力。舌红少苔，脉沉细。治以滋补肝肾，活血通络。方用地黄饮子合滋肾通关丸加减：熟地黄 15g，巴戟天 10g，山茱萸 10g，石斛 20g，五味子 10g，黑附片（先煎）9g，官桂 5g，肉苁蓉 15g，麦冬 10g，石菖蒲 10g，远志 10g，茯苓 15g，知母 10g，黄柏 10g，炙甘草 6g。

【治验举例】

金某，女，49 岁。就诊时间：2018 年 6 月 2 日。主诉：双下肢麻木疼痛 13 年，不能自主排尿半个月。病史：患者 2005 年始足趾麻木，逐渐发展为双下肢。2011 年 6 月双上肢也出现麻木，伴疼痛夜间明显，无力行走，检查 ANA 1：320；SSA 阳性。唇腺活检有灶性淋巴细胞浸润，肌电图：周围神经病变。诊断为 SS 伴周围神经病变，给予口服泼尼松 50mg/d；羟氯喹 0.2g，每日 2 次；甲氨蝶呤 10mg/w 治疗，但激素减量则症状反复。2012 年 2 月麻木疼痛症状加剧，将改甲氨蝶呤为环磷酰胺 0.2g/d，仍无显效。因口干明显，唾液黏稠，四肢麻木胀痛，怕冷怕热，关节僵硬，加服中药后病情稳定，麻木减轻，停用环磷酰胺，仅用泼尼松 10mg 维持治疗多年。2018 年 5 月 17 日因尿路结石伴尿潴留于外院行膀胱镜取石术，术后仍不能自主排尿，留置导尿管至今。

现症：无法自主排尿，留置导尿管半个月。有尿急感觉，有时尿液浅红色。双膝以下、足掌感刺痛或跳痛难忍，灼热或发凉，影响睡眠，需服用止痛药、安眠药入睡。全身乏力，纳差心悸，恶心欲吐，焦虑不安，舌苔白腻，脉细滑。

辨证为湿热蕴结，气化无权。治以清利湿热，温阳化气。方用萆薢分清饮合五苓散加味。处方：萆薢 15g，乌药 10g，石菖蒲 10g，益智仁 10g，桂枝 10g，茯苓 30g，生白术 10g，猪苓 15g，泽泻 20g，炒白芍 30g，王不留行 10g，琥珀粉（分冲）1.5g，蝼蛄粉（分冲）3g。每日 1 剂，水煎服。

二诊：2018 年 7 月 4 日。仍不能自主排尿，6 月 13 日住某三甲医院，检查肌电图示：周围神经损害，诊断为"免疫介导相关性神经根神经病"。给予泼尼松龙 500mg/d，静脉冲击治疗 3 天，后改为口服泼尼松 60mg/d。仍不能自主排尿，今日出院来诊。现每日下午血压下降为 60～80/40～50mmHg，头晕乏力，阵发性出大汗。四肢麻木，臀部以下大腿胀痛，焦虑失眠。肛门下坠，大便不畅。舌淡暗，苔白腻，脉沉细。重新辨证为脾肾两虚，清阳不升，湿热蕴结，气化不利。方用补中益气汤合滋肾通关丸加减：生黄芪 30g，党参 10g，生白术 50g，升麻 10g，柴胡 10g，当归 10g，丹参 30g，王不留行 10g，枳实 10g，知母 10g，黄柏 10g，肉桂 5g，炙甘草 5g。30 剂，水煎服。

三诊：2018 年 8 月 9 日。仍不能自主排尿，留置导尿管。头晕乏力好转，大便较前通畅，汗出仍多，四肢麻木，腰部紧箍感，肛门下坠。1 周前又用泼尼松龙 500mg/d，静脉冲击治疗 3 天，现口服泼尼松 35mg/d。舌红暗，苔白腻，脉细滑。处方：生黄芪 30g，党参 10g，生白术 50g，生地黄 15g，丹参 30g，枳实 10g，知母 10g，黄柏 10g，肉桂 5g，砂仁 3g，红景天 15g，肉苁蓉 20g，络石藤 15g，炙甘草 5g。14 剂，水煎服。

四诊：2018 年 8 月 25 日。仍留置导尿管，但近 4 天有时可不自主排尿，伴尿频、尿急、尿痛，头晕乏力减轻，四肢麻木略好些，出汗多，畏寒肢冷，腰部束带感，大便偏溏，肛门下坠。舌淡红，苔薄白，脉沉细。口服泼尼松 25mg/d。证治同前，处方：熟地黄 15g，山茱萸 15g，石斛 20g，麦冬 15g，五味子 10g，生地黄 10g，黑附片（先煎）10g，肉桂 6g，巴戟天 10g，锁阳 15g，萆薢 15g，石菖蒲 10g，乌药 10g，益智仁 10g，滑石 30g，枳实 10g，炙甘草 5g。30 剂，水煎服。

五诊：2018 年 9 月 21 日。服用 14 剂，能够间断自主排尿，故而拔除尿管至今 1 周，完全恢复自主排尿，仍四肢麻木，汗出畏寒，失眠多梦，腰脊发紧。泼尼松减为 15mg/d。舌胖大齿痕，脉沉细。处方：熟地黄 20g，山茱萸 10g，石斛 20g，麦冬 10g，五味子 10g，黑附片（先煎）10g，肉桂 5g，巴戟天 10g，淫羊藿 10g，川牛膝 15g，石菖蒲 10g，远志 10g，乌药 10g，益智仁 10g，炒枳壳 20g，胆南星 10g，浙贝母 10g，鸡血藤 30g，络石藤 15g，土鳖虫 5g, 炙甘草 5g。14 剂, 水煎服。

2019 年 3 月 18 日随诊。拔除尿管半年余, 完全恢复自主排尿。仍双下肢麻木, 怕冷也怕热, 绝经 7 年, 烘热汗出, 失眠心烦, 舌红胖, 苔白腻, 脉细滑。二仙汤合温胆汤加桃仁 10g, 红花 10g, 鸡血藤 30g, 白僵蚕 10g, 白芥子 10g, 14 剂, 水煎服。随诊至今, 病情稳定。

（三）视神经脊髓炎（NMO）

视神经脊髓炎（NMO）最典型的表现为视神经炎引起的视力下降、眼球胀痛、视野缺损等改变以及脊髓横贯性损害引起的双侧截瘫、感觉减退、自主神经功能受损等症状。赵岩等[14]综合各项研究总结的 SS 合并 NMO 的病例, 发现这些患者既可以 NMO 亦可以 pSS 起病, 继而通过其他临床症状或辅助检查发现并存的第 2 种疾病。在治疗方面, 认为 SS 神经系统表现的NMO, 在其急性期除需要激素冲击外, 还需要每个月加用 1 次环磷酰胺以促进疾病更好缓解。

中医古籍中没有 SS 合并视神经脊髓炎的对应病名, 根据不同时期临床特征可分别归于 "暴盲" "青盲" "视瞻昏渺" "痿证" 等范畴。《内经》云: "目者, 肝之官也。" 又云 "目受血而能视" "肝气通于目、肝和则目能辨五色矣"。五脏六腑之精气、血、津液皆上注于目, 但由于肝与目有窍道相通, 故以肝藏血对视功能的影响最大。本病以肝肾阴虚为本: 由于肝血肾精亏损, 精血不能上荣, 目失濡养则视物不清、视力下降甚或失明; 气血不足, 筋脉失养则肢体麻木, 弛缓无力甚至发生瘫痪。痰瘀互结为标: 肝郁气滞, 瘀血阻滞, 或脾胃运化不及, 痰湿内蕴等病理产物阻滞经络亦可造成视力受损和肢体痿弱、感觉或运动障碍。急性期多为肝郁化火、肝阳上亢、瘀血阻络或痰瘀互结, 缓解期多为肝肾阴虚、气血不足、血不养肝。治疗应以养肝明目, 滋补肝肾, 活血通络, 平肝潜阳为主。尤其是急性发作期导致神经轴突肿胀产生视盘水肿, 多表现为中医的郁热或瘀阻目络的证候, 清肝泄热、活血化瘀为常用治法。药理研究发现: 活血化瘀药具有改善微循环, 增加神经纤维和神经细胞的营养及耐缺氧能力, 治疗视神经炎可以加速神经周围炎性渗出物的吸收及消散, 减轻视神经炎性水肿的作用, 并可遏制视功能的恶化, 加速视力的恢复。

1. 肝肾阴虚, 瘀血阻络　症见突发视力下降, 视物模糊不清, 重则失明, 伴有口眼干燥, 或下肢无力痿软, 不能运动, 腰膝酸软, 胸闷易怒, 大便干燥，舌红暗少苔，或边有瘀斑、瘀点，脉细弦。治以滋补肝肾，活血化瘀。方用血府逐瘀汤合左归丸、二至丸加减。

【治验举例】

王某，女，34岁。就诊时间：2011年3月22日。主诉：口干12年，眼干7年，左眼突然视物不清5天。12年前口干、眼干，间断腮腺肿大，偶有双下肢紫癜样皮疹。2007年12月因发作性无力伴低血钾住本院免疫内科病房，诊断为SS、周围神经病变、肾小管酸中毒。经丙种球蛋白及大剂量激素冲击治疗，症状好转出院。继续口服泼尼松、环磷酰胺、补钾治疗。激素逐渐减量至10mg/d维持，病情稳定。5天前左眼突然视物不清，仅有光感，目珠刺痛，胸闷太息，口干舌燥，尿频量多。舌红干燥无苔，脉沉细。眼科检查为视神经炎，中医辨证为肝肾阴虚，瘀阻目络。方用血府逐瘀汤加减：当归10g，川芎10g，赤芍15g，生地黄15g，桃仁10g，红花10g，柴胡10g，炒枳壳10g，茺蔚子10g，牛膝10g，生甘草6g，青葙子10g，夏枯草15g，玄参15g，麦冬15g。

服用10剂左眼视力改善，可以看到模糊的图像影，目珠不痛。守方继服20剂。左眼可以看清上半部分物体。鼻腔干燥，有血丝，乏力明显，月经量多，舌红无苔干燥，脉沉细。处方：生黄芪30g，银花藤30g，石斛20g，怀牛膝15g，菟丝子15g，枸杞子10g，五味子10g，覆盆子10g，车前子（包煎）10g，女贞子10g，旱莲草10g，白蒺藜10g，菊花10g，茜草10g，生甘草5g。

加减服用至2011年7月7日，左眼视力继续好转，诸证减轻，眼科检查视力右眼1.0；左眼0.25。以上方为主加减治疗1年余，病情稳定。

2. 肝肾阴虚，痰瘀互结　症见视物模糊，胸闷憋气，胸腰部如束带感，肢体麻木无力，下肢沉重，动作不灵活。或肢体疼痛，手足肿胀，夜间明显，失眠心悸，妇女月经量少，白带量多，色黄。口干黏腻，反复腮腺肿痛，大便不畅，小便黄少。舌质红暗，苔白厚腻，或黄腻干燥，脉细滑。治以滋补肝肾，化痰活瘀。方用双合汤加枸杞子、续断、狗脊、千年健、鸡血藤、土鳖虫等。

【治验举例】

唐某，女，44岁。2013年2月17日就诊。患者2011年11月双眼视力下降，干涩疼痛，诊断为SS合并视神经炎。2012年9月出现低热，上肢刺痛，胸胁部如束带感，下肢无力、麻木、大便排出困难。同年11月住院诊断为 SS 合并视神经脊髓炎，口服泼尼松 50mg/d，环磷酰胺 0.4g/w 静脉注射治疗后视力明显恢复，但肢体感觉障碍改善不明显。现泼尼松规律减量为 12.5mg/d。乃就诊于中医。现口眼干燥，乏力纳差。胸、胁、腰部如束带感，后背热如火燎，双上肢内侧针刺感。两肩、腹部麻木不适，大便不畅，排尿困难，失眠多汗，舌红苔黄厚腻，中有剥脱，脉沉细。辨证为肝肾阴虚，痰瘀互结。治以活血化瘀，清热化痰，兼补肝肾。方用双合汤加减：当归 10g，赤芍 15g，生地黄 15g，川芎 10g，桃仁 10g，红花 10g，柴胡 10g，枳壳 10g，牛膝 10g，丹参 30g，黄芩 10g，法半夏 10g，陈皮 10g，茯苓 15g，枳实 10g，竹茹 10g，石菖蒲 10g，远志 10g，红景天 15g，卷柏 10g，滑石 30g，生甘草 6g。每日 1 剂。

服药 30 剂，泼尼松减量为 10mg/d，环磷酰胺减为 0.4g/2w。乏力神疲好转，口干不明显，视物稍有模糊，胸胁部束带感和针刺感减轻，但抬臂或变换姿势时加重。闭经 2 个月，守方去石菖蒲、远志加菊花 10g，土鳖虫 6g，卷柏 10g，络石藤 15g，再服 30 剂。泼尼松减量为 7.5mg/d，环磷酰胺仍为 0.4g/2w。有潮热汗出现象，胸胁部仍有束带感和针刺感，二便正常。舌红苔黄腻，中有剥脱，脉沉细。2013 年 6 月 7 日复诊。胸胁部束带感和针刺感明显减轻，失眠多梦，潮热汗出，舌暗红苔白腻，中有剥脱，脉沉细。以后基本以原方调整，2 个月后停用环磷酰胺，泼尼松减量为 5mg/d，随诊 1 年，病情稳定。

3. 肝肾阴虚，筋脉失养　症见口眼干燥，视物模糊或视力下降，肢体痉挛性疼痛或麻木无力，不耐久行，反复发作。胸胁发紧如束带感，月经量少或闭经，潮热汗出，大便不爽，舌淡红少苔，脉沉细。治以滋补肝肾，养血荣筋。方用杞菊地黄丸合桃红四物汤加减。

【治验举例】

李某，女，42 岁。就诊时间：2011 年 12 月 2 日。主诉：双下肢无力、四肢麻木伴痛性痉挛反复发作近 2 年，突发右眼视力下降 2 个月。患者 2005 年始口干，牙齿变黑碎裂脱落，未重视。2009 年 1 月感冒后出现双下肢无力，右下肢痛性痉挛，呕吐、大便失禁，当地医院诊为多发性硬化（MS），予甲泼尼龙冲击治疗好转，改为口服泼尼松，逐渐减量至停用。2011 年 2 月双下肢疼痛、发凉，再次用甲泼尼龙冲击和丙种球蛋白治疗后好转。两年内上述病情反复发生过 4 次。2011 年 10 月突发右眼视力明显下降，严重时无光感，再次用甲泼尼龙冲击治疗缓解。11 月初住北京某神经专科医院，仍诊断为 MS。11 月 21 日就诊于本院风湿免疫科。化验 ANA 1∶320；抗 SSA 抗体阳性，抗着丝点抗体阳性。ESR 7mm/h。唇腺活检：涎腺小导管扩张，导管周见散在及灶性淋巴细胞、浆细胞浸润。考虑干燥综合征合并视神经脊髓炎，给予口服泼尼松 70mg/d，规律减量；复方环磷酰胺 2 片，隔日 1 次；维生素 B₁、维生素 B₁₂、卡马西平等治疗。现视力模糊，视力下降，右眼视物如蚊虫飞动。双下肢无力，不耐久行。四肢麻木明显，午后左上肢和右下肢痉挛性疼痛，汗出多，夜尿 3~4 次。舌头开裂，吃带酸的水果舌头疼。舌红少苔，中间舌苔剥脱，脉沉细。辨证为肝肾阴虚，筋脉失养，瘀血阻络。治以滋补肝肾，养血荣筋，通络止痛。方用杞菊地黄丸加减：生地黄 30g，山茱萸 10g，生山药 15g，牡丹皮 10g，麦冬 10g，茯苓 15g，菊花 10g，枸杞子 10g，丹参 30g，茺蔚子 10g，肿节风 30g，络石藤 15g，白花蛇舌草 30g，鬼箭羽 15g，生甘草 6g。每日 1 剂，水煎服。

服用 2 月余，2012 年 2 月 28 日随诊。未再发作性眼痛，视力好转。肢体麻木减轻，但左侧肢体仍麻木，紧束感。臀部、阴道皮肤发红、疼痛，搔抓后有红色皮疹。失眠多梦，大便不畅。泼尼松减量至 15mg/d，吗替麦考酚酯胶囊（扶异）2 粒，每日 2 次。舌红苔黄腻，有瘀斑，脉沉细。证属血热血瘀，气血两燔。温清饮合白虎汤加减：黄芩 10g，黄连 5g，黄柏 10g，栀子 10g，当归 10g，赤芍 15g，生地黄 15g，桑叶 10g，菊花 10g，女贞子 10g，旱莲草 10g，桃仁 10g，红花 10g，牡丹皮 10g，牛膝 15g，生石膏（先煎）30g，知母 10g，红景天 15g，茺蔚子 10g，生甘草 6g。每日 1 剂，水煎服。

加减服药 2 月余，泼尼松减为 7.5mg/d；吗替麦考酚酯胶囊（扶异）改为甲氨蝶呤片 10mg/w。口干已不明显，视物较前清楚，仍下肢无力，后背和足心发凉怕冷，胃脘不适，大便不成形。舌紫暗，苔白腻，脉沉细。证属肝肾阴虚，阴损及阳，瘀血阻络。方用金匮肾气丸加桃红四物汤加减：熟地黄 15g，炒山药 10g，山茱萸 10g，牡丹皮 10g，茯苓 15g，桂枝 10g，黑附片（先煎）10g，川芎 10g，赤芍 15g，丹参 30g，桃仁 10g，红景天 15g，肿节风 30g，菊花 10g，茺蔚子 10g。

继续服用 50 余剂，视力进一步恢复，视物模糊减轻，偶有飞蚊现象，视野的范围窄。肢体的感觉也在恢复，但较为缓慢，二便和月经正常。舌红暗，苔薄白，脉沉细。随诊至 2013 年 4 月。视力基本恢复，肢体有力，无感觉障碍，除汗出后恶风，余无不适。泼尼松减为 5mg/d，甲氨蝶呤

10mg/w，维持，随诊 8 年，未再反复。

参考文献

［1］ Mauch E, Vlk C, Kratzsch G, et al. Neurological and neuropsychiatric dysfunction in primary Sjögren syndrome ［J］. Acta Neurologica Scandinavica，1994，89（1）：3-15.

［2］ Birnbaum J . Peripheral nervous system manifestations of Sjögren syndrome ［J］. The Neurologist，2010，16（5）：287-297.

［3］ 韩仲岩. 神经病学 ［M］. 北京：人民军医出版社，2001：205-206.

［4］ Delalande S, De S J, Fauchais A L, et al. Neurologic manifestations in primary Sjögren syndrome：a study of 82 patients ［J］. Medicine，2004，83（5）：280.

［5］ 费允云，吴迪，张奉春. 原发性干燥综合征的中枢神经系统病变 ［J］. 中华全科医师杂志，2006，5（2）：102-104.

［6］ 林玮，张文，赵岩，等. 原发性干燥综合征神经系统表现 ［J］. 第十七次全国风湿病学学术会议论文集，2012：66-67.

［7］ Belin C, Moroni C, Caillat-Vigneron N, et al. Central nervous system involvement in Sjögren's syndrome：evidence from neuropsychological testing and HMPAO-SPECT. Ann Med Interne（Paris）. 1999，150（8）：598-604.

［8］ 中国免疫学会神经免疫学分会，中华医学会神经病学分会神经免疫学组，中国医师协会神经内科分会神经免疫专业委员会. 中国视神经脊髓炎谱系疾病诊断与治疗指南 ［J］. 中国神经免疫学和神经病学杂志，2016，23（3）：155-166.

［9］ 刘铮，张文，周蕾. 原发性干燥综合征神经系统损害临床特点 ［J］. 天津医药，2019，47（5）：497-500.

［10］ Lafitte C, Amoura Z, Cacoub P, et al. Neurological complications of primary Sjögren syndrome ［J］. J Neurol，2001，248（7）：577-584.

［11］ Muscal E, Brey RL. Neurological manifestations of the antiphospholipid syndrome：risk assessments and evidence-based medicine. Int J Clin Pract. 2007；61（9）：1561-1568.

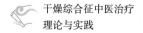
［12］ Li S Y, Gilbert M E, Chavis P S. Bilateral optic disk swelling plus ［J］. Survey of Ophthalmology, 2011, 57 （2）: 195-199.

［13］ Pittock S J, Weinshenke B G, Lucchinett C F, et al. Neuromyelitis optica brain lesions localized at sites of high aquaporin4 expression ［J］. Arch Neurol, 2006, 63: 964-968.

［14］ 赵岩, 罗研, 乔琳, 等. 原发性干燥综合征与视神经脊髓炎 ［J］. 中华风湿病学杂志, 2014, 18 （5）: 354-356.

第八节
干燥综合征血液系统受累的治疗

既往文献报道, 干燥综合征血液系统损害的发生率为 10%~24%, 可以表现为外周血的白细胞减少、血小板减少或贫血。一般影响一个系统, 两个或三个系统同时受累者较少。此外也有部分患者骨髓增生明显活跃, 粒、巨两系细胞成熟障碍, 或表现为骨髓增生异常综合征 （MDS）。还有并发纯红细胞再生障碍性贫血、嗜酸粒细胞增多、抗磷脂抗体综合征、冷球蛋白血症、多发性骨髓瘤 （MM）、恶性淋巴瘤 （ML） 等报道。国内李娅等通过对 2009 年 1 月—2011 年 11 月国内 16 家临床中心诊治的 595 例 pSS 患者分析, 发现血液系统受累率高达 35.1%, 其中青年起病者血液系统受累阳性率更高[1]。多数患者症状轻微, 或可能没有任何症状, 偶尔也有严重血小板减少导致出血的病例。

一、 临床表现与发病机制

（一） 贫血

SS 血液系统损害以慢性贫血最为常见, 大部分患者为正细胞正色素性贫血。除疾病本身所致贫血外, 少数患者还可合并自身免疫性溶血性贫血、再障、恶性贫血、骨髓增生异常综合征等。也有部分患者长期患病, 食欲及胃肠功能差, 继发缺铁性贫血、慢性萎缩性胃炎引起的营养性贫血、肾功能不全所致的肾性贫血等，这些原因也可与慢性病贫血合并存在。张幼莉[2]等报道 103 例 SS 贫血的发生率为 51%。Zhou 等[3]研究发现，贫血在 SS 患者的发生率为 34.1%，其中慢性病贫血（ACD）占 69%，自身免疫性溶血性贫血（AIHA）占 18%，缺铁性贫血（IDA）占 9%。

关于 SS 发生贫血的机制，研究显示 pSS 患者体内有多种自身抗体，贫血与免疫抗体介导的细胞破坏有关。如 Hara 等[4]研究发现抗红细胞生成素抗体对骨髓红细胞生成起抑制作用。Shinoda 等[5]报道抗红细胞抗体可影响有核红细胞的增殖分化。青玉凤等[6]认为 SS 贫血还与铁代谢紊乱导致的骨髓红系造血细胞功能异常、红系祖细胞进一步分化受抑制有关。SS 伴贫血者比不伴贫血者更易出现肾脏受累、皮肤血管炎、周围神经病变、抗核抗体、抗 SSA 抗体、抗 SSB 抗体、类风湿因子、冷球蛋白血症和低补体血症。

（二） 白细胞减少

约有 10%~30% 的 SS 患者白细胞低于正常值，25% 患者伴有嗜酸粒细胞或淋巴细胞增多，部分患者为重度白细胞减少。Baldini 等[7]分析 1115 例 SS 患者的资料，其中重度白细胞减少者占 14%。SS 白细胞减少的原因与抗 SSA 抗体、抗 SSB 抗体等自身抗体的产生、骨髓功能减低有关。部分 SS 患者以粒细胞减少症为首发表现，而缺乏典型口眼干燥等症状。程永静等[8]分析了 97 例 SS 患者的临床资料，发现白细胞减少者 47 例（48.5%），其抗 SSA 抗体阳性率高于无血液受损组，推测抗 SSA 抗体可能与 SS 的血液系统损害，特别是白细胞减少相关[9]。进一步研究认为已知 SS 患者的骨髓造血功能无明显异常，白细胞减少可能原因是由于免疫性抗体破坏引起。BritóZeron 等[10]也发现，300 例 SS 患者中免疫性粒细胞减少占 30%，同样与抗 SSA 抗体、抗 SSB 抗体阳性和低补体血症有关，并指出鉴于 SS 合并粒细胞减少的高发生率，以及粒细胞减少可致严重感染发生等临床意义，临床中应予以高度重视。同时此研究还通过 18 例的随访观察，发现粒细胞缺乏和肿瘤形成有关，部分 SS 合并粒细胞减少者会发展成大颗粒 T 细胞淋巴瘤。

（三） 血小板减少

SS 合并血小板减少很常见，并日益引起关注。国外报道发生率为 5%~15%，部分患者为重度血小板减少（血小板 $<20\times10^9$/L），其发生机制多以自

身免疫占主导作用。既往研究表明，SS 血小板计数减少者的血浆中存在自身抗体，且阳性率高于血小板计数正常的 SS 患者，推测抗血小板自身抗体在 SS 患者血小板计数减少的发病过程中发挥一定作用。抗血小板抗体是致使血小板破坏的重要抗体，它还可以直接和骨髓巨核细胞结合，影响其生长成熟，导致巨核细胞成熟和血小板生成障碍。国内张幼莉等[2]报道 SS 合并血小板减少的发生率为 23%。罗日强等[11]统计，以血小板减少为首发表现者占 SS 的 7.23%。文献显示，与血小板正常的患者相比，伴血小板减少的 SS 患者更易出现皮疹，抗 SSB 抗体、抗核抗体和类风湿因子等抗体的滴度和阳性率更高。SS 患者血小板减少主要与 B 细胞活跃产生大量抗血小板抗体有关，此外，部分合并自身免疫性肝硬化脾大、脾功能亢进患者也可出现血小板的消耗性减少。SS 合并血小板减少大部分为轻度，但少数严重血小板减少的患者可表现为皮肤黏膜出血，严重者内脏出血，甚至是脑出血，死亡率高。

（四） 淋巴增殖性疾病

研究报道，SS 合并淋巴瘤的比例高于普通人群。如伴有腮腺肿大、淋巴结肿大、白细胞降低等临床表现更易进展为淋巴瘤。[12-13]Ramos-Casals 等[14]对 1010 例 SS 患者分析发现，抗 SSA 抗体阳性、抗 SSB 抗体阳性、低补体血症、冷球蛋白血症患者更易发生血管炎和淋巴瘤。王立等[13]对 1980 年 1月—2010 年 8 月北京协和医院的 4502 例 SS 患者进行回顾性分析，合并恶性淋巴瘤（ML）的发生率仅为 0.38%。杨敏等[15]对 628 例 SS 患者进行了长达12 年的随访研究，其中有 16 例并发非霍奇金淋巴瘤（NHI），发生率为2.55%。而 Baldini 等[7]报道 SS 的 NHL 发生率为 4.5%，可见中国 pSS 合恶性淋巴瘤的发生率低于国外。但也有必要密切随诊，当出现腮腺、脾脏、淋巴结的持续肿大，并有咳嗽、呼吸困难、单侧的肺部肿块以及持续性的雷诺现象时，须警惕演变为恶性淋巴瘤。李艳秋等[16]回顾分析确诊 SS 合并淋巴瘤患者 12 例，特征性免疫学改变为高免疫球蛋白血症、低补体血症和 CD4T细胞减少。病理类型以 NHI 为主，其中弥漫大 B 细胞淋巴瘤最多。因此，当实验室检查时单克隆免疫球蛋白血症、巨球蛋白血症、混合性冷球蛋白血症、IgM 降低、β2 微球蛋白升高、RF 转阴也暗示着潜在的淋巴瘤可能。

SS 的血液系统损害，一方面白细胞减少可引起的继发呼吸道、泌尿道感染或血小板减少所致的出血病例增多，重症者可危及生命，另外 SS 血液系统损害可能发展为某系或全系血细胞的严重减少而掩盖 SS 的病情，从而延误其诊治。

SS 血液系统损害的西医治疗，个体化差别较大。轻症者可定期观察或对症治疗，如白细胞减少，无其他伴随症状，可予利可君、盐酸小檗胺片、地榆升白片等药物促进骨髓内粒细胞生长和成熟，但作用有限。血小板减少重症者需给予糖皮质激素及免疫抑制剂，严重者可予皮质激素冲击及大剂量免疫球蛋白静脉滴注。应用环孢素、他克莫司、吗替麦考酚酯、环磷酰胺等免疫抑制剂对于减少激素总用量，避免复发具有重要意义，但应定期监测血象、肝肾功能等药物不良反应，根据病情调整治疗方案。

二、 中医病因病机探讨

SS 血液系统损害常见乏力头晕，不耐劳累，容易感冒，自汗盗汗，心悸失眠，腰膝酸软，妇女月经量多，舌红少苔或舌体胖大齿痕，脉虚细无力等表现，可以按照中医"虚劳"或"虚损"治疗。其病位主要在肝肾和心脾，因病本于燥，阴精亏损，津液不足，素体肝肾阴虚，后天失养，阴虚累及于气，骨髓不充，气血生化乏源则血细胞减少；正气亏损，无力抗邪则反复易感燥热毒邪。粒细胞减少或长期应用糖皮质激素等治疗容易导致感染，出现发热、咽痛、咳嗽咳痰等症状又应归于"外感热病"的范畴。如继发血小板减少引起各部位出血，又可归为"血证"。阴虚火旺，血热妄行或心脾两虚、气不摄血则多种部位出血，如牙龈出血、皮肤黏膜紫癜或妇女月经过多等。病机多为虚实夹杂，虚中夹实。肾为先天之本，肾藏精，主骨生髓；脾为后天之本，气血生化之源，培补脾肾是治疗 SS 血液系统损害的根本治法。

SS 合并血液系统损害的治疗血小板减少最为重要，目前无论中医或西医，都是很棘手难题。个体病情差异很大，有些患者血小板 $<10\times10^9/L$，也没有出血倾向，有些血小板 $50\times10^9/L$ 即可见到皮下出血；有些患者仅仅化验血小板减少，临床症状不多，或无证可辨；有些患者经大剂量糖皮质激素治疗后，经常出现与原来病情不相符合的中医证候。笔者认为治疗要辨证结合辨病，凡是未经西医糖皮质激素和免疫抑制剂治疗者，多见气血两虚证治以圣愈汤或十全大补汤加味。如由于长期、大量应用糖皮质激素治疗后耗伤阴津，导致阴虚肾亏，阴不制阳，虚火上炎，阴虚火旺者，治用知柏地黄汤加味。也有患者牙龈、皮下出血明显，必须急则治其标，辨别寒热虚实：如

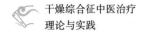
血热妄行者用犀角地黄汤加清热解毒止血药；如脾不统血者用黄土汤合理中丸加减。治疗时要兼顾瘀血和热毒，主方中加入活血化瘀和清热解毒药可以提高疗效。故凡血小板减少者必加肿节风 30g、卷柏 10g。经药理研究，此二药能够清热解毒，养血活血，抑制免疫过亢对血小板的破坏。

三、 辨证论治

（一） 气血两虚

症见起病缓慢，面色萎黄，头晕乏力，低热，心慌气短，失眠多梦，或四肢倦怠，腰膝酸软，妇女可见月经量多色淡，经期延长。舌质淡胖边有齿痕，脉细弱无力。治以益气养血，健脾摄血，方用圣愈汤、十全大补汤加鸡血藤 30g，枸杞子 10g，菟丝子 15g，续断 15g，山药 10g，黄精 15g，红景天 15g 等。

合并贫血者加阿胶（烊化）10g，龙眼肉 10g；合并血小板减少加肿节风 30g，卷柏 10g；皮肤紫癜加茜草 10g、侧柏叶炭 15g。

【治验举例 1】

孙某，女，45 岁。就诊时间：2015 年 3 月 16 日。主诉：乏力、月经量多伴白细胞减少、贫血 3 年。病史：2012 年因乏力，月经量多，当地化验血常规 WBC $3.02×10^9/L$，HGB 98g/L，PLT 正常，未正规诊治。2012 年多次复查血常规 WBC $2.79～4.16×10^9/L$，HGB 100～114g/L，PLT 正常。ANA 1∶320；SSA 阳性，IgG 17.4g/L，口腔科、眼科检查支持 SS。当地医院给予甲泼尼龙 4mg，每日 2 次；羟氯喹 0.2g，每日 2 次；利可君治疗 1 个月，乏力头晕好转。2013 年 10 月来本院风湿免疫科复查血 WBC $2.82×10^9/L$，HGB 100g/L。给予甲泼尼龙 40mg/d；白芍总苷胶囊 0.6g，每日 2 次，治疗 1 年，白细胞接近正常后甲泼尼龙减至 12mg/d，逐渐停用。继之白细胞又下降，就诊于中医。现口服羟氯喹 0.2g，每日 2 次；白芍总苷胶囊 0.6g，每日 2 次。半月前化验血 WBC $3.05×10^9/L$，HGB 93g/L。自觉乏力明显，咽痒干咳，失眠多梦，皮肤干燥，月经正常。舌暗红胖大，苔白腻，脉细弦。辨证为气血两虚，血虚风燥，治以益气养血，疏风润燥，方用圣愈汤合滋燥养荣汤加减：生黄芪 30g，党参 10g，当归 10g，白芍 15g，生地黄 15g，熟地黄 10g，川芎 10g，黄芩 10g，防风 10g，秦艽 10g，旱莲草 10g，女贞子 10g，徐长卿 10g，牡丹皮 10g，制首乌 10g，仙鹤草 30g，石韦 15g，炙甘草 6g。

服用 1 个月，乏力缓解，皮肤瘙痒好转，自行停用西药，复查血 WBC $3.24×10^9$/L，HGB 94g/L。因月经量多，易方用圣愈汤加桑寄生 20g，续断 15g，菟丝子 10g，牡丹皮 10g，茜草 10g，乌贼骨 15g，生蒲黄（包煎）10g，荆芥炭 10g，艾叶炭 10g，炮姜炭 10g，红景天 15g，石见穿 15g，炙甘草 6g。

加减调治 1 年余，复查血 WBC $3.62×10^9$/L，HGB 100g/L。再用补中益气汤合萆薢分清饮、当归芍药散加减服用 3 个月，复查血 WBC $3.35×10^9$/L，HGB 127g/L。2017 年 6 月将原方加工配制水丸，每次 6g，每日 3 次口服，巩固疗效。2017 年 12 月复查血 WBC $4.44×10^9$/L，HGB 137g/L。病情稳定，仍在随诊治疗。

【治验举例 2】

李某，女，42 岁。2014 年 7 月 18 日就诊。主诉：发现血小板减少 2 月余。患者今年 5 月体检发现血小板 $64×10^9$/L，以后多次在 42~82×10^9/L。6 月 20 日住当地医院化验血小板 $80×10^9$/L，ANA、抗 SSA 抗体阳性。骨髓穿刺：粒系、红系增生活跃，血小板少见。诊断为 SS 继发血小板减少，拟用激素治疗被拒绝，2 周前化验 WBC $5.41×10^9$/L，HGB 128g/L，PLT $74×10^9$/L。眼科、口腔科检查支持 SS。现口眼干燥，皮肤干燥，关节疼痛，乏力失眠，纳差便溏。下肢沉重，双下肢触碰后易瘀斑，月经量少。舌胖红少津，苔薄白，脉细滑。辨证为气血两虚，血热妄行。方用圣愈汤合犀角地黄汤加减：生黄芪 30g，党参 10g，当归 10g，熟地黄 10g，白芍 10g，川芎 6g，生地黄 10g，水牛角粉（包煎）6g，牡丹皮 10g，肿节风 30g，卷柏 10g，炒白术 10g，石菖蒲 10g，远志 10g，女贞子 10g，旱莲草 10g，炙甘草 6g。

服用 1 个月，复查血小板 $115×10^9$/L。关节疼痛减轻，大便改善。仍口眼干燥，鼻干，睡眠不好。守方去石菖蒲、远志、女贞子加茯苓 15g，大青叶 10g，菟丝子 15g，鸡血藤 30g，石斛 20g。

再服 1 个月，口眼干燥减轻，乏力好转，化验血小板 $131×10^9$/L。以上方加减治疗至 2015 年 1 月 8 日。诸证告愈，多次血小板 114~125×10^9/L，随诊至今，未再复发。

（二）脾胃气虚

症见口眼干燥，乏力不耐劳累，容易感冒，时或低热，头晕自汗，纳差脱发，血压偏低，大便不成形，舌淡，舌体胖大少苔，脉虚大无力或沉细。

治以补益脾胃，方用补中益气汤合生脉散加白芍 10g，枸杞子 10g，菊花 10g，黄精 10g。口眼干燥明显加石斛 20g，天花粉 30g；白细胞减少加仙鹤草 30g，女贞子 15g，石韦 15g；大便不成形加藿香 10g，干姜 6g。

【治验举例 1】

李某，女，28 岁。就诊时间：2012 年 10 月 30 日。主诉：反复发热 10 个月，白细胞减少 5 个月。患者 2011 年 12 月感冒后高热，体温 39.2℃，先后住多家医院用各种抗生素治疗无效，并出现低蛋白血症及低钾，胸腔积液。骨髓穿刺诊断为"组织细胞增生症"。2012 年 1 月经当地医院应用甲泼尼龙治疗，体温恢复正常。2012 年 4 月停用激素。5 月 10 日感冒后低烧 37.3℃，化验 WBC $3.08×10^9$/L，中性粒细胞低于正常值。服用中药 20 天体温正常。7 月末再次发热两周，经用激素治疗 4 天体温控制。其后反复低热至今。1 周前本院化验 WBC $3.12×10^9$/L，ANA、抗 SSA 抗体、Ro-52 阳性；IgG17.7g/L，口腔科、眼科检查支持 SS 诊断。西医与口服羟氯喹和白芍总苷胶囊，并就诊于中医。现症：间断低热，体温 37.2～37.5℃，口眼干燥不明显，乏力，不耐劳累，易感冒，恶风，多梦。舌胖大齿痕，苔薄白，脉沉细。辨证为脾胃气虚，营卫不和。方用补中益气汤合桂枝汤加减：生黄芪 30g，党参 10g，炒白术 10g，升麻 6g，柴胡 10g，当归 10g，陈皮 10g，桂枝 10g，白芍 10g，牡丹皮 10g，黄芩 10g，菊花 10g，炙甘草 5g，大枣 5 枚。

服药 7 剂，大便溏稀，每日 2 次。嘱停用白芍总苷胶囊，原方加干姜 10g，炒山药 10g，再服 7 剂，大便成形，多梦好转。再服半个月，低热好转，体温 37℃ 左右，自觉精神体力均好转和恢复，复查 WBC $3.56×10^9$/L，以后以本方加减治疗 1 年余，诸证告愈。改为补中益气丸 6g，每日 2 次；加味逍遥丸 6g，每日 2 次，间断服用。2013 年 12 月复诊，自我感觉良好，感冒次数明显减少，复查 WBC $3.83×10^9$/L，IgG 17.4g/L。2017 年 4 月正常妊娠，顺利产子。

【治验举例 2】

李某，女，36 岁。2018 年 4 月 24 日就诊。主诉白细胞减少 6 年，双眼干燥 4 个月。2018 年 1 月当地化验 ANA、SSA、SSB 均阳性，唇腺活检确诊为 pSS。白细胞一般 $2.3～3.0×10^9$/L，口服羟氯喹、利可君治疗。现 WBC $3.50×10^9$/L，IgG 17.7g/L。现头昏头沉，眼干明显，失眠健忘，乏力耳鸣，小手指麻木，腰疼尿频。舌胖大齿痕，苔薄白，脉沉细。证属脾胃气虚，肝肾不足，治以补中益气，补益肝肾，方用补中益气汤加女贞子、旱莲草、枸杞子、菊花、密蒙花各 10g，石斛 20g，仙鹤草 30g。服药 2 个月，乏力眼干减轻，复查 WBC $3.11×10^9$/L。守方加减继续服药半年，诸症明显缓解，复查 WBC $4.29×10^9$/L。守方加麦冬、五味子、阿胶、香附、红花、白芷，加工配制水丸，每次 6g，每日 2 次，常服巩固疗效。半年后随诊，化验白细胞正常，IgG 14.6g/L，病情稳定。

（三） 阴虚内热

症见病程日久，反复发作。由于长期、大量使用糖皮质激素治疗后耗伤阴津，导致阴虚肾亏，阴不制阳，虚火上炎，可见燥热面红，颜面痤疮，口干咽燥，头晕目眩，耳鸣，腰膝酸软，烦躁易怒，失眠盗汗，舌红少津或无苔，脉细数等一派阴虚火旺之象。治以滋阴降火、清热凉血。方用知柏地黄汤加减：生地黄 30g，山茱萸 10g，生山药 10g，茯苓 15g，牡丹皮 10g，泽泻 15g，知母 10g，黄柏 10g，地骨皮 10g，秦艽 10g，生甘草 10g。

口眼干燥加北沙参 15g，石斛 20g；燥热多汗加地骨皮 10g，炙鳖甲（先煎）15g；急躁易怒加柴胡 10g，白芍 10g；面部痤疮加苦参 10g，丹参 30g；月经过多加荆芥炭 10g，艾叶炭 10g。

【治验举例 1】

柴某，女，32 岁。2013 年 10 月 19 日就诊。主诉：皮肤紫癜、月经量多伴血小板减少 4 个月。患者今年 6 月发现皮下出血点和紫癜，月经量多，6 月 27 日化验 WBC $6.27×10^9$/L，HGB 116g/L，PLT $17×10^9$/L。住当地医院化验 ANA 1∶320；抗 SSA 抗体、抗 SSB 抗体均阳性，ESR 69mm/h；IgG 26.4g/L。骨髓穿刺检查正常，诊断为 SS 合并血小板减少，给予丙种球蛋白冲击治疗 4 天，以后口服泼尼松 40mg/d，硫酸羟氯喹 0.2g，每日 2 次；吗替麦考酚酯（扶异）1g/d 治疗。多次化验 PLT>$200×10^9$/L。现服用泼尼松 17.5mg/d，酸羟氯喹 0.2g，每日 2 次；吗替麦考酚酯（扶异）1g/d 治疗。因有生育要求，求治于中医。患者库欣综合征面容，口干眼干，失眠多梦，手足心热，偶有乏力，白带量多偏黄，大便干燥，舌红苔薄白，脉细滑。辨证为阴虚内燥，血热妄行。治以滋阴降火，凉血清热，方用知柏地黄丸合犀角地黄汤加减：生地黄 30g，山茱萸 10g，生山药 10g，土茯苓 30g，牡丹皮 10g，泽泻 10g，水牛角粉（包煎）10g，赤芍 10g，肿节风 30g，卷柏 10g，凤尾草 15g，柴胡 10g，黄芩 10g，女贞子 15g，生黄芪 15g，生甘草 6g。每日 1 剂，水煎服。

服药 2 月余，诸证消失，曾有过 1 次腮腺肿大，口唇脱皮，2 天后消退。化验 PLT 219×10^9/L，ESR 7mm/h；IgG 11.9g/L。泼尼松减为 10mg/d，吗替麦考酚酯（扶异）1g /d。调整处方：生地黄 15g，熟地黄 10g，天冬 10g，麦冬 10g，连翘 10g，黄芩 10g，石斛 20g，玄参 15g，枳壳 10g，肿节风 30g，卷柏 10g，天花粉 30g，秦艽 10g，防风 10g，生甘草 6g，30 剂。

2014 年 1 月 15 日停用吗替麦考酚酯（扶异），3 月 30 日泼尼松减为 7.5mg/d。4 月 13 日化验 WBC 5.41×10^9/L，HGB 124g/L，PLT 191×10^9/L。略感乏力，口唇干燥，又感手足心热。调整处方：生地黄 15g，山茱萸 10g，生山药 10g，牡丹皮 10g，茯苓 15g，石斛 20g，天花粉 30g，黄芩 10g，白芍 15g，水牛角粉（包煎）6g，枳壳 10g，肿节风 30g，卷柏 10g，生甘草 6g。30 剂，水煎服。嘱停用羟氯喹。2014 年 8 月 9 日随诊，一直服用泼尼松 7.5mg/d 至今。7 月 28 日化验 WBC 6.47×10^9/L，HGB 119g/L，PLT 210×10^9/L。病情稳定。

【治验举例 2】

陈某，女，21 岁。就诊时间：2013 年 6 月 21 日。主诉：双下肢紫癜反复发作伴血小板减少 1 年半。患者 2012 年 5 月双下肢出现紫癜样皮疹，化验血小板 20～80×10^9/L。用丙球蛋白和地塞米松冲击治疗后血小板上升至 133×10^9/L。激素减量至 10mg/d，2012 年 10 月化验血小板为 17×10^9/L。骨髓穿刺检查正常。当地医院大剂量激素冲击治疗后血小板正常，但面部痤疮明显。2012 年 12 月 10 日本院化验 WBC 14.64×10^9/L，HGB 103g/L，PLT 168×10^9/L。ANA 1∶320；抗 SSA 抗体、抗 SSB 抗体均阳性，IgG 23.7g/L，肝肾功能正常。口服泼尼松 15mg/d，来氟米特片 10mg/d 治疗。2013 年 4 月摔倒后 PLT 降至 26×10^9/L。2013 年 4 月 15 日住某三甲医院诊断 SS 可能性大，予口服泼尼松 15mg/d、来氟米特片 10mg/d 治疗。现症：库欣氏面容，手足心热，月经量少，面红汗出，痤疮多，大便不成形。舌胖大齿痕，苔薄白，脉细滑。辨证为阴虚火旺，血热妄行，治以滋阴降火，凉血清热。方用知柏地黄丸加味：生地黄 30g，山茱萸 10g，山药 10g，土茯苓 30g，牡丹皮 10g，泽泻 10g，知母 10g，黄柏 10g，生黄芪 30g，当归 10g，肿节风 30g，卷柏 10g，土茯苓 30g，三七粉（分冲）3g，炮姜炭 6g，生甘草 6g。

服用 1 个月，未再紫癜，痤疮仍多，手足心热，月经量少。守方去生黄芪、当归、三七粉加黄芩、苦参、皂角刺、水牛角粉（包煎）各 10g，赤芍 15g，金银花、丹参各 30g，再服 30 剂，面部痤疮明显减少，大便不成形，每日 2~3 次，今化验 WBC 5.4×10⁹/L，HGB 121g/L，PLT 95×10⁹/L。泼尼松减为 17.5mg/d。证治同前，方用温清饮合犀角地黄汤加减：黄芩 10g，黄连 6g，黄柏 10g，炒栀子 10g，当归 10g，白芍 10g，生地黄 15g，川芎 10g，水牛角粉（包煎）10g，牡丹皮 10g，苦参 10g，皂角刺 10g，石上柏 10g，肿节风 30g，丹参 30g，炮姜炭 6g，生甘草 6g。

再服 20 剂。复查 WBC 6.4×10⁹/L，HGB 118g/L，PLT 94×10⁹/L。肝功能 ALT 66U/L，AST 41U/L，GGT 60U/L。因出国求学，嘱停用来氟米特片，将原方加凤尾草、地丁，配制丸药长期服用。随诊至 2014 年 6 月 2 日，复查 PLT 144×10⁹/L。口服泼尼松 10mg/d 维持治疗，无明显不适。

（四） 血热妄行

症见血小板减少，肌肤紫斑以下肢最为多见，形状不一，大小不等，可融合成片，色泽新鲜，触碰后明显，或牙龈出血，或妇女月经过多，口干思饮，心烦失眠，手足心热，便秘尿黄，舌红苔黄少津，脉细数。治以滋阴清热，凉血化瘀。方用犀角地黄汤加玄参 15g，麦冬 10g，生槐花 15g，旱莲草 10g，茜草 10g，生蒲黄（包煎）10g，大青叶 15g，三七粉（分冲）3g，肿节风 30g，卷柏 10g，生甘草 6g。

如兼见外感风热，咽痛咳嗽，发热汗出，加金银花 30g，连翘 10g，板蓝根 15g，大便秘结、烦热面赤加生大黄 5g，决明子 15g。

【治验举例】

周某，女，23 岁。2012 年 8 月 1 日就诊。主诉：双下肢紫癜疹伴血小板减少反复发作 5 年。患者 2007 年 7 月出现双下肢皮肤紫癜疹，化验血 WBC 3.72×10⁹/L，HGB 125g/L，PLT 40×10⁹/L。当地医院检查 ANA 1∶160；抗 SSA 抗体、抗 SSB 抗体均阳性；IgG 22.4g/L。唇腺活检示有灶性淋巴细胞浸润。骨髓穿刺示血小板散在减少。诊断为 SS 合并血小板减少。口服泼尼松和硫酸羟氯喹片治疗后血小板可上升至正常，紫癜消退，但 20 天左右血小板又逐渐下降至 30~40×10⁹/L；持续 1 周后自行恢复到 100×10⁹/L 以上。近 1 个月多次化验血小板 27~89×10⁹/L。7 月 27 日化验血小板 27×10⁹/L。现双下肢皮肤偶有出血点。平素手足不温，舌淡红，苔薄白，脉沉细。辨证为肝肾阴虚，血热妄行。治以滋补肝肾，凉血止血。并嘱停用所有西药。方用犀角地黄汤合六味地黄丸加减：水牛角粉（包煎）6g，生地黄 15g，赤芍 15g，大青叶 15g，熟地黄 15g，山茱萸 10g，炒山药 10g，牡丹皮 10g，肿节

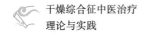

风 30g，卷柏 10g，生甘草 6g。服用半个月，血小板上升至 50~63×10⁹/L。

加减再服 50 天，血小板周期性减少，但每次的最低值控制在 70×10⁹/L 左右，然后又升至正常值。近查血小板 150×10⁹/L；因为白细胞有时候低到 3.2×10⁹/L 左右。调整处方如下：熟地黄 15g，山茱萸 10g，炒山药 10g，牡丹皮 10g，土茯苓 30g，生地黄 15g，赤芍 15g，水牛角粉（包煎）6g，生黄芪 30g，肿节风 30g，卷柏 10g，女贞子 15g，石韦 15g，生甘草 6g。每日 1 剂，水煎服。

2013 年 4 月随诊，病情稳定，复查白细胞 3.8×10⁹/L；血小板 188×10⁹/L。配制中药丸药巩固：生熟地各 60g，山茱萸 30g，山药 60g，牡丹皮 30g，枸杞子 30g，杜仲 30g，茯苓 50g，生黄芪 100g，女贞子 50g，肿节风 100g，赤芍 50g，卷柏 50g，水牛角粉（包煎）30g，柴胡 30g，红景天 30g，鸡血藤 30g，楮实子 30g，阿胶 30g，三七 30g，炙甘草 20g。诸药共研细末，炼蜜为丸，每丸重约 9g，每次 1 丸，每日 3 次。

服用至 2013 年 11 月 25 日，血小板稳定在 140~150×10⁹/L。复查 ESR 16mm/h；IgG 20.5g/L，IgA 3.96g/L。下肢紫癜疹未再发生，无特殊不适。

（五）　脾肾阳虚

症见畏寒肢冷，神疲健忘，腰酸腰痛，关节酸痛，食少便溏，妇女带下清稀色白，月经量多。舌淡胖苔白滑，脉虚弱无力。

治以培补元气，补肾填精，以促气血化生，方用大补元煎加减：党参 10~30g，炒山药 15g，熟地黄 15~30g，杜仲 15g，当归 10g，山茱萸 10g，枸杞 10g，炙甘草 6g。随证加巴戟天 10g，淫羊藿 10g，炮姜炭 10g，鹿角霜（先煎）10g。

【治验举例】

刘某，女，34 岁。就诊时间：2017 年 7 月 7 日。主诉：发现血小板减少、月经量多半年余。患者 2016 年 10 月行结肠癌手术切除，术后化疗 5 次，2016 年 12 月出现血小板持续减少，最低 7×10⁹/L，当地骨髓穿刺正常，使用血小板生成素（TPO）治疗无效。6 月 9 日北京某三甲医院风湿科化验 WBC 2.98×10⁹/L，HGB 91g/L，PLT 9×10⁹/L；ANA、抗 SSA 抗体阳性；IgG 33.4g/L。考虑 SS 可能性大，给予输血小板 1 单位治疗，血小板暂时上升。2017 年 4 月行盆腔包裹性积液囊壁切除术后血小板持续减少。间断应用丙种球蛋白输注，每周输血小板 1 单位维持。现服用羟氯喹、白芍总苷胶囊治疗。

刻下乏力倦怠，面色苍白，皮肤间断出血点，碰后易出现瘀斑。月经量多，持续 7 天，伴大血块，末次月经 7 月 4 日。6 月 23 日盆腔 B 超：右附件区 6.4cm×4.5cm×4.05cm 大小不清晰囊性回声。舌淡胖齿痕，苔薄白，脉细滑。辨证为脾肾两虚，冲任不固。治以培补脾肾，固摄冲任，方用圣愈汤加味：生黄芪 30g，党参 15g，熟地黄 15g，当归 10g，白芍 10g，荆芥炭 10g，艾叶炭 10g，棕榈炭 15g，续断 15g，桑寄生 20g，菟丝子 15g，阿胶珠 10g，海螵蛸 15g，茜草 10g，炮姜炭 10g，牡丹皮 10g，三七粉（分冲）3g，肿节风 30g，卷柏 10g，石见穿 30g，炙甘草 5g。每日 1 剂，水煎服。

二诊：2017 年 7 月 20 日。今化验 WBC $4.31×10^9$/L，HGB 107g/L，PLT $33×10^9$/L。无明显皮肤出血点。仍每周输血小板 1 单位。证属脾肾阳虚，冲任不固，守方去掉棕榈炭、三七粉、茜草加黑附片（先煎）10g，伏龙肝（先煎）30g，白术 10g。10 剂，水煎服。

三诊：2017 年 8 月 10 日。化验 WBC $3.49×10^9$/L，HGB 100g/L，PLT $20×10^9$/L。每周输血小板 1 单位。口服羟氯喹、白芍总苷胶囊。月经 8 月 1 日来潮，持续 10 天，量多大血块，乏力纳差，胃胀便溏，入睡困难。守方去黑附片、白术加紫石英（先煎）30g。30 剂。水煎服。

四诊：2017 年 9 月 5 日。月经 8 月 30 日来潮，量减少，但持续半个月。9 月 2 日血小板减少至 $8×10^9$/L。当天急诊输血小板 1 单位，2 天后上升 $17×10^9$/L。近 1 月腹痛，当地 B 超：右附件 5.4cm×4.77cm 混合回声；左附件囊实性包块 6.0cm×4.1cm 无回声。今化验 WBC $3.44×10^9$/L，HGB 87g/L，PLT $17×10^9$/L。乏力倦怠，小腹隐痛，舌淡暗少苔，脉沉细。证属脾肾阳虚，冲任不固，方用黄土汤合当归芍药散加减：伏龙肝（先煎）30g，黑附片（先煎）10g，炒白术 10g，黄芩 10g，生地黄 15g，阿胶（烊化）10g，当归 10g，白芍 10g，川芎 10g，莪术 10g，皂角刺 10g，生蒲黄（包煎）10g，延胡索 15g，生薏苡仁 30g，肉桂 5g，三七粉（分冲）3g，水牛角粉（包煎）6g，肿节风 30g，卷柏 10g。14 剂，水煎服。西药加用甲泼尼龙 12mg/d。

五诊：2017 年 9 月 19 日。仍每周输 1 单位血小板，化验 PLT $32×10^9$/L。月经淋漓不止，乏力头晕。舌胖大齿痕，苔薄白，脉沉细。9 月 2 日 B 超：右附件区 5.44cm×4.7cm 混合回声。证治同前，方用大补元煎、犀角地黄汤合寿胎丸加减：熟地黄 15g，生地黄 15g，山茱萸 15g，山药 10g，党参 15g，水牛角粉（包煎）15g，白芍 15g，牡丹皮 10g，菟丝子 15g，续断 10g，桑寄生 20g，阿胶（烊化）10g，皂角刺 10g，莪术 10g，生薏苡仁 30g，石见穿 30g，肿节风 30g，卷柏 10g，红景天 15g，白术 10g，陈皮 10g，炙甘草 6g。20 剂，水煎服。

六诊：2017 年 10 月 10 日。每隔 2 周输 1 单位血小板。PLT 15～18×10⁹/L。HGB 92g/L。较前有力，无皮下出血。月经量多，或淋漓不净，20 天干净。舌淡暗，脉沉细。守方加生黄芪 30g，再服 1 个月。

七诊：2017 年 11 月 14 日。现每隔 3 周输 1 单位血小板。PLT 34～36×10⁹/L。HGB 102g/L。IgG 15.2g/L。月经量减少，持续 18 天干净。乏力、不耐劳累，未发紫癜，纳差恶心。口服甲泼尼龙 8mg/d。复查 B 超：右附件区 3.5cm×2.6cm 混合低回声。治以益气养血，培补脾肾，固摄冲任，处方：生黄芪 30g，党参 10g，熟地黄 30g，当归 10g，白芍 15g，菟丝子 15g，桑寄生 20g，荆芥炭 10g，艾叶炭 10g，生蒲黄（包煎）10g，牡丹皮 10g，茜草 15g，乌贼骨 15g，肿节风 30g，卷柏 10g，陈皮 10g，砂仁 5g，生甘草 10g。30 剂，水煎服。

八诊：2017 年 12 月 12 日。近 1 个月未再输血小板，月经也没有来潮。复查 PLT 40×10⁹/L。HGB 110g/L。乏力、失眠。守方加莪术 10g，皂角刺 10g，再服 30 剂。

九诊：2018 年 1 月 16 日。已经 2 个月未再输血小板。今复查 PLT 57×10⁹/L。HGB 116g/L。B 超：右附件区 4.8cm×4.5cm 混合低回声，有分隔。月经正常来潮，量不多，5 天干净。乏力失眠，余无不适。口服甲泼尼龙 8mg/d。舌淡红，苔薄白，脉沉细。补中益气汤和当归芍药散加减：生黄芪 30g，党参 15g，白术 10g，升麻 5g，柴胡 10g，当归 10g，陈皮 10g，白芍 15g，川芎 10g，茯苓 30g，泽泻 15g，莪术 10g，皂角刺 10g，生薏苡仁 30g，石见穿 30g，肿节风 30g，茜草 10g，卷柏 10g，炙甘草 6g。40 剂，水煎服。

十诊：2018 年 2 月 27 日。月经来潮，5 天干净。复查 PLT 76×10⁹/L。HGB 122g/L。无特殊不适。证治同前：生黄芪 30g，党参 10g，生地黄 30g，当归 15g，白芍 15g，菟丝子 15g，桑寄生 20g，荆芥炭 10g，艾叶炭 10g，生蒲黄（包煎）10g，牡丹皮 10g，茜草 15g，肿节风 30g，卷柏 10g，陈皮 10g，莪术 10g，皂角刺 10g，生薏苡仁 30g，石见穿 30g。每日 1 剂，水煎服。以上方为主加减治疗 3 个月。血小板恢复正常。随诊 3 年，未再反复。

（六）燥毒蕴结

证口眼干燥，浅表淋巴结肿大，日久不消。腮腺肿痛反复发作，甚至形成硬结，或颌下腺肿大硬结，或伴反复发热，咽痛，口腔溃疡，口鼻气热，大便干燥，尿黄。舌红无苔或苔黄燥裂，脉细滑。多见于 SS 并发淋巴瘤患者。

治以润燥解毒，活血散结。方用柴芩升降散合增液汤加减：柴胡 10g，黄芩 10g，白僵蚕 10g，蝉蜕 10g，姜黄 10g，熟大黄（后下）6g，龙葵 15g，草河车 10g，山慈菇 10g，土贝母 10g，夏枯草 10g，生地黄 10g，麦冬 10g，玄参 15g，生甘草 6g。

发热、腺体红肿热痛明显加金银花 30g，连翘 10g，板蓝根 15g；口干思饮加天花粉 30g，生牡蛎 30g；腺体肿大，扪之发硬加皂角刺 10g，鬼箭羽 15g，昆布 10g；肝脾肿大加莪术 10g，石见穿 30g，预知子 15g。

【治验举例】

辛某，女，49 岁。就诊时间：2017 年 8 月 16 日。主诉：口眼干燥 8 年，甲状腺肿瘤切除术后 5 年，肝功能异常 3 年。8 年前出现口眼干燥，进干食用水送，龋齿多，未予重视。2012 年当地医院行甲状腺肿瘤切除术，病理报告为非霍奇金淋巴瘤，术后用利妥昔单抗治疗 4 程，病情控制停药。2014 年化验 ANA、SSA、SSB、Ro－52 均阳性，RF 358U/L。WBC 3.27×10^9/L，HGB 120g/L，PLT 76×10^9/L。诊断为 SS，用甲泼尼龙 40mg/d、羟氯喹治疗半年停药。同时发现肝功能异常，加熊去氧胆酸、复方甘草酸苷片、双环醇等保肝治疗，肝功能时有反复。1 周前化验 WBC 3.02×10^9/L，HGB 124g/L，PLT 120×10^9/L。肝功能：ALT 118U/L，AST 138U/L。ESR 58mm/h，IgG 34.4g/L，IgA 1.6g/L，IgM 5.56g/L。现症：口眼干燥，腮腺反复肿大，烘热汗出，手足心热，失眠手麻，二便如常，绝经 2 年。舌红无苔干燥，脉沉细。辨证为肝肾阴虚，燥毒蕴结，治以润燥解毒，养阴散结，方用柴芩升降散加减：柴胡 10g，黄芩 10g，白僵蚕 10g，蝉蜕 10g，姜黄 10g，天花粉 30g，玄参 15g，土茯苓 30g，土贝母 10g，茵陈 30g，凤尾草 15g，草河车 10g，虎杖 15g，酸枣仁 15g，生甘草 6g。30 剂，水煎服。并嘱停用熊去氧胆酸、复方甘草酸苷片、双环醇，改为口服甘草酸二铵肠溶胶囊（天晴甘平）10mg，每日 3 次；多烯磷脂酰胆碱胶囊（易善复）2 粒，每日 3 次。

二诊：2017 年 9 月 20 日。服药 1 个月，口眼干燥减轻，晨起痰多，下肢无力，舌红干燥无苔，脉沉细。复查 WBC 3.23×10^9/L，HGB 132g/L，PLT 116×10^9/L。肝功能：ALT 73U/L，AST 74U/L，GGT 120U/L，ALP 216U/L。ESR 36mm/h，IgG 41.9g/L，IgA 1.19g/L，IgM 5.47g/L。证治同前，

方用小柴胡汤合甘露饮加减：柴胡 10g，黄芩 10g，生地黄 15g，熟地黄 10g，天冬 10g，麦冬 10g，枳壳 10g，石斛 20g，枇杷叶 10g，茵陈 30g，凤尾草 15g，垂盆草 15g，石见穿 30g，生甘草 6g。并加服泼尼松龙 15mg/d，以后每月递减 5mg。

三诊：2017 年 11 月 22 日。口眼干燥不明显，腮腺间断肿痛，烘热汗出，偶有咽痒干咳，舌红无苔，脉沉细。现口服泼尼松龙 5mg/d，甘草酸二铵肠溶胶囊（天晴甘平）和多烯磷脂酰胆碱胶囊（易善复）。半月前复查血常规正常。肝功能：ALT 14U/L，AST 23U/L，GGT 78U/L，ALP 104U/L。IgG 21.8g/L，IgA 1.56g/L，IgM 3.60g/L。守方去石斛、枇杷叶、垂盆草加白僵蚕 10g，蝉蜕 10g，龙葵 15g，红景天 15g，玄参 15g，土贝母 10g，皂角刺 10g，再服 60 剂。

四诊：2018 年 1 月 17 日。复查肝功能除了 GGT 82U/L，其他均正常。IgG 18.2g/L，IgA 1.46g/L，IgM 3.81g/L。近 1 周感冒后低热、咽干咳嗽，痰黄不爽，腮腺肿痛，乏力纳差。舌红少苔，脉细滑。处方：柴胡 10g，黄芩 10g，法半夏 10g，北沙参 15g，杏仁 10g，白芍 10g，忍冬藤 30g，连翘 10g，板蓝根 15g，天花粉 30g，蝉蜕 6g，龙葵 15g，土贝母 10g，玄参 15g，冬瓜子 30g，炙甘草 6g。14 剂。

五诊：2018 年 3 月 21 日。感冒咳嗽已愈。停用保肝西药 1 个月，复查肝肾功能、甲状腺功能均正常。WBC 2.71×10⁹/L，HGB 139g/L，PLT 129×10⁹/L。IgG 19.1g/L，IgA 1.44g/L，IgM 4.65g/L。B 超示：胆囊炎。现严重失眠，口干，眼干目胀，右上腹疼痛，大便干燥，舌红苔黄，脉弦滑。辨证为肝肾阴虚，肝胆湿热，方用增液润燥汤加减：生地黄 15g，麦冬 10g，玄参 30g，升麻 10g，葛根 10g，当归 10g，枸杞子 10g，柴胡 10g，黄芩 10g，连翘 10g，茵陈 15g，熟大黄（后下）6g，石菖蒲 10g，郁金 10g，枳壳 10g，白芍 10g，肿节风 30g，浙贝母 10g，生甘草 6g。7 剂，水煎服。

六诊：2018 年 9 月 12 日。停中药半年余，稍感乏力、口干，易感冒。仅服用泼尼松龙 5mg/d，多次血常规、肝功能复查正常。近日大量饮酒 1 次，9 月 6 日复查 WBC 2.12×10⁹/L，HGB 142g/L，PLT 138×10⁹/L。IgG 23.7g/L，IgA 1.56g/L，IgM 6.14/L。肝功能：ALT 162U/L，AST 133U/L，GGT 162U/L。口干加重，乏力不耐劳累，舌红无苔，脉沉细。嘱再服甘草酸二铵肠溶胶囊（天晴甘平）和多烯磷脂酰胆碱胶囊（易善复）1 个月。守方配制丸药：生黄芪 100g，党参 30g，白术 30g，升麻 20g，柴胡 30g，当归

30g，陈皮 30g，麦冬 10g，五味子 90g，石斛 50g，生地黄 45g，石见穿 90g，穿山龙 60g，凤尾草 50g，茵陈 90g，玄参 50g，生甘草 20g。诸药共研细末，水泛为丸，如梧桐子大小，每次 6g，每日 3 次。

随诊至 2019 年 8 月，病情稳定，血常规、肝功能基本正常。继续用柴芩升降散合补中益气汤加龙葵 15g，玄参 15g，山慈菇 10g，土贝母 10g，红景天 15g，卷柏 10g，桑叶 10g，配制丸药服用。

参考文献

［1］ 李娅，李小峰，黄慈波，等.中国不同年龄发病原发性干燥综合征的临床特征［J］.中华临床免疫和变态反应杂志，2013，7（2）：129-133.

［2］ 张幼莉，庞学丰，韩蕾，等.原发性干燥综合征 103 例血液学变化［J］.临床内科杂志，2001，18（1）：55-56.

［3］ Zhou J G, Qing Y F, Jiang L, et al. Clinical analysis of primary Sjögren syndrome complicating anemia［J］. Clin Rheumatol, 2010, 29（5）：525-529.

［4］ Hara A, Wada T, Kitajima S, et al. Combined pure red cell aplasia and autoimmune hemolytic anemia in systemic lupus erythematosus with anti—erythropmetin autoantibodies［J］. Am J Hematol, 2008, 83（9）：750-752.

［5］ Shinoda K, Taki H, Hounoki H, et al. Severe autoimmune hemolytic anemia associated with IgM warm auto—antibodies in primary Sjögren syndrome［J］. International journal of rheumatic diseases, 2010, 13（1）：94-96.

［6］ 青玉凤，周京国，杨明辉，等.原发性干燥综合征伴血液系统损害的临床分析［J］.中华风湿病学杂志，2009，13（2）：117-119.

［7］ Baldini C, Pepe P, Quartuccio L, et al. Primary Sjögren syndrome as a multi-organ disease：impact of the serological profile on the clinical presentation of the disease in a large cohort of Italian patients［J］. Rheumatology（Oxford），2014，53（5）：839-844.

［8］ 程永静，王芳，黄慈波，等.基因芯片法研究白细胞减低干燥综合征

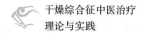
患者外周血单个核细胞基因表达 [J]. 中华风湿病学杂志, 2009, 13 (4): 240-243.

[9] 程永静, 王芳, 张春媚, 等. 干燥综合征血液系统损害与免疫学及各临床指标的相关性分析 [J]. 中国临床保健杂志, 2011, 14 (3): 230-231.

[10] Brito - Zerón P, Soria N, Muñoz S, et al. Prevalence and clinical relevance of autoimmune neutropenia in patients with primary Sjögren syndrome [J]. Semin Arthritis Rheum, 2009, 38 (5): 389-395.

[11] 罗日强, 张晓, 石温珍, 等. 83 例原发性干燥综合征的临床表现 [J]. 广东医学, 2006 (27): 849-850.

[12] Baldini C, Pepe P, Luciano N, et al. A clinical prediction rule for lymphoma development in primary Sjögren syndrome [J]. J Rheumatol, 2012, 39 (4): 804-808.

[13] 王立, 赵岩, 张奉春. 原发性干燥综合征合并恶性淋巴瘤的临床特征 [J]. 中华医学杂志, 2010, 90 (39): 2773-2775.

[14] Ramos-Casals M, Solans R, Rosas J, et al. Primary Sjögren syndrome in Spain: clinical and immunologic expression in 1010 patients [J]. Medicine (Baltimore), 2008, 87 (4): 210-219.

[15] 杨敏, 梁胜翔, 周润华, 等. 原发性干燥综合征合并非霍奇金淋巴瘤危险因素分析 [J]. 华南国防医学杂志, 2013, 27 (8): 553-555.

[16] 李艳秋, 喻琴梅, 李军, 等. 原发性干燥综合征合并淋巴瘤的临床研究 [J]. 四川大学学报 (医学版), 2012, 43 (3): 473-477.

第六章

儿童干燥综合征的中医治疗

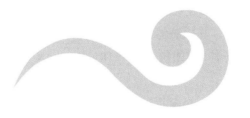

一、 概述

　　干燥综合征在 18 岁之前发病时称为儿童期发病的 SS 或青少年型 SS，国内文献也常称之为儿童干燥综合征，临床较为罕见[1]。Civilibal 等[2] 报道儿童 SS 发病率约为成人的 1/40。据张乃峥[3] 统计北京地区流调资料 SS 患者 186 例中 1~10 岁者占 0.9%，10~20 岁者占 2.6%。研究发现，儿童 SS 在临床特点与成人有所不同，极容易被误诊或漏诊。霍月红等[4] 汇总 2008 年 1 月以前国内外文献报道的儿童 SS 病例总数 183 例（国外 150 例，国内 33 例），提示儿童 SS 最常见的首发症状和/或临床表现是复发性腮腺肿大，其次为肾小管酸中毒，ANA、抗 SSA 抗体及抗 SSB 抗体阳性率高于成人，而口眼干燥的发病率极低，出现较轻且较晚。笔者查阅国内有关儿童 SS 的报道，共计 5 篇文献[5-9]：除了 2 篇是病例报告，例数较少，其他 3 篇临床资料归纳出儿童 SS 病例与成人比较有以下特点：①首发症状以反复腮腺肿大、肾小管酸中毒、皮疹紫癜多见；口眼干燥少见或早期不明显。②除肾脏（肾小管酸中毒）受累之外，其他脏器受累相对较少，少数患者可有血小板减少、肝损伤。③抗 SSA 抗体和/或抗 SSB 抗体、RF、ANA 阳性率及 IgG 水平均较高。

　　目前成人干燥综合征的诊断标准使用最广泛的是 2002 年美国欧洲协作组（AECG）制定 SS 分类标准或 2016 年美国风湿病学会（ACR）和欧洲抗风湿病联盟（EULAR）共同制订的分类标准（简称 ACR/EULAR 标准）。由于成人干燥综合征的分类标准的前提条件是必需具备口干或眼干症状，而儿童少见或出现较晚，且用于评价外分泌腺的实验数值还没有正常儿童参考范围，因此将其作为儿童 SS 分类标准具有一定的局限性。

　　1999 年捷克免疫科医生 Bartůnková 等[10] 曾提出儿童 pSS 诊断标准的建议，包括临床症状、免疫学异常、实验室或检查结果等共 12 项内容。建议中删除了儿童 SS 少有的口干症状，将反复腮腺炎和系统症状如发热、低钾麻痹、腹痛等单独列为诊断条目，免疫学异常中增加了 ANA 以及 RF 项目，并将血清淀粉酶增高、高球蛋白血症和肾小管酸中毒等纳入诊断条目，满足 12 条项目中的任意 4 项就可诊断儿童 SS（见表 1）。其中血清淀粉酶增高和肾小管酸中毒等在儿童 SS 多见，而在先前的成人干燥综合征诊断标准中并不包括这两项条目，且肾小管酸中毒仅见于 SS，很少出现在其他自身免疫性疾病。遗憾的是该建议标准并没有得到广泛的验证，至今没有提出正式的儿童 SS 诊断和分类标准。

表 1　儿童原发性干燥征诊断标准的建议（1999 年）

临床症状

　　1. 口腔：复发性腮腺炎或者腮腺肿大

　　2. 眼部：复发性结膜炎而没有明确过敏或感染因素；干燥性角膜结膜炎

　　3. 其他黏膜表现：复发性阴道炎

　　4. 系统性症状：a 不明原因发热；b 非炎症性关节痛；c 低钾麻痹；d 腹痛

免疫性异常

　　以下 4 类自身抗体中至少有 1 项为阳性：抗 SSA、抗 SSB、高滴度 ANA（斑点型）、类风湿因子

其他实验室或检查

　　1. 生化检查：血清淀粉酶升高

　　2. 血液系统：白细胞降低，红细胞沉降率增快

　　3. 免疫学指标：高球蛋白血症（多克隆性）

　　4. 肾脏：肾小管酸中毒

　　5. 组织病理学证据提示唾液腺或其他器官（如肝脏）淋巴细胞浸润

　　6. 客观记录有眼干症状（如孟加拉红染色阳性或 Schirmer 实验阳性）

　　7. 客观记录有腮腺受累（涎管造影术）

排除其他自身免疫性疾病

注：ANA：抗核抗体。

应用 EULAR 干燥综合征活动度评分（ESSDAI）评价儿童 SS，结果发现多数患儿在最初诊断 SS 时的 ESSDAI 得分和后期疾病活动高峰时的分值相近，表明儿童 SS 明显存在诊断延迟。由于儿童 SS 出现腺体和器官损害时间较晚，儿童 SS 可以看作是成人 SS 的最佳治疗窗口期，这就需要儿童风湿病专家通过建立儿童 SS 数据库，开展国际性多中心和前瞻性研究工作，制定出更加敏感和特异的儿童 SS 诊断标准，才能在重要器官受累之前，甚至在儿童时期仅有特异抗体出现时进行早期诊断和干预，从而阻止疾病后期出现器官损伤和预防淋巴瘤的发生[10]。

儿童 SS 原则上以对症治疗为主，如口眼干燥者用人工泪液及唾液替代治疗、有 RTA 者补钾纠酸等，经治疗后多能处于稳定状态。有系统受累者，多倾向于糖皮质激素联合免疫抑制剂治疗。糖皮质激素剂量选择无统一标准，当有重要脏器受累时，国内外均有甲基尼松龙冲击治疗的报道，多可短期取得显著疗效。免疫抑制剂的选择上，羟氯喹使用较多。糖皮质激素联合

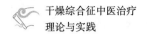
羟氯喹治疗，临床表现和异常实验室检查均有明显改善。其他免疫抑制剂亦被选用，有一定疗效。多数儿童SS预后良好，出现低钾血性麻痹、中枢神经系统受累、自身免疫性肝炎等提示预后可能不良。随病情进展，儿童SS可与系统性红斑狼疮、幼年关节炎、混合性结缔组织病等其他自身免疫病重叠。故需对pSS患儿长期随访，及时预防和发现淋巴瘤、其他自身免疫性疾病等并发症[3]。

二、 病因病机

干燥综合征属于中医"燥痹""燥证"等范畴。"燥胜则干"，基本病机是阴虚津亏，感受燥毒，津液敷布障碍，引起口、鼻、眼、咽等孔窍失润，出现一派干燥现象。从以上文献报道可见，儿童SS不同于成人，首发症状或临床表现口眼干燥的症状并不明显，而是以腮腺肿大反复发作、肾小管酸中毒、皮肤紫癜斑疹为主要临床表现，这与儿童的生理病理特点有关。

小儿为脏腑娇嫩，易寒易热，易虚易实，变化迅速。如阴虚阳盛之体，感受燥热毒邪，壅阻少阳经络，故而两颐反复肿大；风热夹燥毒郁于肌表、发于皮肤腠理则出现红疹、痒疹；热毒入于血分，灼伤脉络，迫血妄行，血液外溢肌肤则发为紫癜红斑，如病程日久，燥毒邪热耗气伤阴，可导致气阴不足、脾肾两虚。小儿具有"稚阴未长""稚阳未充"的生理特点，如先天肾气不足，后天脾胃乏源，肾气不固，封藏失职，以致钾盐等精微从尿中泄漏，故而尿频量多；脾胃气虚，四肢肌肉失养则发作性无力。

三、 辨证论治

笔者曾诊治儿童SS患者50余例，积累了一些经验。临床观察到儿童SS以口眼干燥为主诉者并不多见，50例中仅15例，而反复腮腺肿痛者有18例；紫癜皮疹者14例；血小板减少8例；反复发热7例；肝损伤3例；肾小管酸中毒2例。由于儿童SS主观症状不多，中医治疗的主要依据是客观体征和实验室检查，采用辨证结合辨病的方式。分别论治如下。

（一） 反复腮腺肿痛

常用柴芩升降散加减：柴胡8g，黄芩8g，白僵蚕8g，蝉蜕6g，片姜黄

8g，酒大黄（后下）3g，金银花 15g，连翘 8g，玄参 8g，山慈菇 6g，土贝母 8g，肿节风 15g，生甘草 6g。

如伴有发热、腮腺肿痛明显者用银翘散合普济消毒饮加减。外用如意金黄散适量，黄酒或醋调和后外敷。

【治验举例】

张某，女，14 岁。就诊时间：2018 年 2 月 28 日。主诉：双侧腮腺肿痛反复发作 5 年。每年发生 2~3 次，伴发热，无口眼干燥。学习压力大、精神紧张诱发，平素喜肉食。半个月前因腮腺肿痛发作住当地医院化验 ANA、抗 SSA 抗体、抗 SSB 抗体均阳性，ESR 47mm/h；IgG 21.4g/L；RF 303U/L，诊断为 SS，予口服泼尼松 10 mg/d，羟氯喹 0.2g，每日 1 次；白芍总苷胶囊 0.6g，每日 2 次。药后大便不成形。舌淡红，苔薄白，脉细滑。证属燥毒蕴结，少阳郁热，治以清透少阳，润燥解毒。方用柴芩升降散加减：柴胡 10g，黄芩 10g，炒僵蚕 10g，蝉蜕 10g，片姜黄 10g，金银花 15g，连翘 10g，龙葵 10g，夏枯草 10g，山慈菇 10g，土贝母 10g，玄参 15g，牡丹皮 10g，陈皮 10g，生甘草 6g。嘱停服白芍总苷胶囊，激素递减。

服药半个月，停用激素。再服 2 个月，无特殊不适，偶有盗汗。复查 IgG24.3g/L；ESR 28mm/h；RF 303U/L，守方加桑叶 10g，红景天 10g 继服。2018 年 8 月 23 日随诊，无不适，口服羟氯喹 0.2g，每日 1 次。复查 IgG 17.4g/L；ESR 23mm/h；RF 315U/L。守方加工配制水丸，每次 6g，每日 2 次，长期服用。其间 2019 年 1 月腮腺肿痛发生 1 次，改为汤药，1 周告愈。2020 年 1 月复查 IgG 19.0g/L；ESR 23mm/h；RF 327U/L。病情稳定，继续服用丸药，巩固疗效。

（二） 皮疹红斑、 紫癜反复发作

常用犀角地黄汤合增液汤加减：水牛角粉（包煎）5g，生地黄 10g，白芍 8g，牡丹皮 8g，大青叶 6g，黄芩 8g，麦冬 8g，玄参 10g，薄荷（后下）6g，荆芥炭 3g，生甘草 6g。

如劳累、久立后诱发下肢紫癜发作加生黄芪 15g，党参 10g，柴胡 5g，升麻 5g；血小板减少加肿节风 30g，卷柏 6g。

【治验举例 1】

史某，女，15 岁。2015 年 7 月 27 日就诊。主诉：双下肢紫癜样皮疹反复发作 5 年。一直以过敏性紫癜治疗无效。半月前本院风湿免疫科化验

ANA、抗 SSA 抗体、抗 SSB 抗体均阳性，ESR 64mm/h；IgG 23.94g/L；RF 525U/L；肌酐 98μmol/L；B 超：双肾弥漫性病变。确诊为 SS，给予口服泼尼松 40mg/d 治疗，患者拒绝，愿先服用中药治疗。刻下双下肢可见散在紫癜样皮疹，部分为陈旧性，劳累后易复发。偶有口干，睡眠差，余无不适。舌红少苔，脉沉细。辨证为气阴两虚，血热妄行，方用补中益气汤合犀角地黄汤加减：生黄芪 30g，党参 10g，生白术 10g，升麻 5g，柴胡 10g，陈皮 10g，水牛角粉（包煎）6g，牡丹皮 10g，白芍 15g，白僵蚕 10g，蝉蜕 6g，山慈菇 10g，生甘草 6g。每日 1 剂，水煎服。加减服药 2 个月，偶有紫癜出现，但程度较前减轻。复查 IgG 17.9g/L；ESR 29mm/h；肌酐 74μmol/L。因病情稳定，嘱原方加工配制丸药长服：生黄芪 100g，党参 50g，白术 30g，升麻 20g，柴胡 20g，当归 30g，茯苓 50g，陈皮 30g，水牛角粉 20g，牡丹皮 30g，生地黄 30g，白芍 30g，白僵蚕 30g，蝉蜕 30g，片姜黄 30g，黄芩 30g，女贞子 30g，旱莲草 30g，炙甘草 30g，诸药共研细末，炼蜜为丸，每丸重约 9g，每次 1 丸，每日 3 次。2016 年 3 月复诊：皮肤紫癜样皮疹一直未再发生，复查 IgG 12.6g/L；RF 191U/L；ESR 25mm/h；血肌酐 77μmol/L。坚持服用丸药治疗至 2019 年 6 月，病情稳定，考入南京某大学就读。

【治验举例 2】

赵某，女，15 岁，学生。2012 年 1 月 29 日因"面部、双手足皮肤红斑反复发作 2 年"就诊。既往有雷诺现象 5 年，遇冷易诱发。右侧腮腺肿痛曾发作 2 次。近 2 年双手足及面部红斑，皮肤科诊断为多形红斑，服用硫酸羟氯喹片及泼尼松 20mg/d，皮肤红斑好转，但仍反复发作。今日化验 ANA 1∶160；抗 SSA 抗体和抗 SSB 抗体均阳性。IgG 19.8U/L；WBC 3.77×10⁹/L。口腔科、眼科检查支持 SS。现双手足指、趾端可见凸出样红斑，皮肤干燥无汗。舌红苔薄白，脉沉细。现口服泼尼松 10 mg/d，西替利嗪 1 片/d。辨证为血虚风燥，燥毒结聚，瘀血阻络。治以养血润燥，解毒活血，方用滋燥养荣汤、升降散合桂枝汤加减：当归、白芍、生地黄、熟地黄、黄芩、秦艽、防风、牡丹皮、桃仁、白僵蚕、蝉蜕、姜黄、皂角刺、山慈菇、柴胡、桂枝各 10g，生甘草 6g。

服用 1 个月，红斑消退，但 1 周前停服所有西药后红斑又有反复。现双侧足跟部和右手小鱼际红斑，局部略痒。守方加白芥子 10g，继续服用至 2012 年 7 月 26 日。足跟红斑逐渐消退如常，偶因进食海鲜轻度发作。7 月 4 日在某医院皮肤病理活检结果：Sweet 病不除外。证治同前。处方：当归

10g，熟地黄、黄芩、秦艽、防风、白僵蚕、蝉蜕、片姜黄、皂角刺、山慈菇、桂枝、牡丹皮各 10g，生地黄、赤芍各 15g，肿节风 30g，水牛角粉（包煎）、白芥子、生甘草各 6g。每日 1 剂，水煎服。服用至 2014 年 1 月。病情稳定，未再反复。

（三） 血小板减少

儿童 SS 继发血小板减少除了皮肤黏膜容易出血之外，常无干燥症状。个别出现多发龋齿。多数患儿会用大剂量激素冲击治疗或长期口服大剂量激素维持治疗后，往往表现为怕热多汗、食欲亢进、手足心热、兴奋失眠等库欣综合征，类似于中医阴虚火旺证。常用知柏地黄丸合犀角地黄汤加肿节风 30g，卷柏 10g，女贞子 10g，旱莲草 10g。如皮肤紫癜明显，加生蒲黄（包煎）10g，茜草 10g，三七粉（分冲）3g。

【治验举例】

吴某，女，13 岁。2011 年 4 月 19 日初诊。主诉血小板反复减少 3 年。2008 年反复鼻出血、下肢紫癜伴血小板减少，骨髓穿刺检查造血功能正常。当地医院大剂量激素冲击治疗，2009 年 10 月用利妥昔单抗治疗后血小板恢复正常。但 1 年后血小板又减少，2010 年 11 月血小板最低 5×10^9/L。再次用激素治疗，但激素减量至 8mg/d，血小板即明显下降。1 个月前住院检查 ANA、抗 SSA 抗体、抗 SSB 抗体阳虚，唇腺活检有多灶，诊断为 SS 继发血小板减少。给予甲泼尼龙 32mg/d；羟氯喹 0.2g/d；白芍总苷胶囊 0.6g/d。半个月前检查血小板 204×10^9/L，就诊于中医。症见枯兴氏面容，口眼干燥不明显，多汗怕热，手足心热，大便干燥，舌红苔黄，脉滑数。辨证为阴虚火旺，血热妄行，治以滋阴降火，凉血清热，方用知柏地黄丸合犀角地黄汤加减：生地黄 30g，山茱萸 10g，山药 10g，牡丹皮 10g，土茯苓 15g，泽泻 10g，知母 10g，黄柏 10g，水牛角粉（包煎）6g，赤芍 15g，白茅根 30g，生甘草 5g。

加减服用 3 个月，病情稳定，复查血小板 236×10^9/L，甲泼尼龙减至 20mg/d。出汗减少，仍手足心热，大便不畅，调整处方如下：生地黄 15g，生白术 15g，生山药 10g，山茱萸 10g，牡丹皮 10g，枳壳 10g，升麻 5g，晚蚕砂 10g，陈皮 10g，知母 10g，生甘草 6g。服用 7 剂，大便通畅，手足心热减轻，睡眠不安。守方加减再服 3 个月，无特殊不适，血小板多次复查正常，甲泼尼龙减至 6mg/d，并停用羟氯喹、白芍总苷胶囊。2011 年 9 月 6 日面诊时调整处方如下：生地黄 30g，赤芍 15g，牡丹皮 10g，水牛角粉（包煎）6g，大青叶 15g，女贞子 10g，墨旱莲 10g，卷柏 10g，肿节风 30g，生甘草 6g，三七粉（分冲）3g。水煎服。服用半年，血小板正常，甲泼尼龙减至 4mg，隔日 1 次，病情稳定。2012 年 11 月停用中药，2013 年 10 月停用激素。2021 年随访，未再反复。

（四） 肾小管酸中毒、 发作性无力

常用五子衍宗丸合四神煎加减：菟丝子 10g，覆盆子 8g，五味子 8g，枸杞子 8g，车前子（包煎）6g，生黄芪 15g，金银花 15g，石斛 10g，牛膝 8g，续断 8g，炙甘草 6g。

兼见口干思饮合六味地黄丸、女贞子 8g，旱莲草 8g；尿路结石加广金钱草 30g，海金沙 10g。

【治验举例】

张某，女，16 岁。2013 年 10 月 10 日就诊。主诉：发作性无力，伴低血钾 4 年余。4 年前因低血钾住当地医院诊断为 SS 合并 RTA。血钾最低为 2.8~2.92mmol/L，经口服羟氯喹、补钾治疗好转。半年前化验 ESR 28mm/h；IgG 22.6g/L，病情稳定，遂停用所有西药。今来中医求诊，现无明显口眼干燥，但咽干食用水送，偶有乏力，畏寒肢冷，月经量多，痛经。舌淡红胖大，苔薄白，脉沉细。证属脾肾两虚，封藏失职，治以培补脾肾，益气养阴，方用五子衍宗丸加减：菟丝子 15g，覆盆子 10g，五味子 10g，枸杞子 10g，车前子（包煎）10g，生黄芪 30g，忍冬藤 30g，石斛 20g，牛膝 10g，女贞子 10g，旱莲草 10g，石韦 15g，荆芥炭 10g，仙鹤草 30g。

服药 3 个月，乏力不明显，手足不温，月经量多，痛经严重，余无不适。复查 ESR28mm/h；IgG 28.1g/L。守方去忍冬藤、石斛、牛膝、石韦、女贞子、旱莲草加党参 10g，升麻 6g，柴胡 6g，石见穿 30g，荆芥炭 10g，艾叶炭 10g，生蒲黄（包煎）10g，五灵脂 10g。

2014 年 7 月 17 日随诊，经量减少，痛经减轻，仍畏寒肢冷，复查 ESR17mm/h；IgG 25.9g/L。调整处方如下：生黄芪 30g，党参 10g，白术 10g，干姜 6g，茯苓 15g，石斛 20g，菟丝子 15g，五味子 10g，枸杞子 10g，车前子 10g，女贞子 10g，续断 15g，肉桂 3g，炙甘草 5g。间断服用至 2015 年 6 月，病情稳定。

参考文献

［1］ Doolan G, Faizal N M, Foley C, et al. Treatment strategies for Sjögren's syndrome with childhood onset: a systematic review of the literature ［J］. Rheumatology (Oxford), 2022, 61 (3): 892-912.

［2］ Civilibal M, Canpolat N, Yurt A, et al. A child withprimary Sjögren syndrome and a review of the literature ［J］. Clinical Pediatrics, 2007, 46 (8): 738-742.

［3］ 张乃峥. 临床风湿病学 ［M］. 上海: 上海科学技术出版社, 1999: 290.

［4］ 霍月红, 李军霞, 张莉芸, 等. 儿童干燥综合征的临床研究进展 ［J］. 中华全科医师杂志, 2008, 7 (11): 771-773.

［5］ 吴建红, 刘湘源, 黄烽. 幼年原发性干燥综合征三例 ［J］. 中华医学杂志, 1999, 79 (6): 469.

［6］ 房丽华, 赵岩, 曾小峰. 儿童原发性干燥综合征的临床特点 ［J］. 中华儿科杂志, 2004, 42 (8): 568-570.

［7］ 杨李, 王璐, 彭韶. 儿童原发干燥综合征4例报告 ［J］. 中国当代儿科杂志, 2009, 11 (3): 233-234.

［8］ 莫鑫, 胡艳, 陈黎, 等. 儿童干燥综合征17例临床特点 ［J］. 实用儿科临床杂志, 2009, 24 (21): 1663-1664.

［9］ 王景, 宣磊, 董振华. 儿童原发性干燥综合征57例临床分析 ［J］. 中国临床医生杂志, 2018, 46 (2): 224-226.

［10］ 俞海国. 儿童风湿病国际相关诊治指南系列解读之五——儿童干燥综合征分类及诊断标准解读 ［J］. 中国实用儿科杂志, 2020, 35 (4): 262-264.

第七章

干燥综合征常用
经验对药

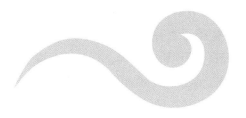

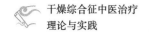
临证处方，双药并书，寓意配伍之技巧，构建方剂之桥梁，谓之对药。两药配伍之后或相互协同、相互促进以增强疗效；或相互制约、相互拮抗以消除其副作用；或相互转化，扬长抑短，产生新的治疗作用，在遣方用药方面具有重要意义。施今墨先生和业师祝谌予教授均精于此道，笔者在继承前贤的基础上，多年来治疗 SS 的过程中也摸索出部分对药的配伍心得，所不同的是还借鉴了某些现代药理研究的内容，有助于提高疗效。兹介绍如下。

一、 石斛配天花粉

石斛味甘，性微寒，归胃、肾经。为养胃阴、生津液、滋肾阴、除虚热之要药。《神农本草经》记载其具有"主伤中，除痹，下气，补五脏虚劳羸瘦，强阴，久服厚肠胃，轻身延年"之功效，被历代誉为"养阴圣品"。因能养胃阴，常用于热病津伤，口干烦渴，或消渴以及病后虚热不退，阴虚火旺，骨蒸劳热的病症；因能滋肾阴，故又有明目、强壮腰膝的作用，可治肾阴亏损的目暗不明或腰膝软弱。其养阴特点为补而不腻、寒而不峻，既无地黄、玄参、玉竹等滋腻碍胃之弊；又无黄连、栀子、龙胆草等苦寒败胃之虑，属于清补之品。现代药理研究表明，石斛具有增强免疫力、抗疲劳、抗氧化、抗肿瘤、降尿酸、降血糖、保肝等多种药理作用[1-2]。

天花粉即栝楼根，味甘、微苦酸，性寒，归肺、胃经。既能补肺胃之阴，生津止渴，清肺润燥，适用于热病口渴、肺热燥咳、消渴，又能通行经络，消肿排脓，解一切疮家热毒，治痈肿疮疡诸症。

石斛甘寒滋润，长于益胃生津，滋肾阴、明目的作用大于天花粉；天花粉甘酸生津，善于止渴润燥，清火、养胃阴的作用强于石斛。两药配伍，相得益彰，养阴生津，止渴除烦，清虚热之力增强。可治疗 SS 肺胃阴虚，口咽干燥，口渴思饮，视物昏花，舌红无苔之症。

用量：石斛 10~20g，天花粉 15~30g。

二、 密蒙花配谷精草

密蒙花味甘，性微寒，归肝经。甘寒清养，有养肝明目，清热退翳之效。《秘传眼科龙木论》云："密蒙花散治风气攻注，两眼昏暗，眵泪羞明，睑生风粟，隐涩难开，或痒或痛……昏涩隐疼，并暴赤肿疼，皆治之。"可见本品在内可清肝之积热，滋肝之阴液，在外清卫表风热，明目退翳。临床和药理研究发现，密蒙花提取物滴眼剂可显著抑制雄激素水平降低后大鼠干眼症的发生，抑制泪腺细胞凋亡，维持泪腺基础分泌量和泪膜的稳定性；能较好地维持动物模型的泪腺超微结构，从而保证泪液的正常分泌；还可以抑制泪腺腺泡和腺管细胞的细胞凋亡，打破泪腺损伤的恶性循环，对围绝经期、衰老、自身免疫性疾病、服用抗雄激素药物等引起雄激素水平下降所导致的干眼症，具有良好的疗效[3]。

谷精草味甘、辛，性微寒，归肝、胃经。功能疏散风热，明目退翳。用于风热目赤，肿痛羞明，眼生翳膜，风热头痛。本品轻清上浮，为眼科常用药，《本草纲目》云：“谷精草体轻性浮，能上行阳明分野。凡治目中诸病，加而用之，甚良。明目退翳之功似在菊花之上也。”因其疏散风热，故用于因风热上攻导致的目赤畏光或眼睛酸痛。

密蒙花甘以补血，寒以清热，养血明目，增加泪液，专在治本；谷精草甘辛行于上焦长于治风热外袭、风重于热之目不明实证，而无寒凉遏抑之弊。二者合用，清补兼施，标本同治，明目退翳，用于治疗 SS 肝肾阴虚、目失所养、风热外袭导致的眼睛干涩、视物模糊、目赤头痛等症。

用量：密蒙花 10g，谷精草 10g。

三、 生地黄配生白术

生地黄则味甘、苦，性寒，归心、肝、肾经。功能清热凉血，养阴生津。因性寒入血分，清营血分之热，故可治疗温热病之高热、口渴、舌红绛等，并通过凉血而有止血之功效，用于血热妄行的各种出血症。本品质润多液能养阴，味甘能生津，常用于温热病后期、邪热伤津者，并治疗阴虚内热的口干口渴、头晕目眩、肠燥便秘。《名医别录》云：“去胃中宿食，亦养其心而消化力充，可以运宿滞。”药理实验表明，生地黄提取液对便秘模型小鼠胃肠蠕动具有良好的调节作用，能明显地增强小鼠小肠蠕动，增加排便粒数与重量及缩短首次排便时间，具有润肠通便的作用[4]。

白术味甘、苦，性温，归脾、胃经。甘温补中，苦能燥湿，芳香健脾，长于补脾益气，燥湿利水，固表止汗，常用治疗脾失健运所致痞满、泄泻、痰饮、水肿等症，为健脾补气之要药。《本草正义》记载白术“能振动脾阳，而又疏通经络，然又最富脂膏，虽苦温能燥，而亦滋津液，且以气胜者流行迅利，本能致津液通气也。"本品有炒白术、土炒白术及焦白术之分，白术虽性燥，但生白术燥性较炒白术燥性弱，助运之力强，长于通便，炒白术燥湿之力强，长于止泻。近30年来出现的重用生白术治疗便秘的临床报道[5]，药理研究发现，大剂量生白术水煎剂能健脾行津，可以明显地促进实验小鼠小肠推进功能[6]。

生地黄甘、苦寒，多汁，滋阴清热，润肠通便；生白术甘、苦温，质润气香，健运脾阳，滋养胃阴。二药相配，一寒一温，一润一燥，健脾滋阴共用，阴阳相济，并行不悖，使脾气得升、浊阴得降、肠道濡润，从而达到推动大肠清除积便之目的。可用于治疗 SS 大肠干燥，肠枯失润，推动无力之大便干燥。

用量：生地黄 30g，生白术 30~60g。

四、 山慈菇配土贝母

山慈菇味甘、微辛，性寒，有小毒。归肝、胃经。具有清热解毒，消痈散结的功效，本品味辛能散，寒能清热，用治疗疮痈肿毒、瘰疬痰核、癥瘕痞块。现代研究证实，山慈菇主要药理作用为抗肿瘤、抗痛风、免疫调节、降压及神经保护[7]。所含有秋水仙碱等多种生物碱，是抗癌有效物质，广泛用治乳腺癌、宫颈癌、食管癌等多种癌症。还可用于治疗痛风等。

土贝母性微寒，味苦，有毒，归肺、脾经。具有清热、解毒、散结、消肿、祛痰等功效。主治多种外科疾患，如痈肿疮毒、瘿瘤瘰疬、蛇虫毒伤及各种癌症，也可治疗乳岩、乳痈、乳腺增生、急性乳腺炎、淋巴结结核、肥厚性鼻炎等。药理研究土贝母有免疫抑制、抗炎和抗肿瘤作用，用于治疗乳痈、瘰疬、乳腺炎、颈淋巴结结核、慢性淋巴结炎、肥厚性鼻炎等。

二药配伍，清热解毒，消痈散结，相互促进，常用于治疗 SS 的唾液腺肿大、浅表淋巴结肿大或肺结节病、纵隔淋巴结肿大以及痛风性关节炎急性发作期。

用量：山慈菇 6~9g，土贝母 6~9g。

五、 黄芩配牡丹皮

黄芩味苦、性寒，归肺、大小肠、脾、胆经。苦能燥湿，寒能清热，泻火解毒，止血安胎。尤能清肺与大肠之火热，对肺热咳嗽、痰黄黏稠者效佳。借其清热燥湿解毒之功，治疗湿温、暑温胸闷呕恶，湿热痞满，泻痢，黄疸，血热吐衄，痈肿疮毒，胎动不安等症。药理研究发现黄芩所含的主要成分黄芩苷、黄芩素及其他黄酮类化合物对多型变态反应有不同程度的抑制作用，对Ⅰ型变态反应作用尤强。豚鼠腹腔注射黄芩苷或黄芩素对被动性全身过敏反应有明显的抑制作用[8]。

牡丹皮味苦、辛，性微寒，归心肝肾经。善入血分，既能清热凉血，又能活血散瘀，具有凉血止血不留瘀，散瘀活血而不动血的特点。其气清芳疏散，又善除阴分之伏热。临床上多用于温病发斑、血热吐衄、经闭痛经、痈肿疮毒、跌扑伤痛以及夜热早凉、无汗骨蒸等症。实验研究发现，牡丹皮所含的丹皮酚对豚鼠的皮肤血管炎反应、大鼠主动和被动Arthus型足趾肿胀、牛血清白蛋白诱发的小鼠迟发型足趾肿胀、大鼠反向皮肤过敏反应，对羊红细胞、2，4-二硝基氟苯诱发的小鼠接触性皮炎均有着相当不错的抑制效果[9]。

黄芩苦寒清热燥湿入气分，善清气分郁热；牡丹皮辛寒凉血散瘀入血分，而泻血中伏火。两者合用，有气血两清之功。常用于SS合并皮肤损害出现紫癜样皮疹、荨麻疹等。

用量：黄芩10g，牡丹皮10g。

六、 秦艽配防风

秦艽味辛、苦，性平。归胃、肝胆经。《神农本草经》谓其"主寒热邪气，寒湿风痹，肢节痛"。本药性平而润，辛散而不燥，苦泄而不伤阴，为风药中之润剂。《本草分经》认为秦艽"凡风湿痹症、筋脉拘挛，无论新久、偏寒偏热均用，为三痹必用之药"。故其既能散风除湿，通络舒筋；又兼能利二便，导湿热外出。善治风湿痹痛，筋脉拘挛，骨节酸痛，关节不利，无论寒湿、湿热均可配伍应用；又治湿蒸热郁引起的骨蒸劳热以及黄疸等症。药理研究表明秦艽在抗炎镇痛方面效果显著，在治疗关节炎方面具有独特疗效[10]。在抗炎镇痛治疗关节炎的同时又能保护胃黏膜，预防溃疡病发生，对肝脏损伤有保护作用；秦艽在发挥非甾体抗炎药治疗作用的同时还对人体其他功能有促进和保护作用，因此与非甾体抗炎药比较具有一定优势。

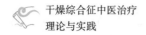
防风味辛、甘，性温。归膀胱、肝脾经。本品性浮升散，善行全身，以祛风为长，又能胜湿，为治风通用之品。因其微温不燥，甘缓不峻，故有"风药中润剂"之称。不论风寒、风热皆可配用。常用于外感风邪，头痛身痛，皮肤痒疹或风寒湿痹，关节酸痛等症。

秦艽、防风皆为辛润不燥之品，无伤阴劫液之弊。二药相伍，一微寒，一微温，寒温相宜，祛风除湿、活络止痛之效显著。常用于治疗 SS 关节肌肉疼痛，筋脉拘急，肢体麻木等症，无论病之新久，均可用之；又治 SS 血虚属于血虚风燥导致的皮肤干燥，甚至肌肤甲错、瘙痒脱屑等。

用量：秦艽 6~12g，防风 10g。

七、 穿山龙配土茯苓

穿山龙味甘、苦，性平，归肝、肾、肺经。具有祛风除湿、活血止痛、止咳平喘的功用，用于治风湿痹证、关节肿痛、筋骨麻木、跌扑损伤、扭伤疼痛、咳嗽气喘等。药理研究证明，穿山龙的主要成分为薯蓣皂苷，具有较强的免疫抑制和抗炎镇痛作用，并有降低血尿酸、抗痛风等多种药理作用，现代已作为甾体激素药物和抗冠心病皂苷类药物的重要工业原料[11]。临床主要治疗支气管哮喘、类风湿关节炎、痛风、肿瘤、糖尿病等。

土茯苓性味甘、淡，平。归肝、胃经。功能解毒，除湿，通利关节。主治筋骨疼痛、湿热淋浊、带下、痈肿、瘰疬等。《本草纲目》载其能"健脾胃，强筋骨，祛风湿，利关节，治拘挛骨痛、恶疮痈肿"。与穿山龙类似，土茯苓的药理作用包括免疫抑制、抗炎镇痛、抗痛风、抗肿瘤、保肝等多方面作用[12]。

二药相伍，祛风除湿，通利关节，性味平和，用治风寒湿邪导致的关节肿痛、筋骨拘挛，相得益彰。临床常用于治疗类风湿关节炎、反应性关节炎、骨关节炎、痛风性关节炎等见有关节疼痛、肿胀、活动不利者。

用量：穿山龙 15~30g，大量 50g；土茯苓 30~50g。

八、 生黄芪配石斛

痹证的发生，如《济生方·痹》所述："皆因体虚，腠理空疏，受风寒湿气而成痹也。"由于正气不足，不能驱邪于外，风寒湿邪深入经络留滞关节，造成疾病的缠绵反复，难以治愈。故痹证的治疗，常用益气配伍补血、养阴药以奏扶正通痹之功。

黄芪甘温，专擅补气，《本草求真》称其为"补气诸药之最"，《神农本草经》中载其能"主大风"。黄芪入表实卫气，具有"无汗能发""性善透表"之功，历代以黄芪为主药治疗痹证之方剂颇多，如黄芪桂枝五物汤、蠲痹汤等。

石斛性味甘寒，功能清热生津，滋养胃阴。一般多用于阴虚内热，热病伤津，病后津枯等，除痹的功能每多被忽视。据《神农本草经》记载其"主伤中，除痹，下气，补五脏虚劳羸瘦，强阴，久服厚肠胃"。可见本品亦为除痹之良药，尤宜于津伤血少，肢节失于濡养而疼痛，久痹虚羸者。得其可使阴虚得补，气化得复，寒凝得散，水湿得除，热结得祛，可使人体气血阴阳调和，故言其有除痹止痛之功。

生黄芪与石斛配伍，一温一寒，一表一里，益气养阴，扶正蠲痹，可用于治疗 SS 气阴两虚、脉络痹阻的关节肌肉疼痛。

用量：生黄芪 30~50g，石斛 15~20g。

九、 金荞麦配薏苡仁

金荞麦味辛、酸涩，性凉，归肺经。功效清热解毒、活血散瘀、清肺排脓、健脾化湿。主治咽喉肿痛、痈疮、无名肿毒、肺痈、胃痛、痛经、闭经、跌打损伤、风湿关节痛等，民间主要用于治疗肺脓疡。本品辛凉，既可清热解毒，又善排脓祛瘀，并能清肺化痰，故以治疗肺痈咳痰浓稠腥臭或咳吐脓血为其所长。药理研究表明，金荞麦对金黄色葡萄球菌、肺炎链球菌、大肠杆菌、绿脓杆菌均有抑制作用，可用于化脓性疾病等治疗[13]。金荞麦还具有抗癌，防止癌症转移，降低血糖、血脂等多种药理作用。

薏苡仁味甘淡，性微寒，归肺、脾、胃经，功效健脾渗湿、利水消肿、清热排脓、除痹止痛。治疗水肿、小便不利、脾虚泄泻、疮疡肿毒、肺痈、肠痈。另外风湿痹痛，屈伸不利、拘急所致的疼痛都可以应用。二药伍用，清热解毒，清肺排脓，除痹止痛，相互促进，用以治疗结缔组织病的支气管扩张合并感染、肺脓肿、肺部感染之咳嗽痰黄，或手足关节不利、风湿筋骨酸痛等症。

用量：金荞麦 30~50g，生薏苡仁 30g。

十、 凤尾草配石见穿

凤尾草味淡，微苦，性寒，归大肠、肝、心经。功用清热利湿，消肿解毒，凉血止血，主治痢疾、肠炎、肝炎、咽喉炎、泌尿系炎症、扁桃体炎、痈疮疖肿、风湿疼痛等。凤尾草所含的黄酮类具有广谱抗菌作用，对多种细菌均有不同程度的抑菌效果。药理实验还发现，凤尾草能显著降低雷公藤甲素毒性，对雷公藤甲素所致的肝损伤有很好的保护作用，并且对雷公藤甲素的免疫抑制活性和抗炎镇痛作用基本无影响[14]。

石见穿味辛、苦，性微寒，归肝、脾经。功能活血化瘀，清热利湿，散结消肿。主治月经不调、痛经、经闭、崩漏、便血、湿热黄疸、热毒血痢、淋痛、带下、风湿骨痛、瘰疬、疮肿、乳痈、带状疱疹、麻风、跌打伤肿。临床广泛应用于肝炎、胃炎、妇科疾病等，在恶性肿瘤的治疗中，许多医家辨证应用石见穿，获得了较好的效果。药理实验表明石见穿总酚酸对小鼠四氯化碳急性肝损伤具有一定的保护作用，作用机制可能与其抗氧化作用有关，石见穿总酚酸可增强组织抗氧化能力，降低四氯化碳引起的脂类过氧化，保护细胞膜免受损伤[15]。

二药配伍，可用于治疗：①各种原因导致的 SS 肝损伤，肝功能异常者；②风湿病关节疼痛属于湿热血瘀者；③SS 合并泌尿系统感染反复发作；④妇女盆腔炎之白带量多或男性慢性前列腺炎排尿不畅。

用量：凤尾草 15g，石见穿 15~30g。

十一、 山茱萸配五味子

山茱萸，味甘、酸，性温。本品温而不燥，既能补肝肾之阴，又能温补肾阳，用于治疗肝肾不足所引起的头昏目眩、耳鸣不聪、腰膝酸软、小便频数、阳痿等症；又能固涩下元，收敛固脱，涩精止遗，止汗止血，用于治疗阳气虚衰所引起的遗精、遗尿、虚汗不止，以及崩漏带下等症。

五味子其五味俱备而得名，唯酸味独胜，性温，但温而能润。早在《神农本草经》就记载"主益气，咳逆上气，劳伤羸瘦，补不足，强阴，益男子"。上能收敛肺气而止咳喘；下能滋肾水以固涩下焦；内能益气生津、宁心止烦渴，外能收敛止汗。故凡肺虚久咳、气短喘促、肾虚精滑、五更泄泻、自汗盗汗、津枯口渴以及心虚所致的心悸怔忡、失眠多梦均为适用。

　　山茱萸、五味子均能温涩补肾，固精敛汗。而山茱萸偏于补肾固精止遗，五味子则偏于敛肺生津止咳。二药相配，相辅相成，能敛肺补肾，固精止汗。常用于治疗 SS 肾小管酸中毒肾气不固的尿频量多、发作性无力或肺间质病变肺肾不足证的咳嗽气短，动则加重，虚汗不止等症。

　　用量：山茱萸 10g，五味子 10g。

十二、 鸡血藤配络石藤

　　鸡血藤苦、微甘，性温。归肝、肾经。具有补血活血、调经止痛、舒筋通络的作用。补血活血可用于血滞或兼血虚的经闭、月经后期、痛经等；养血通络则用于血虚的肢体麻木、瘫痪以及风湿痹痛、腰膝酸痛等。近年来研究发现，无论是高剂量以鸡血藤为君药的复方，还是采用低剂量鸡血藤联合经典方剂，均可明显降低化疗西药奥沙利铂导致周围神经毒性。并且降低神经毒性分级，明显减少Ⅲ-Ⅳ级严重周围神经毒性的发生。对已经发生的周围神经毒性反应，鸡血藤可明显提高近期疗效的有效率，改善患者感觉神经传导速度[16]。

　　络石藤味苦，性微寒，归心、肝、肾经。功能祛风通络，凉血消肿。本品辛散祛风通络，苦寒泄热燥湿，并能凉血，故兼有消肿之功。多用于风湿痹痛、筋脉拘挛，亦可用于治疗痈疮热毒、咽喉肿痛。

　　鸡血藤性温补血活血，舒筋通络，络石藤性寒，祛风燥湿，凉血消肿，二药均以藤蔓入药，以枝达络，同归肝经，相配之后效力更强。常用于治疗 SS 合并周围神经损害的四肢麻木、感觉异常或风湿热痹、关节肿痛等症。

　　用量：鸡血藤 30g，络石藤 15g。

十三、 仙鹤草配石韦

　　仙鹤草苦辛平，归肝、脾经。为强壮性收敛止血剂，适用于多种出血病症，本品又有补虚强壮、消除疲劳的作用，可治脱力劳伤及贫血衰弱、精神委顿。文献报道仙鹤草还有抗氧化、抗肿瘤、抗炎、抑菌、降血糖等药效[17]。

　　石韦苦微寒，归肺、膀胱经，为利水通淋、清热止血常用药，临床报道

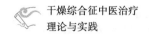
对因化疗药物引起的白细胞减少有升高作用[18]，实验证实石韦大枣合剂能明显对抗环磷酰胺所致的白细胞减少，并增强单核-巨噬细胞系统功能，提高机体免疫能力[19]。

二药配伍，治疗 SS 血液系统受累的白细胞减少或放化疗后体力衰弱、白细胞减少或出血等。

用量：仙鹤草 30g，石韦 15~20g。

十四、 生黄芪配女贞子

生黄芪味甘、性温，归脾、肺经。能补一身之气，兼有升阳举陷、固表止汗、托疮生肌、利水消肿的功效。主治气虚乏力、食少便溏、中气下陷、久泄脱肛、便血崩漏、表虚自汗、气虚水肿、疮疡久溃不敛、慢性肾炎、蛋白尿、糖尿病等症。药理研究表明，黄芪具有增强机体免疫功能、强心降压、降血糖、利尿、抗衰老、抗疲劳等作用[20]。黄芪多糖可全面持续升高全血细胞，使大鼠数值低下的红细胞、白细胞和血小板恢复到正常水平，还可以促进造血细胞因子的分泌，具有激发造血系统的功能，能够改善因化疗引发的骨髓抑制状态。

女贞子味甘、苦，性凉，归肝肾经。具滋阴补肾、养肝明目、清虚热之功。用于治疗肝肾阴虚发热、头昏目眩、腰膝酸软、目暗不明、须发早白等症。药理研究表明女贞子可升高白细胞、保肝降酶、降血脂[21]。

生黄芪甘温补气，李时珍称之为"补药之长"；女贞子性凉益阴，补而不腻，两药相配，一温一凉，一燥一润，扬长避短，相互促进，用于治疗气阴两虚引起的口干乏力、白细胞减少、肝功能异常等症。

用量：生黄芪 30g，女贞子 10g。

十五、 肿节风配卷柏

肿节风性味苦、辛，平，归心、肝经。具有清热解毒、凉血消斑、活血化瘀、祛风通络之功能。适用于血热发斑发疹、风湿痹痛、跌打损伤等症，主治各种消化道肿瘤及急性白血病，血小板减少性紫癜，并治疗风湿痹痛、跌打损伤等。药理研究可显著增强小鼠的血小板功能，且对正常血小板数量无明显影响，能对阿糖胞苷引起的血小板及白细胞下降有显著的抑制作用，具有对抗大剂量 5-FU 所造成的血小板减少的作用，从而预防并治疗化疗后血小板减少症的发生[22]。由肿节风提取物为主要成分研制的血康口服液，临床治疗原发性血小板减少性紫癜（ITP）以及肿瘤化疗后血小板下降均取得满意疗效[23]。

卷柏味辛，性平，归肝、心经。生用活血通经，主治用于经闭痛经、癥瘕、跌扑损伤。炒炭化瘀止血，治疗各种出血症、崩漏、脱肛。药理研究发现卷柏具有抗肿瘤、降血糖、抗炎、抗病毒、镇痛、降血压、调节免疫功能等多种药理活性。卷柏用于治疗原发性免疫性血小板减少症（ITP），能升高血小板数以及促进血小板聚集功能，抑制血小板相关抗体产生。目前，已投放市场的"江南卷柏片"，治疗 ITP 疗效显著，长期服用未见明显毒副作用[24]。

两药配伍，清热解毒、凉血消癥、化瘀止血，常用于治疗各种原因引起的免疫性血小板减少症、皮下出血。

用量：肿节风 30~50g，卷柏 10g。

十六、 红景天配卷柏

红景天性味甘、涩，寒，入肺经。功用补气清肺、益智养心、收涩止血、散瘀消肿。治疗病后气虚、气短乏力、肺热咳嗽、咯血、白带、腹泻、跌打损伤、烫火伤、高原反应等。现代研究认为红景天具有类似人参"扶正固本"的"适应原样"作用[24]，所含有效成分可强心镇静、调节新陈代谢、调节神经系统，双向调节血糖、血压，用于治疗脑血管疾病、老年性心肌能衰竭、糖尿病、低血压等，也用于病后体虚、年老体弱、神经乏力等[25]。

卷柏除了活血通经、祛瘀止血之外，近年研究还发现，本品具有植物雌激素样双向调节作用：即当体内雌激素水平较高时植物雌激素发挥抗雌激素活性，当体内雌激素水平较低时植物雌激素具有拟雌激素作用，且没有明显的人工合成雌激素的副作用[26]。

二药相伍，用于卵巢功能早衰或应用环磷酰胺、雷公藤制剂，因生殖毒性导致闭经，而见有烘热汗出、性急易怒、失眠多梦、乏力心慌等症。

用量：红景天 15g，卷柏 10g。

十七、 白芥子配细辛

白芥子辛、温，归肺经，具温肺化痰、利气散结、通络止痛之功。常用来治疗寒痰、湿痰所致的肢体麻木、关节肿痛、阴疽流注等病症。该药辛散温通，散肺寒，化痰饮，利气机，通经络、消肿痛，尤擅长祛除皮里膜外之痰。生品辛散力强，善于通络止痛，多用于胸闷胁痛，关节疼痛，痈肿疮毒，炒用可缓和辛散走窜之性，可避免耗气伤阴。

细辛辛温，入肺、肾经，功用祛风散寒、温肺化饮、通窍止痛。治风冷头痛、鼻渊、齿痛、痰饮咳逆、风湿痹痛。其气味香窜，宣通络脉，升散之力较强，可上行颠顶发散在表之风寒；又可下行温肾，散肾经之风寒，"治风湿诸痹立效"，为宣通内外、发散风寒之要药。《神农本草经》载其主"百节拘挛，风湿痹痛，死肌……"，故用于痹证，不论寒热虚实，只要辨证准确，配伍合理，用药得当，均取效满意。

清代名医石寿棠所著《医原》对白芥子配伍细辛有独到的见解[27]。指出白芥子、细辛皆属辛润之品，具有行气开闭而不烁津的功能。如治饮停胸膈证，认为："热因饮郁而生，宜辛淡化饮；辛能行水，辛润又不烁津，如芥子最妙，重者加细辛二三分尤妙。"由于白芥子味辛，性温润，有开肺、畅气、行水、启闭、通达之功，无论湿证、燥证，只要气机闭阻，交通失司，即可用之。若温热、湿热、痰热蒙闭清窍，合清热淡渗之品同用，虽性温亦不避之，特取其辛温开闭之功。细辛性温而润，味辛，开闭通达之力最强，适用范围与白芥子基本相同。

白芥子与细辛均为辛润温通之药。两相配伍，白芥子辛散温通，长于温化寒痰，散结通络；细辛辛温发散，外能发散风寒，内能温肺化饮。两药伍用，温化寒痰、通络蠲痹，适用于风湿病肺间质病变的寒饮咳喘证以及 RA、AS 等因为寒湿、痰湿阻络引起的肢体麻木、寒湿痹痛。

用量：白芥子 3~9g，细辛 3g。

十八、 皂角刺配鬼箭羽

皂角刺辛温，归肝、胃经。辛散温通，消肿托毒，化痰通乳，药力锐利，能直达病所，为痈疽未溃之神药。《本草纲目》记载，能"治痈肿，妒乳，风疠恶疮，胞衣不下，杀虫"，药理研究表明本药具有抗菌、抗炎、抗病毒、免疫调节、抗凝血和抗肿瘤等作用[28]。

鬼箭羽始载于《神农本草经》，一名卫矛，味苦性寒，入肝、脾经。既能破血通经散结，又擅消肿止痛，解毒杀虫。常用于治疗癥瘕结块、心腹疼痛、闭经痛经、崩中漏下、产后腹痛、历节痹痛、跌打损伤、虫积腹痛、毒蛇咬伤等。《本经逢原》记载鬼箭羽"专散恶血""治贼风历节诸痹"。现代名医张志远认为鬼箭羽苦而不燥，寒而不凉，猛而不烈，可用治因闭阻经络、气血运行不畅所致的类风湿关节炎。药理研究表明鬼箭羽具有降血糖、调血脂、抗过敏、调节免疫等作用，临床常用于糖尿病、高血脂症、动脉硬化等[29]。

皂角刺辛温化痰散结，鬼箭羽苦寒破血通络，一温一寒，相互配伍，常用来治疗 CTD 痰瘀互结所致的皮肤结节、皮肤硬化、癥瘕积聚、关节僵硬变形等。

用量：皂角刺 6~9g，鬼箭羽 9~12g。

十九、 白花蛇舌草配鬼箭羽

白花蛇舌草性味苦、甘、寒，归胃、大肠、小肠经。具有清热解毒、利尿消肿、活血止痛之功，常用于治疗肺热咳喘、咽喉肿痛、痈肿疮毒、蛇虫咬伤、热淋涩痛以及皮肤顽疾等。近代发现其有抗肿瘤作用，故又用于多种癌症的治疗。中医风湿病学者常用白花蛇舌草治疗 RA、SLE 等自身免疫性疾病，药理研究证实白花蛇舌草对 RA 患者体外滑膜细胞的增殖有抑制作用[30]。并能通过抑制肿瘤坏死因子 α（TNF-α）、白介素 1β（IL-1β）缓解胶原诱导性（C1A）大鼠的症状、控制炎症。白花蛇舌草的乙酸乙酯组分（EAHDW）可通过干扰狼疮小鼠的 STAT3 信号通路，降低炎症反应并抑制 T 细胞增殖，从而对 SLE 发挥治疗作用[31]。

白花蛇舌草以清热解毒为主治，鬼箭羽以破血逐瘀而见长，两相配伍，可治疗血热蕴毒导致的 SLE 的皮肤红斑、狼疮性肾炎的蛋白尿以及 RA 的关节红肿热痛等。

用量：白花蛇舌草 30g，鬼箭羽 9~12g。

二十、 珍珠母配生龙骨

珍珠母咸寒，入肝、心二经，具有清肝潜阳、镇心安神的作用。既能清心、肝二经之热，又能平肝阳、安心神。故凡肝阳上亢之眩晕耳鸣、头痛目赤、癫狂惊痫以及心神不宁之心悸心烦、失眠多梦均可用之。如《本草纲

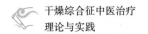
目》云："珍珠母，安魂魄，止遗精、白浊。"药理研究珍珠母具有镇静催眠和一定的抗抑郁作用[32]。

生龙骨药性甘、涩，微寒，归心、肝、肾经。具有镇惊安神、平肝潜阳、收敛固涩的功效。凡神志、失眠方面的疾病，比如由心神不宁引起的心烦失眠、多梦，以及癫狂以及痰热内扰引起的心神不安均可用之。还可以用于肝阳上亢引起的头晕、目赤、血压升高等。如果煅用则具有固涩的功效，可治疗各种遗精、滑泻、带下、多汗，并促进创口愈合。

二药配伍，安神定惊，平肝潜阳，相得益彰，可治疗风湿病伴发焦虑抑郁引起的失眠多梦、性急易怒，头晕头痛等症。

用量：珍珠母 30g，生龙骨 15~30g。

参考文献

[1] 李成，刘晓龙，张璐.石斛化学成分及药理作用研究进展 [J].生物化工，2019，5（1）：149-152.

[2] 陶泽鑫，陆宁姝，吴晓倩.石斛的化学成分及药理作用研究进展 [J].药学研究，2021，40（1）：45-50.

[3] 董学梅，高卫萍.干眼症的中医药研究概况 [J].中医学报，2011，26（10）：1257-1259.

[4] 张红敏，侯书杰，陈世伟.生地提取液润肠通便作用的实验研究 [J].河南预防医学杂志，2001，12（5）：265-266.

[5] 李宝金，宗文汇，李桃花.重用生白术组方防治便秘的临床研究进展 [J].北京中医药，2009，28（11）：899-903.

[6] 张印，曹科.不同剂量生白术对小鼠小肠推进功能的影响 [J].中国医药导刊，2010，12（5）：847.

[7] 刘婷婷，于栋华，刘树民.山慈菇的本草考证及现代研究进展 [J].中国药房，2020，31（24）：3055-3059.

[8] 张庆民，鲍玉琳.浅析黄芩抗炎、抗过敏的药理作用 [J].山东医药工业，2002，21（5）：20-21.

[9] 杨正生，杨会君，王亚斐，等.丹皮酚对小鼠变应性接触性皮炎 Th1/Th2 分子表达的影响 [J].山西医科大学学报，2012，43（12）：914-917.

[10] 李跟旺，王磊．秦艽在关节炎抗炎镇痛治疗中的作用［J］．西部医药，2018，31（3）：133-136.

[11] 方芳，顾媛媛，郭玉岩，等．穿山龙药理及临床研究［J］．长春中医药大学学报，2018，34（3）：450-452.

[12] 王建平，张海燕，傅旭春．土茯苓的化学成分和药理作用研究进展［J］．海峡药学，2013，25（1）：42-44.

[13] 朱千勇．金荞麦药理研究及临床应用进展［J］．交通医学，2013，27（2）：145-148.

[14] 刘建群，洪沁，张维，等．凤尾草对雷公藤甲素的减毒作用［J］．中国医院药学杂志，2010，30（6）：443-446.

[15] 高俊峰，王秀辉，张鹏，等．石见穿化学成分和药理作用研究进展［J］．中国实验方剂学杂志，2013，19（12）：348-351.

[16] 邓博，贾立群，程志强，等．鸡血藤干预奥沙利铂致周围神经毒性的Meta分析［J］．中华中医药学刊，2016，34（1）：20-26.

[17] 李君，杨杰举．仙鹤草主要化学成分与药理作用研究进展［J］．中国野生植物资源，2020，39（4）：54-58.

[18] 李文海，刘淑余．石韦大枣汤治疗白细胞减少症47例小结［J］．湖南中医杂志，1992（1）：7-8.

[19] 梅志洁，李文海，邓常青．石韦大枣合剂治疗环磷酰胺所致小鼠白细胞减少症的实验研究［J］．湖南中医学院学报，2002，22（2）：32-34.

[20] 荆丰德．黄芪的药理作用与临床应用研究综述［J］．实用医技杂志，2008，15（20）：2702-2704.

[21] 王涛，刘佳维，赵雪莹．女贞子中化学成分、药理作用的研究进展［J］．黑龙江中医药，2019（6）：352-354.

[22] 赵诗云，彭旦明，周名智，等．肿节风对小鼠白细胞和血小板的影响［J］．上海实验动物科学，2000，20（3）：154-156.

[23] 徐卫国．血康口服液的临床应用［J］．中国药业，2005，14（4）：79-80.

[24] 焦宗久，郭素丽，陈娜飞．江南卷柏片联合小剂量泼尼松片治疗老年慢性免疫性血小板减少性紫癜疗效观察［J］．中国药物经济学，2014（5）：40-42.

[25] 关鑫．红景天的临床功效与药理作用研究 [J]．中国医药导报，2010，7 (32)：14-18.

[26] 郑晓坷，李冬梅，蒋赟，等．卷柏中雌激素类成分的提取 [J]．中国实验方剂学杂志，2011，17 (12)：1-5.

[27] 胡欣．石寿棠《医原》运用白芥子及细辛治疗湿证及燥证介绍 [J]．广西中医药，1986，9 (3)：34-40.

[28] 蒋志平，彭蕃，何周康．皂角刺的现代研究进展 [J]．儿科药学杂志，2008，14：(5)：57-58.

[29] 郭永一，吴敏．鬼箭羽研究进展 [J]．山东中医杂志，2014，7 (33)：604-606.

[30] 顾凤，徐守宇．白花蛇舌草对胶原诱导性关节炎大鼠的保护作用 [J]．中国生化药物杂志，2014，34 (9)：64－66.

[31] Y H Lai, J J Ji, Y Li, et al. Ethyl acetate fraction in *Hedyotis diffusa* willd inhibits T cell proliferation to improve the pathogenesis of systemic lupus erythematosus [J]. Clinical Complementary Medicine and Pharmacology, 2021 (1)：84-93.

[32] 金艳．珍珠母重镇安神药理作用及临床应用研究进展 [J]．浙江中医杂志，2017，52 (5)：388-389.

第八章

干燥综合征常用方剂

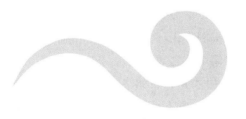

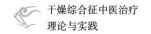

一、 增液润燥汤 （ 自拟方 ）

组成：生地黄 15~30g，麦冬 15~20g，玄参 20~25g，升麻 10g，葛根 10g，当归 10g，枸杞子 10g，天花粉 20g，山慈菇 5~10g，生甘草 6g。

功用：养阴生津，增液润燥。

主治：SS 属于阴虚津亏内燥、脏腑孔窍失润，症见口眼干燥无津、频频饮水；鼻咽干燥无液、皮肤干燥皲裂、妇女阴道干涩、便秘尿黄，舌红无苔甚或干裂无津，脉沉细等。

方解：本方取《温病条辨》增液汤之生地黄、麦冬、玄参为主增液生津，养阴润燥。因 SS 患者多见口、咽、眼、鼻等身体上部孔窍津液失润的表现，故加升麻、葛根载药上浮以升津除燥，润其孔窍，且升麻辛甘微寒，兼有清热解毒之效；葛根甘寒，升津止渴，药理研究对 Ⅰ、Ⅲ、Ⅳ 型超敏反应均有免疫抑制作用，尚能扩张血管，活血通脉。配伍山慈菇甘微辛寒，消肿散结，清热解毒，用以治疗腮腺反复肿痛，其所含秋水仙碱等药理成分，亦具有抗肿瘤和免疫抑制作用。复用当归补肝血，枸杞子益肾精，天花粉润肺胃，三焦同治则养阴增液之效更强。

加减：口干明显加沙参、石斛各 15g；眼干明显加谷精草、密蒙花各 10g；腮腺肿痛加僵蚕、土贝母各 10g；口腔溃疡加土茯苓、蒲公英各 20g；关节疼痛加秦艽、防风各 10g；乏力倦怠加生黄芪、红景天各 15g；皮肤紫癜加牡丹皮、紫草各 10g。

应用体会：笔者曾用本方加减治疗 24 例 SS，显效 8 例（33.3%）；有效 12 例（50%）；无效 4 例（16.7%），总有效率 83.3%[1]。药理研究表明，本方能明显改善 SS 小鼠唾液流率，增加唾液分泌。抑制 SS NOD 小鼠颌下腺中 T 和 B 淋巴细胞浸润，促进 AQP5 的表达，并对 NOD 小鼠颌下腺及血清中 B 细胞活化因子（BAFF）含量具有明显降低的作用。作用机制可能通过对颌下腺组织的保护作用，抑制颌下腺的破坏，减轻免疫炎症反应实现的[2-4]。

二、 甘露饮 （ 《太平惠民和剂局方》 ）

组成：熟地黄 10~15g，生地黄 10~15g，天冬 10g，麦冬 10g，石斛 20g，

黄芩 10g，枳壳 10g，茵陈 15g，枇杷叶 10g，甘草 6g。

功用：养阴清热，宣肺利湿。

主治：《太平惠民和剂局方》原书治疗"齿龈肿烂，时出脓血或口舌生疮，咽喉肿痛，目赤肿痛，不任凉药"以及"脾胃受湿，瘀热在里，湿热相搏"的黄疸等阴虚夹湿热证。

现代应用：复发性口腔溃疡和化疗后口腔溃疡，防治放射性口腔炎、慢性咽炎、扁桃体炎、复发性睑腺炎、中心性浆液性视网膜病变、糖尿病湿热证、阴虚热痹等[5]。尤其适用于 SS 阴虚夹湿的证候。

方解：《张氏医通》云："素禀湿热而挟阴虚者……治以寻常湿热迥殊。若用风药胜湿，虚火易于僭上；淡渗利水，阴液易于脱亡；专于燥湿，必致真阴耗竭；纯用滋阴，反助痰湿上壅。务使润燥合宜，刚柔协济，始克有赖。"本方正是体现了养阴为主，清热为辅，佐以宣肺除湿的这一配伍原则。方中用生熟地、天麦冬、石斛滋阴润肺养胃为君；黄芩、茵陈清利湿热为臣；枇杷叶、枳壳宣肺理气以展气机，俾气化则湿化，而为之佐；甘草调和诸药为使。陈修园《时方歌括》说："足阳明胃为燥土，喜润而恶燥、喜降而恶升。故以二冬、二地、石斛、甘草之润以补之，枇杷、枳壳之降以顺之。若用连、柏之苦，则增其燥；若用芪术之补，则虑其升；即有湿热，用一味黄芩以折之，一味茵陈以渗之，足矣。盖以阳明之治，最重在'养津液'三字。此方二地、二冬等药，即猪苓汤用阿胶以育阴意也。茵陈、黄芩之折热而去湿，即猪苓汤中之用滑、泽以除垢意也。"曾用甘露饮合柴芩升降散加减治疗 SS 阴虚夹湿燥毒证 48 例，并与 48 例口服硫酸羟氯喹作为对照组，疗程 6 个月，治疗组可明显减轻和缓解患者口眼和皮肤干燥、口眼黏腻、腮腺肿痛、舌干苔厚腻等症状，且作用持续，起效快于硫酸羟氯喹组[6]。

应用体会：用于治疗 SS 阴虚夹湿证，如既有口眼干燥、五心烦热、舌红无苔、脉细数等阴虚内热表现，又有齿龈肿痛、口舌糜烂、目赤多眵等湿热上蒸等症状。SS 合并腮腺肿痛加金银花 30g、连翘、柴胡、白僵蚕、夏枯草各 10g；SS 合并口腔扁平苔藓加土茯苓 30g、蒲公英 30g、土贝母 10g、生蒲黄（包煎）10g；SS 合并葡萄膜炎加青葙子 10g，夏枯草 10g，谷精草 10g，密蒙花 10g，蝉蜕 10g。

三、 知柏地黄丸 （《医宗金鉴》）

组成：知母 10g，黄柏 10g，熟地黄 25g，山茱萸 10g，山药 10g，牡丹皮 10g，茯苓 15g，泽泻 10g。

功用：滋阴降火。

主治：阴虚火旺，症见潮热盗汗、口干咽痛、腰膝酸痛、耳鸣遗精、小便短赤等。

方解：方用熟地黄滋阴补肾，益精填髓为君药，山茱萸酸温滋肾益肝，山药滋肾补脾，共成三阴并补以收补肾治本之功，知母、黄柏、牡丹皮清虚热并引虚火下行，泽泻、茯苓利湿而泻肾之浊气。药理研究表明知柏地黄丸有降血糖、增强免疫、抗氧化、抗疲劳、调节神经-内分泌和抗肿瘤的作用。临床观察到肾病综合征在大剂量使用泼尼松阶段，联合知柏地黄丸可降低不良反应发生率，具有明显的减毒、增效作用[7]。

应用体会：①加生石膏 30g，石斛 20g，生甘草 10g 治疗 SS 应用大剂量糖皮质激素治疗后出现的向心性肥胖、急躁易怒、面红口干，手足心热、失眠多梦等副作用；②合萆薢分清饮治疗 SS 反复泌尿系感染、间质性膀胱炎、老年性阴道炎等；③合犀角地黄汤加肿节风 30g，卷柏 10g 治疗 SS 血小板减少症（应用大剂量激素治疗）的牙龈出血、皮肤紫癜等。

四、 滋水清肝饮 （《医宗己任编》）

组成：熟地黄 15g，山茱萸 10g，山药 10g，茯苓 15g，牡丹皮 10g，泽泻 10g，柴胡 10g，当归 10g，白芍 10g，栀子 10g，炒枣仁 30g。

功用：滋阴养血，清热疏肝。

主治：阴虚肝郁，症见胁肋胀痛、胃脘疼痛、口燥咽干、性急易怒、大便干结，舌红少苔，脉虚弦或细软。

方解：高鼓峰曰："郁而血为火迫，变成燥症。如热甚而痛，及手足头面似觉肿起，或两颔痛肿，臂膊累块，烦躁作渴，四肢疼搐，两目直视，角弓反张，小便短赤，大便秘结之类，皆属燥症。"气滞缘于阴血不足，津液不充，如过用香燥疏肝则反伤阴液，肝气更逆，故治疗宜滋阴与疏肝共投。本方由六味地黄丸加柴胡、当归、白芍、栀子、炒枣仁而成。方用六味地黄丸滋阴补肾，栀子清热降火；柴胡疏肝解郁；当归、白芍、炒枣仁养血柔肝。肾水足，肝血充，津液润，肝气得疏则肝木自柔，胁痛得解。

应用体会：①SS合并肝损伤，如ALT、AST增高者加凤尾草15g，石见穿30g；ALP、GGT增高者加茵陈、威灵仙各30g。②SS合并焦虑抑郁者加枳壳10g、白蒺藜10g。③SS合并肾小管酸中毒者加菟丝子15g、五味子10g。④SS妇女见月经量少，胸闷抑郁，头痛脱发，胃脘隐痛者，加香附、红花、白芷、女贞子、旱莲草各10g，益母草15g。

五、 五子衍宗丸（《摄生众妙方》）

组成：菟丝子15g，北五味子10g，枸杞子10g，覆盆子10g，车前子（包煎）10g。

功用：补肾益精。

主治：肾虚遗精、阳痿早泄、小便后余沥不清、久不生育，及气血两虚、须发早白等症。现代常用于治疗男性不育症、性功能障碍、遗精遗尿、妇女闭经、慢性肾炎、糖尿病等疾病。

方解：菟丝子辛以润燥，甘以补虚，平补肝肾阴阳，不燥不腻，平补中又具收涩之性，可补肾阳、益肾精以固精止遗；五味子五味皆备，而酸味最浓，补中寓涩，敛肺补肾；枸杞子以填精补血见长；覆盆子以固精益肾为著；妙在车前子一味，泻而通之，泻有形之邪浊，涩中兼通，补而不滞，是方中唯一的寒性药物，与其他四子相配，通涩兼施，相得益彰。全方配伍精妙，正切其肾虚失摄之病机。

应用体会：笔者主要用本方治SS合并肾小管酸中毒、低血钾无力。如乏力口干加生黄芪30g，石斛20g；口渴多饮加生石膏（先煎）30g，知母10g，天花粉30g；夜尿频数加补骨脂、生白果各10g；尿路结石加金钱草30g，海金沙15g。如SS月经延后或量少者加当归、川芎各10g，赤芍15g。

六、 清燥救肺汤（《医门法律》）

组成：霜桑叶10g，生石膏（先煎）15～30g，麦冬15g，党参10g，枇杷叶（炙）10g，阿胶（烊化）10g，杏仁10g，胡麻仁10g，炙甘草5g。

功用：清燥润肺，养阴益气。

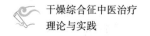
主治：温燥伤肺，气阴两伤，症见身热头痛，干咳无痰，气逆而喘，咽喉干燥，鼻燥，心烦口渴，胸满胁痛，舌干少苔，脉虚大而数。

方解：方中重用桑叶质轻性甘寒，轻宣肺燥，透邪外出，石膏辛甘寒，清泄肺胃燥热，两药相合为君，以治致病之源。燥热伤肺，耗津灼液，故用麦冬、阿胶、胡麻仁甘寒滋液，同为臣药，助君药除燥润肺，使其治节之权得以恢复。燥热伤肺，肺气受累，故用人参益气生津。津亏气逆，故用杏仁、枇杷叶苦降肺气，以治气逆，均为佐药。甘草合人参以培土生金，兼能调和诸药，是为使药。全方宣、清、润、降四法并用，气阴双补，且宣散不耗气，清热不伤中，滋润不腻膈。宣中有清，清中有润，是为清宣润肺的常用组合。文献报道，应用清燥救肺汤合大黄䗪虫丸治疗 SS26 例，疗效满意[8]。

应用体会：①SS 合并肺间质病变属于燥热伤肺、津气两亏者，症见咽干鼻燥，干咳无痰，心烦气逆，面红火升，舌红无苔者，常加生地黄、百合、北沙参、川贝母等。②SS 伴干燥性鼻炎，以鼻干明显，鼻塞无涕，甚则鼻腔血丝，大便干燥者加生地黄、天花粉各 30g，桑白皮 10g。

七、 千金麦门冬汤（《千金翼方》）

组成：麦冬 10g，生地黄 10g，桔梗 10g，桑白皮 10g，法半夏 6g，紫菀 10g，竹茹 10g，炙麻黄 6g，五味子 6g，炙甘草 3g，生姜 3 片。

功用：宣肺降逆，润燥化痰。

主治：大病后，火热乘肺，咳唾有血，胸膈胀满，上气羸瘦，五心烦热，渴而便秘，或洒淅恶寒发热者。现代应用于感冒后久咳不愈，痰黏不爽，口干舌燥者。

方解：千金麦门冬汤是在《金匮要略》麦门冬汤的基础上去人参、大枣、粳米，加桑白皮、桔梗、生地黄、五味子、紫菀、竹茹、麻黄、生姜组成，用治伤寒大病后，余邪羁留，久咳不止。因外感寒邪，入里化热，伤及阴液，化燥为痰，虚火上炎所致。方中以麦冬配麻黄为君，麦冬滋养肺胃之阴，麻黄宣肺平喘止咳，二药一润一燥，一收一散；紫菀、桑白皮、桔梗宣肺止咳，半夏、竹茹燥湿化痰为臣；生地黄、五味子清热止咳，收敛肺气为佐，生姜温寒驱寒为使，甘草调和诸药。全方祛风散寒而不辛燥伤阴，清热润肺而不滋腻滞邪，寒温并用，燥润同施，诚为外感风寒，化热伤阴或肺胃阴虚，复感风寒后久咳不愈之良方。

应用体会：SS 属于阴虚内燥，舌红无苔，痰黏不爽，或外感风寒，肺燥脾湿，久咳不止者，加百合 15g，浙贝母 10g，冬瓜子 30g 用之颇效。

八、补中益气汤（《内外伤辨惑论》）

组成：生黄芪 30g，党参 10g，白术 10g，升麻 5g，柴胡 5g，当归 10g，陈皮 10g，炙甘草 5g。

功用：补中益气，升阳举陷。

主治：脾胃气虚，少气懒言，四肢无力，不耐劳累，困倦少食，饮食乏味，大便溏薄；或气虚发热，气高而喘，身热而烦，渴喜热饮，其脉洪大，按之无力，皮肤不任风寒，而生寒热头痛；或气虚下陷，久泻脱肛。现代常用于子宫下垂，胃下垂或其他内脏下垂者。

方解：本方为甘温除热的代表方。李东垣曰"内伤脾胃，乃伤其气；外感风寒乃伤其形。伤其外为有余，有余者泻之；伤其内为不足，不足者补之""惟当以辛甘温之剂，补其中而升其阳，甘寒以泻其火则愈"。方中重用黄芪为君，既能补中益气，升阳举陷，又可补肺实卫，固表止汗；党参、白术、甘草健脾益气为臣，补气的同时更侧重健脾，使补气健脾之功益著；佐以当归养血行血，为血中之气药，陈皮调理气机，助升降协调，理气和胃，使诸药补而不滞；柴胡、升麻二药为使，其药性升发，以助清阳上升。诸药相伍，共奏益气健脾、升阳举陷之效。纵观全方配伍，一是补气健脾以治气虚之本；一是升提下陷阳气，以求浊降清升，于是脾胃和调，水谷精气生化有源，气虚诸证自愈。

补中益气汤加减治疗 SS 病机属于脾虚气弱、气不生津或气不布津者，深得《内经》"燥淫于内，治以苦温，佐以甘辛，以苦下之"之旨。脾气充足，阴津得以化生、运转，则干燥、乏力诸症自除。临床报道采用补中益气汤治疗化疗后白细胞减少症患者有效率达 95%，并可提高患者免疫力，改善其生活质量[9]。

应用体会：①SS 合并白细胞减少属气阴两虚证者加麦冬、五味子各 10g，仙鹤草 30g，石韦 15g。②SS 下肢紫癜样皮疹属脾不统血，血热妄行者，合犀角地黄汤加生蒲黄（包煎）10g，茜草 10g。③SS 合并皮肤痒疹属于脾胃气虚、风邪蕴肤证，本方合过敏煎加黄芩 10g，牡丹皮 10g，徐长卿 10g。

九、 升阳益胃汤 (《内外伤辨惑论》)

组成：黄芪 30g，半夏 10g，人参 10g，炙甘草 5g，独活 9g，防风 9g，白芍 9g，羌活 9g，陈皮 6g，茯苓 15g，柴胡 5g，泽泻 15g，白术 10g，黄连 5g。

功用：益气升阳，清热除湿。

主治：脾胃虚弱，怠惰嗜卧，四肢不收，时值湿热，体重节痛，口苦舌干，不思饮食，食不知味，大便不调，小便频数。或兼见肺病，洒淅恶寒，惨惨不乐，面色不和。

方解：本方实际由六君子汤加羌独活、防风、柴胡、黄芪、白芍、黄连、泽泻、茯苓组成，主要用于脾胃虚弱、中阳不足兼有湿邪停滞、湿郁生热之证。方中重用黄芪，并配伍人参、白术、甘草补益脾胃之气，柴胡、防风、羌活、独活升举清阳，祛风除湿，半夏、陈皮、茯苓、泽泻、黄连除湿清热，白芍养血和营。全方有补有通，升降相得，清温并施。共奏益气升阳、清热除湿之功。吴琨曰："湿淫于内者，脾土虚弱不能制湿，而湿内生也。湿流百节，故令体重节痛；脾胃虚衰，不能运化精微，故令口干无味；中气既弱，则传化失宜，故令大便不调，小便频数，而饮食不消也；洒淅恶寒者，湿邪胜也，湿为阴邪，故令恶寒；面色不乐者，阳气不伸也。是方也，半夏、白术能燥湿；茯苓、泽泻能渗湿；羌活、独活、防风、柴胡能升举清阳之气. 而搜百节之湿；黄连苦而燥，可用之以疗湿热；陈皮辛而温，可用之平胃气；乃人参、黄芪、甘草，用之以益胃；而白芍药之酸收，用之以和荣气，而协羌、防、柴、独辛散之性耳。仲景于桂枝汤中用芍药，亦是和荣之意。古人用辛散，必用酸收，所以防其峻厉，犹兵家之节制也。"有学者观察到升阳益胃汤能有效防治 RA 治疗过程中应用甲氨蝶呤、尼美舒利、甲泼尼龙出现的消化系统副作用，在保护胃黏膜，减少消化道不良反应及降低转氨酶方面疗效确切，且在缓解关节疼痛、降低 ESR 及 CRP 等方面具有良好的效果[10]。

应用体会：①SS 消化系统受累，脾胃虚弱，腹痛、腹泻、纳呆、倦怠乏力、腹胀、便秘，舌质淡，苔白腻，脉缓滑者。如中焦虚寒，去黄连加干姜 10g 温中散寒。②SS 脾胃气虚而外感风湿证候，关节疼痛加桂枝、穿山龙。

③SS 关节疼痛或合并 RA，长期服用甲氨蝶呤片、非甾体抗炎药等导致胃痛、恶心、纳差、腹泻等副作用，同时关节疼痛未缓解者，联合用药具有增效减毒作用。

十、 七味白术散（《小儿药证直诀》）

组成：党参 10g，白术 10g，茯苓 15g，葛根 10g，藿香 10g，木香 10g，炙甘草 5g。

功用：健脾生津，行气消胀。

主治：脾胃久虚、津液内耗，呕吐、泄泻频作不止，烦、渴、燥，但欲饮水，乳食不进，羸弱困劣，因而失治，变成惊厥，阴阳虚实并宜服。

方解：本方由四君子汤加藿香、木香、葛根而成，现多用党参代替人参。方中白术、党参健脾益气生津；茯苓、藿香、木香和中化湿理气；葛根鼓舞胃气，升阳止泻。全方药性平和，温而不燥，融补、运、升、降为一体，补中有散，补而不滞，消中有补，消而不伐，标本兼顾，为治疗脾虚泄泻之良方。明代儿科医家万全云："白术散乃治泄作渴之神方。"《本草经解·草部》曰："白术散虽能治口渴，但非养阴生津之剂，而有益气升阳醒脾之功，气行湿运，则津液布化正常，口渴自止。"

应用体会：治疗 SS 大便不成形兼见口渴、纳差、舌淡胖少津者，或服用养阴生津之剂、白芍总苷胶囊后引起大便溏泄、口干加重者，加石斛 20g，天花粉 30g，山药 10g；腹泻严重者加干姜、山药各 10g。

十一、 香砂六君子汤（《太平惠民和剂局方》）

组成：党参 10g，白术 10g，茯苓 15g，陈皮 10g，法半夏 10g，木香 10g，砂仁 5g，炙甘草 5g。

功用：益气健脾，行气化痰。

主治：脾胃气虚，痰阻气滞证。呕吐痞闷，不思饮食，脘腹胀痛，消瘦倦怠，或气虚肿满。

方解：本方由四君子汤加半夏、陈皮、木香、砂仁等组成。方中以人参为君，补气健脾，佐以白术、茯苓健脾燥湿；半夏燥湿化痰，和胃降逆止呕；陈皮、木香、砂仁化湿醒脾，理气宽中止痛；甘草益气健脾，调和诸

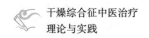
药。全方补气与行气并重，使补气而不滞气，既能促进脾胃的运化，又可消除痰湿的停留。

应用体会：SS 并发慢性肾功能不全、血肌酐增高的氮质血症者，症见消瘦纳差，口干恶心，乏力腰酸，肢体水肿，舌淡胖齿痕，苔白腻，脉细滑。加生黄芪 30g，丹参 30g，刘寄奴 10g，淫羊藿 10g；如下肢水肿加汉防己、桂枝各 10g，大便干燥加熟大黄（后下）、郁李仁各 10g；舌苔厚腻、口有秽气者加藿香、石菖蒲各 10g。

十二、 升陷汤 （《医学衷中参西录》）

组成：生黄芪 30g，知母 10g，柴胡 10g，桔梗 10g，升麻 10g。

功用：升举大气，补益心肺。

主治：胸中大气下陷，气短不足息，或努力呼吸似喘，或气息将停，危在顷刻。寸口六部脉沉迟微弱，右寸部尤甚；甚则六脉不至，或参伍不调；或不觉其动。

兼证：或往来寒热，或咽干作渴，或胸闷怔忡，或神昏健忘等。

方解：方中以生黄芪补气升陷为主药，知母凉润制主药之温燥，柴胡、升麻助黄芪升陷之力，桔梗载药力上达胸中，共奏升补大气之效。若气分虚极加人参，或加山茱萸以防气之涣散；陷甚倍升麻。

应用体会：本方加减可治疗多种 CTD 合并肺间质病变，或慢性阻塞性肺疾病、冠心病、慢性心功能不全、肺结节病等见有大气下陷证者。如气短虚甚，汗出极多者加山茱萸 15~30g，红景天 15g；心悸心慌加党参 10g，麦冬 10g，五味子 10g；咳嗽明显加杏仁 10g，紫菀 10g；胸闷加瓜蒌皮 10g，枳壳 10g；痰多加半夏 10g，茯苓 15g；痰黏成块加海浮石 30g，海蛤壳 10g；痰黄量多加全瓜蒌、冬瓜子各 30g；发热加生石膏（先煎）30g，芦根 30g；便秘加虎杖 15g，熟大黄（后下）10g；兼见瘀血明显加当归 10g，丹参 30g。

十三、 圣愈汤 （《兰室秘藏》）

组成：熟地黄 15g，生地黄 10g，当归 10g，川芎 6g，白芍 10g，人参 6g（党参 10g 代），生黄芪 30g。

功用：补气养血。

主治：原治"恶疮出血过多，心烦不安，不得睡眠"，一切出血或血虚，烦渴燥热，睡卧不宁等，现代治疗失血过多，血虚而气亦虚，以烦渴燥热，睡卧不宁，心慌气促，倦怠无力，舌质淡，苔薄润，脉细弱为辨证要点。

方解：本方即为四物汤加参、芪而成，取补气生血之意，又名参芪四物汤。方中重用熟地黄，既可补血滋阴，又能补肾填精，精充则能生血为君；当归辛甘性温，补血活血，为补血之良药，白芍养血敛阴益营，二药相配共助熟地黄补血养阴为臣。人参、黄芪能大补脾肺之气，补气以生血；川芎活血行气，调畅气血，既助当归以行血药之滞，又防血虚而致血瘀，三者共为佐药。因四物汤多为阴柔之品，且血虚每易致气虚，因此配伍人参、黄芪补气之药以生血，起到补而不滞，补而不滋，动静结合，温润并行，补血活血而不耗血，以达血旺则气有所附之目的。药理研究表明，圣愈汤可使失血性血虚小鼠的 Hb 和 RBC 明显增加，并且有调节血虚小鼠中枢神经系统的作用[11]。

应用体会：本方主要用于治疗 SS 伴有贫血者，患者血红蛋白低下，症见面色苍白。头晕心悸，失眠多梦，加黄精15g，阿胶（烊化）、枸杞子各10g；腰膝酸软加桑寄生20g，菟丝子15g，续断10g；月经量多加荆芥炭、艾叶炭各10g，月经夹有血块，加生蒲黄、茜草、牡丹皮各10g，乌贼骨15g；白细胞减少加仙鹤草30g、石韦15g；血小板减少加肿节风30g，卷柏10g。

十四、 四神煎 （《验方新编》）

组成：生黄芪250g，远志肉、牛膝各90g，石斛120g，金银花30g。

用法：生黄芪、远志肉、牛膝、石斛用水十碗煎二碗，再入金银花一两，煎一碗，一气服之。服后觉两腿如火之热，即盖被睡，汗出如雨，待汗散后，缓缓去被，忌风。

现代用量：生黄芪30g，金银花30~50g，石斛20g，川牛膝15g，远志10g。

功用：益气养阴，清热解毒，活血通络。

主治：鹤膝风。两膝疼痛，膝肿粗大，大腿细，形似鹤膝，步履维艰，日久则破溃之征。痛而无脓，颜色不变，成败症矣。

方解：本方组方严谨，照顾全面，堪称药简量大，功专效宏。重用黄芪为补气圣药，可扶助正气以统领诸药直达病所，蠲痹除滞，祛邪外出；牛膝益阴壮阳，强健筋骨，祛瘀止瘀，善治膝关节屈伸不利；石斛味甘淡性寒，养阴生津清热；远志味辛、苦微温，补益心肾，以杜绝邪气内传之路，又能祛痰消肿痛；金银花甘寒，清热解毒之功颇佳，此可消除因瘀而化热的关节肿痛，且可制约黄芪温热之性。诸药相伍，扶正与祛邪并施，补而不滞，清而不寒，汗而不虚，堪称绝佳之妙方也。

应用体会：治疗 SS 伴有关节肿痛或合并 RA 而见关节肿痛、口眼干燥、舌红无苔属于气阴两虚、风湿阻络者。关节肿痛明显加穿山龙、肿节风、土茯苓各 30g，石见穿 15g；上肢肿痛加片姜黄、海桐皮各 10g；下肢肿痛加汉防己 10g，萆薢 15g；关节畸形加白僵蚕 10g，露蜂房 5g；口干加生地黄 15g，天花粉 30g；乏力加红景天 15g，黄精 10g。治疗 SS 合并肾小管酸中毒，症见乏力口渴者与五子衍宗丸合方加减。

十五、 芩连四物汤 （《医宗金鉴》）

组成：当归 10g，川芎 10g，生地黄 15g，白芍 10g，黄芩 10g，黄连 6g。

功用：清热调经。

主治：妇女经水先期而至属于实热者。

方解：本方为四物汤加黄芩、黄连组成。四物汤养血调经，生地黄易熟地黄兼有凉血清热之功，更加黄芩、黄连清热泻火，共奏泻火清热、养血调经的功效。

应用体会：常用本方加桑叶、菊花、女贞子、旱莲草组成芩连四物加味汤治疗 SS 妇女，正值更年期，月经紊乱或绝经后，口眼干燥，面红潮热，烘热汗出，心烦失眠，性急易怒，腰膝酸软者；亦治疗妇女 SS 应用环磷酰胺、雷公藤制剂后闭经出现上述症状者，加红景天 15g，卷柏 10g。口眼干燥明显与甘露饮合方。

十六、 温清饮 （《丹溪心法附余》）

组成：当归 10g，川芎 10g，熟地黄 10g，白芍 10g，黄芩 10g，黄连 6g，黄柏 10g，炒栀子 10g。

功用：养血清热，调营解毒。

主治：妇人经水不住，或如豆汁，五色相杂，面色萎黄，脐腹刺痛，寒热往来，崩漏不止。

方解：又名温清散、解毒四物汤，一说出自明代龚廷贤《万病回春》，经笔者考证后，认为应出自明代方约之的《丹溪心法附余》一书。本方实际是四物汤与黄连解毒汤的合方。四物汤温补养血，黄连解毒汤清热解毒，合用后治疗二者兼备的证候，温清并用，攻补兼施，故以温清饮名之。清代以前为治疗妇科疾病的专方，现代医家根据其热毒蕴结血分之病机，用于治疗皮肌炎、红斑狼疮等多种风湿免疫病合并皮肤血管炎或黏膜损害者，收效颇佳。药理研究证实温清饮具有免疫调节、抗溃疡、抗炎、镇静及解热等作用[12]。

应用体会：①SS应用糖皮质激素出现面部、前胸、后背痤疮，面红出油脂多，本方合五味消毒饮加牡丹皮10g，丹参30g，苦参10g，生侧柏叶15g。②女性月经提前，经色鲜红，夹有血块，剧烈痛经，难以忍耐者，本方加石见穿30g，延胡索15g，醋香附、生蒲黄（包煎）、五灵脂各10g。③SS合并血管炎，肢体红斑、结节，疼痛灼热，反复发作，属于血热蕴结者，本方加金银花30g，玄参15g，连翘、皂角刺、鬼箭羽、牡丹皮、生甘草各10g。

十七、 二仙汤（《高血压病的中医理论和治疗》）

组成：仙茅10g，淫羊藿10g，巴戟天10g，当归10g，知母10g，黄柏10g。

功用：温阳育阴，调补冲任。

主治：妇女更年期，因冲任不调引起的高血压病。症见头痛、头昏、心烦、自汗，阵发性面部潮红、肢体震颤等。

方解：二仙汤为上海名医张伯讷教授于20世纪50年代积多年经验研制而成。组方精练，配伍合理。方中仙茅、淫羊藿温补肾阳，温而不燥；巴戟天辛甘温，既能补肾壮阳，又能补益精血；当归甘温养血，辛润活络；知母、黄柏清泻肝火，以保肾阴。全方虽然辛温与苦寒共用，壮阳与滋阴并举，温补与寒泻同施，但却体现"阴中求阳""阳中求阴"之古训，有"温而不燥""刚柔相济"之妙用。尤以温肾阳、补肾精、泻相火、滋肾阴、调理冲任、平衡阴阳见长。临床广泛应用于高血压、更年期综合征、慢性前列腺炎等属肾阴阳两虚、虚阳上亢者。

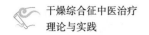
应用体会：①干燥综合征的围绝经期，症见月经稀发、面部潮红、心烦易怒、头痛头晕、腰膝酸软、膝以下怕冷，夏季不能吹空调、电扇者，常与桂枝加龙骨牡蛎汤合方；②干燥综合征合并更年期高血压，头痛头晕、肢体麻木、舌体胖大、淡嫩齿痕者；③干燥综合征更年期发生反复泌尿系感染者，常合萆薢分清饮再加车前子（包煎）、石韦各15g。

十八、 玉女煎 （《景岳全书》）

组成：生石膏（先煎）30~50g，知母10g，熟地黄15~30g，麦冬15g，牛膝10g。

功用：清胃热，滋肾阴。

主治：头痛，牙痛，齿松牙衄，烦热干渴，舌红苔黄而干。亦治消渴，消谷善饥等。

方解：本方主治少阴不足，阳明有余之证。阳明之脉上行头面，入上齿中，阳明气火有余，胃热循经上攻，则见头痛牙痛；热伤胃经血络，则牙龈出血；热耗少阴阴精，故见烦热干渴，舌红苔黄且干。方中石膏辛甘大寒，清阳明有余之火而不损阴，故为君药。熟地黄甘而微温，以滋肾水之不足，用为臣药。君臣相伍，清火壮水，虚实兼顾。知母苦寒质润，滋清兼备，一助石膏清胃热而止烦渴，一助熟地黄滋养肾阴；麦冬微苦甘寒，助熟地黄滋肾而润胃燥，且可清心除烦，二者共为佐药。牛膝导热引血下行，且补肝肾，为佐使药，以降上炎之火，止上溢之血。配伍特点是清热与滋阴共进，虚实兼治，以治实为主，使胃热得清，肾水得补，则诸症可愈。临床上可用于治疗牙周炎、口腔溃疡、糖尿病等属于胃火盛，肾阴虚者。

应用体会：SS合并牙周炎、口腔溃疡，烦渴引饮者本方加蒲公英30g，升麻10g；合并肾小管酸中毒症见烦渴引饮者加石斛20g，天花粉30g，五味子10g。

十九、 犀角地黄汤 （《备急千金要方》）

组成：犀角（水牛角代，先煎）30g，生地黄30g，牡丹皮10g，白芍20g。

功用：清热解毒，凉血散瘀。

主治：①热入血分证身热谵语，斑色紫黑，舌绛起刺，脉细数。②热伤血络证吐血、衄血、便血、尿血等。③蓄血瘀热证喜妄如狂，漱水不欲咽，大便色黑易解等。

方解：血为热迫则出血，热与血结而成瘀，不清其热则血热不宁，不散其血则瘀血不去，不滋其阴则火热不熄，治当以清热解毒，凉血散瘀为第一要务。方中犀角（现代以水牛角代）咸寒为君药，直入血分，清心、凉血、解毒，使热清血宁。生地黄清热凉血，养阴滋液，既助君药清解血分热毒，又可复已伤之阴血，为臣药。赤芍、牡丹皮凉血清热，活血散瘀，既能增强凉血之力，又可防止留瘀之弊，共为佐药。四药相合，清热、养阴、凉血、散瘀并用，使热清血宁而无耗血动血之虑，凉血止血而无留瘀之弊。对热迫血行的出血或热与血结的蓄血证，均能发挥凉血散血之功效。

应用体会：主要治疗 SS 下肢紫癜样皮疹反复发生，皮疹鲜红灼热，本方加黄芩、大青叶各 10g，地丁、白茅根各 30g；如合并血小板减少，再加肿节风 30g，卷柏 10g。皮下出血者荆芥炭 10g，三七粉（分冲）3g。

二十、 滋燥养荣汤（《赤水玄珠》）

组成：当归 10g，生地黄 15g，熟地黄 10g，白芍 10g，黄芩 10g，秦艽 10g，防风 10g，甘草 6g。

功用：滋阴养血，疏风润燥。

主治：血虚风燥引起皮肤皴揭，筋燥爪干，大便风秘。

方解：风燥之邪，加于血虚之体，则是肺肝受累。肺主皮毛，燥伤则皮肤皴揭。肝主筋脉，血虚则爪枯筋急。肺与大肠相表里，肺病则累及大肠，故大便秘结。是方当归既能养血，又可润燥，且可行气，一物三用，恰中矢的，故为君药以补肝之体。黄芩味苦性寒，枯大者上升以清肺，沉细者下降以利便，故为臣药而清肺之热。生地黄、白芍、当归以养肝血，秦艽、防风为风药之润剂以除肺燥，熟地黄为六味之主以滋肾阴，甘草调和诸药以缓急火。诸药合之，养血以滋阴肝体，清热以通达肺气，润燥以增液行肠，散风以润理皮肤。《医方集解》曰："血虚而水涸，当归润燥养血为君；二地滋肾水而补肝，芍药泻肝火而益血为臣；黄芩清肺热，能养阴退阳；艽、防散肝风，为风药润剂，又秦艽能养血荣筋，防风乃血药之使；甘草甘平泻火，入润剂则补阴血，为佐使也。"

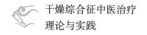

应用体会：SS 以皮肤干燥、瘙痒脱屑甚至肌肤甲错为主，本方加牡丹皮、桃仁、女贞子各 10g，桑椹 15g，黑芝麻 15g。如合并皮肤血管炎见红斑结节，疼痛触痛者，加鬼箭羽 15g，皂角刺 10g，地丁、金银花各 30g。

二十一、 加味逍遥散 （《校注妇人良方》）

组成：当归 10g，白芍 10g，茯苓 15g，白术 10g，柴胡 10g，牡丹皮 10g，炒栀子 10g，薄荷 6g，炙甘草 6g。

功用：养血和营，清肝健脾。

主治：肝郁血虚，肝脾不和，郁而化热，症见烦躁易怒，头晕目眩，倦怠食少，胁痛乳胀，脐腹胀痛，发热或潮热，或自汗、盗汗，或头痛目涩，或怔忡不宁，或颊赤口干，或月经不调，舌红苔薄黄，脉弦数者。

方解：本方在《太平惠民和剂局方》逍遥散基础上加味而成。方中柴胡疏肝解郁，条达肝气，清解肝胆郁热为君药；当归养血和血，白芍养血柔肝，二药以养肝体，为臣药；白术、茯苓、炙甘草健脾益气，燥湿渗湿，以防肝木之侵，为佐药；薄荷疏肝透热，炙甘草调和诸药兼缓肝急，均为使药。肝郁血虚日久，则生热化火，故加牡丹皮以清血中之伏火，活血散瘀；加炒栀子清泻三焦之火，又可清心除烦，并导热下行，实为肝郁化热之良剂。

应用体会：①SS 伴有焦虑抑郁情况，精神压力过大，胸闷太息，失眠多梦，口苦心烦，加生地黄、枳壳各 10g，生麦芽、首乌藤各 15g。②SS 合并肝损伤，转氨酶增高，加茵陈、土茯苓各 30g，凤尾草 15g，女贞子 10g。③SS 合并纤维肌痛综合征，周身肌肉酸痛，情绪波动后加重，加香附、枳壳、防风各 10g，桑枝、鸡血藤各 30g。④SS 伴有过敏性鼻炎，鼻塞、流清涕、频繁打喷嚏，加法半夏、干姜、五味子、辛夷各 10g，细辛 3g。

二十二、 柴芩升降散 （ 自拟方 ）

组成：柴胡 10g，黄芩 10g，白僵蚕 10g，蝉蜕 10g，片姜黄 10g，玄参 15g，石斛 20g，天花粉 30g，山慈菇 10g，龙葵 15g，生甘草 6g。

功用：清透少阳，解毒散结。

主治：SS 患者涎腺反复肿大疼痛并常伴有发热、口鼻干燥、口腔溃疡、咽喉肿痛、颌下或颈部淋巴结肿大等津亏燥毒炽盛之征，严重者腮腺肿大持续不消退，形成类肿瘤样硬块。

方解：SS外感燥邪侵袭，日久蕴热成毒，壅聚于耳后、颌下等足少阳经脉循行之处，则可导致腮腺的反复肿大疼痛并常伴有发热、口鼻干燥、口腔溃疡、咽喉肿痛等津亏燥毒炽盛之征，与温热病的温毒发颐颇为类似，严重者腮腺肿大持续不消退，或形成硬结肿块，又为痰瘀互结之象。本方由小柴胡汤与升降散合方组成：方中取柴胡、黄芩直入少阳，清透肝胆经邪热；白僵蚕、蝉蜕、片姜黄即《伤寒瘟疫条辨》之升降散去大黄，具有辛凉宣泄，升清降浊，解毒逐秽的作用；再配以石斛、天花粉滋阴润燥，生津止渴；玄参、龙葵、山慈菇清热解毒，软坚散结，消除肿大之唾液腺；生甘草调和诸药，共奏清热润燥解毒、散结消肿止痛之功。

加减：涎腺红肿疼痛或伴发热者加金银花30g，连翘15g；口干明显加生地黄15g、麦冬10g；眼干明显加女贞子、菊花各10g；腮腺肿大坚硬加皂角刺10g、白芥子6g；淋巴结肿大加夏枯草、浙贝母各10g；关节疼痛加穿山龙、肿节风、忍冬藤各30g；口腔溃疡加土茯苓、蒲公英各20g；大便干燥加生白术30g，熟大黄（后下）6g；乏力倦怠加生黄芪30g，党参10g。

应用体会：以柴芩升降散加减治疗干燥综合征伴腮腺肿大患者45例，疗程3~6个月，总有效率82%。

二十三、 血府逐瘀汤（《医林改错》）

组成：当归10g，生地黄15g，赤芍15g，川芎10g，桃仁10g，红花10g，柴胡10g，枳壳10g，桔梗10g，牛膝15g，生甘草6g。

功用：活血祛瘀，疏肝理气。

主治：瘀血内阻，胸痛，头痛日久不愈或心胸憋闷，内热心烦，失眠多梦，急躁易怒。或目眶黯黑、妇女月经失调，或眼科血灌瞳神，暴盲，或舌质黯红、舌边瘀斑瘀点等。

方解：本方主治诸症皆为瘀血内阻胸部，气机郁滞所致。方中川芎、赤芍、桃仁、红花活血祛瘀以止痛为君，配合当归、生地黄养血益阴，清热活血；牛膝活血通经，祛瘀止痛，引血下行为臣。桔梗、枳壳，一升一降，宽胸行气；柴胡疏肝解郁，升达清阳，与桔梗、枳壳同用，尤善理气行滞，使气行则血行，均为佐药。桔梗并能载药上行，兼有使药之用；甘草调和诸

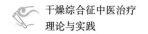
药，亦为使药。合而用之，使瘀化气行，则诸症可愈。本方一为活血与行气相伍，既行血分瘀滞，又解气分郁结；二是祛瘀与养血同施，则活血而无耗血之虑，行气又无伤阴之弊；三为升降兼顾，既能升达清阳，又可降泄下行，使气血和调。

应用体会：①治疗 SS 瘀血证，肢体刺痛或麻木，月经量少或闭经，舌质暗，伴瘀斑瘀点等，本方加苏木、刘寄奴各 10g，鸡血藤 30g，络石藤 15g；②SS 伴焦虑抑郁状态，情绪紧张，心胸憋闷，失眠心悸，舌质紫暗者，本方加石菖蒲、郁金、远志各 10g，炒枣仁 30g；③SS 中枢神经受累，或合并视神经血管炎、视神经脊髓炎症见突发视物不清或暴盲，或发作性晕厥，手足麻木，下肢无力或瘫痪，本方加茺蔚子、青葙子、天麻各 10g，石决明（先煎）30g。

二十四、 补阳还五汤 （《医林改错》）

组成：生黄芪 30~50g，当归 10g，川芎 10g，赤芍 15g，桃仁 10g，红花 10g，地龙 10g。

功用：补气活血，通经。

主治：中风后遗症之半身不遂，口眼㖞斜，语言謇涩，口角流涎，下肢痿废，小便频数，或二便失禁。

方解：方中重用生黄芪，大补元气，意在气旺则血行，瘀去络通为君药。当归尾活血通络，且有化瘀而不伤血之妙，用为臣药。赤芍、川芎、桃仁、红花协同当归尾以活血祛瘀；地龙通经活络，力专善走，周行全身，以行药力，亦为佐药。配伍特点是大量补气药与少量活血药相配，使气旺则血行，活血而不伤正，共奏补气活血通络之功。

应用体会：SS 合并周围神经病变，手足麻木或刺痛，或伴有雷诺现象，畏寒肢冷，每因情绪波动诱发者，本方加桂枝 10g，细辛 3g，或合四藤一仙汤。

二十五、 双合汤 （《万病回春》）

组成：桃仁、红花、当归、川芎、白芍、生地黄、陈皮、半夏（姜汁炒）、白芥子各 10g，茯苓 15g，炙甘草 6g。生姜三片。水煎熟，入竹沥、姜汁同服。

功用：化痰行瘀，蠲痹通络。

主治：痰瘀痹阻证，症见肌肉关节刺痛，固定不移，或肌肤紫暗、肿胀，伴有胸闷，舌质紫暗或有瘀斑，舌苔白腻，脉弦涩者。

方解：方中以桃仁、红花破血化瘀、通络止痛；当归、白芍养血和营；川芎行气活血、条畅气血；半夏、茯苓、陈皮燥湿健脾、祛痰通络；生地黄凉血清热、养阴生津；白芥子温通经络，善除"皮里膜外"之痰；竹沥性寒滑利，为痰家之圣剂，可除络中之痰；生姜、甘草温中健脾、调和诸药。共奏活血化瘀、祛痰通络之功。

应用体会：①SS 神经系统损害之脊髓炎、周围神经病变以肢体麻木、疼痛，舌质紫暗，舌苔厚腻为主要表现者，常与四藤一仙汤合用，加地龙、路路通各 10g，豨莶草 15g。②SS 合并焦虑抑郁，症见情志低落，思虑过多，失眠多梦，头重昏沉，舌暗苔厚腻，脉滑者加石菖蒲、远志、胆南星各 10g，珍珠母（先煎）、生龙骨（先煎）各 30g。③SS 合并 RA 辨证属于痰瘀互结，关节畸形，局部暗红肿痛，舌紫暗，苔厚腻者加白僵蚕、白芥子各 10g，地鳖虫、露蜂房各 5g。

二十六、 当归拈痛汤（《医学发明》）

组成：羌活 10g，茵陈 15g，苦参 10g，防风 10g，升麻 5g，葛根 15g，白术 10g，苍术 10g，当归身 10g，人参（党参代）6g，黄芩 10g，知母 10g，猪苓 10g，泽泻 10g，甘草 6g。

功用：清热祛湿、疏风和血，宣痹止痛。

主治：湿热相搏，外感风邪，流注关节引起肢节疼痛、肩背沉重，或伴有局部红肿灼热，痛不可触等；或湿热下注所致的脚气肿痛，或腿脚生疮、赤肿作痛、脓水较多等。

方解：方中以羌活辛温，祛风胜湿，善疗关节疼痛而走上走表；黄芩苦寒，清热燥湿；当归养血活血，共为君药。"湿淫于内，治以苦热"，苦参清热燥湿，苍术燥湿健脾，合黄芩使湿气从内消，均为臣药；"治湿不利小便，非其治也"，故茵陈清热利湿，猪苓、泽泻淡渗利水，三药使湿从下利。防风、升麻、葛根配羌活以祛风胜湿，使湿从外散，亦可引脾胃清阳之气上升；白术健脾燥湿，并防寒凉害胃；人参益气养血、扶正祛邪，以防燥湿、

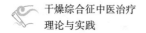
利湿诸品伤及气血，以上共为佐药。使以甘草调和诸药，并配合参、苓、术等药以益气健脾。该方苦辛并用，升降同调，攻补兼施，分消湿热，尤以利湿清热法为主，以期湿去热孤则热清湿解。

应用体会：①SS 关节疼痛病程较长，伴有神疲倦怠、乏力纳差、大便黏滞，本方加生黄芪、穿山龙、肿节风、石见穿各 30g。②SS 皮肤病变如慢性湿疹日久迁延，时发时止，皮损红热不明显，以局部渗液、瘙痒为主，或伴周身倦怠、肢体沉重、小便不利、苔白腻或发黄、脉滑者加白鲜皮、徐长卿、牡丹皮各 10g，地肤子 15g。

二十七、 加减木防己汤 （《温病条辨》）

组成：防己 12g，桂枝 10g，生石膏（先煎）30g，杏仁 12g，滑石 30g，白通草 6g，生薏苡仁 30g。

功用：清热利湿，宣痹通络。

主治：暑湿痹症，发热口渴，骨节疼痛，舌红苔黄腻，脉象濡数。

方解：方中以防己祛除风湿，疏解关节，配石膏清热泻火；薏苡仁、滑石、通草利湿舒筋，清热除痹；桂枝虽温，与石膏配伍，其性被制，可达通利经络之效；杏仁开宣肺气以宣散湿邪。诸药合用，可使湿去热除，经络通畅，则关节肿痛自愈。如热重于湿宜去桂枝加知母，并重用石膏；湿重于热者加苍术、萆薢；风胜加羌活、防风、海桐皮，并加姜黄、桑枝、牛膝以通络止痛。

应用体会：SS 合并 RA 属于湿热痹，以发热，关节肿痛，屈伸不利，口眼干燥，小便黄赤，舌苔黄厚腻为主，加金银花 30g，萆薢 15g，大豆黄卷、晚蚕砂各 10g。

二十八、 独活寄生汤 （《备急千金要方》）

组成：独活 10g，桑寄生 20g，秦艽 10g，防风 10g，细辛 3g，当归 10g，白芍 10g，川芎 10g，干地黄 12g，炒杜仲 10g，牛膝 15g，党参 10g，茯苓 15g，桂枝（桂心）10g，炙甘草 5g。

功用：补肝肾，益气血，祛风湿，止痹痛。

主治：痹证日久，肝肾两亏，气血不足，风寒湿痹阻经络所见腰膝酸软，肢节屈伸不利，或麻木不仁，畏寒喜温，乏力气短，舌淡苔白，脉细弱。

方解：方中重用独活为君，善治伏风，除久痹，以祛下焦与筋骨间的风寒湿邪。臣以细辛、防风、秦艽、桂心。细辛入少阴肾经，长于搜剔阴经之风寒湿邪，又除经络留湿；秦艽祛风湿，舒筋络而利关节；桂心温经散寒，通利血脉；防风祛一身之风而胜湿。桑寄生、杜仲、牛膝补益肝肾；归、芎、地、芍、参、苓益气养血。且白芍与甘草相合，尚能柔肝缓急，舒筋止痛。当归、川芎、牛膝、桂心养血活血，寓"治风先治血，血行风自灭"之意。甘草调和诸药。

应用体会：常用此方加减治疗 SS 合并严重的腰膝骨性关节炎、腰椎间盘突出、慢性腰肌劳损等。常加黑附片（先煎）10g、威灵仙15g、苍术、黄柏各 10g。如关节肿胀加汉防己、萆薢各 10g；肢体麻木加天麻 10g、络石藤 15g；关节怕冷加附子、干姜各 10g；疼痛剧烈加延胡索、红花各 10g，乳香、没药各 6g。

二十九、 柴胡桂枝汤 （《伤寒论》）

组成：柴胡 10~25g，黄芩 10~15g，党参 10g，半夏 10g，桂枝 10~15g，白芍 10~15g，炙甘草 6g，生姜 3 片，大枣 5 枚。

功用：和解少阳，调和营卫。

主治：太阳与少阳并病。外感风寒，发热自汗，微恶寒，或寒热往来，鼻鸣干呕，头痛项强，胸胁痛满，脉弦或浮大。

方解：本方为少阳、太阳表里双解之轻剂，取小柴胡汤、桂枝汤各半量，合方而成。小柴胡汤和解少阳，宣畅枢机，以治半表半里，桂枝汤调和营卫，解肌辛散，以治太阳之表。方用柴胡清透少阳之邪从外而散，疏泄气机之郁，黄芩助柴胡以清少阳邪热；半夏、生姜降逆和胃，人参、大枣扶助正气，俾正气旺盛，则邪无内向之机，可以直从外解。桂枝辛温，温通卫气，配生姜之辛，可散卫分之邪；白芍苦酸微寒，固护营阴，配伍大枣之甘，以滋营阴不足。桂枝与白芍配伍，于发汗之中有敛汗之旨，和营之中有调卫之功。炙甘草甘温和中，协调诸药。因此，两方相合，既可和营卫、调阴阳，又能疏肝胆、利枢机，通畅三焦，外感、内伤杂病皆可用之。

应用范围：①SS 反复感冒或迁延不愈，或长期低热，症见关节肌肉酸痛，恶风，胃脘不适或恶心纳差者。②SS 合并焦虑抑郁，周身不适，莫可名状，晨起双手、颜面肿胀，颈背酸痛，胸闷太息，醒后不解乏者。③SS 合并甲状腺功能减退或术后、桥本氏病症见双手、面部醒后发胀，颈肩酸痛，口苦怕冷者。④风湿性多肌痛引起的关节肌肉疼痛，常见颈、肩、腰背肌肉疼痛，晨僵，乏力，低热，头痛，失眠，畏寒肢冷等。

三十、 四藤一仙汤 （ 祝谌予经验方 ）

组成：鸡血藤 30g，钩藤 15g，络石藤 15g，海风藤 15g，威灵仙10~15g。

功用：疏通经络，养血活血，解痉止痛。

主治：风湿痹证，可以作为多种关节疼痛的基本方。

方解：方中选用藤枝攀绕、性能多变的四藤，配通达十二经脉的威灵仙，使全方具有疏通经络、养血活血、解痉止痛的功用。钩藤清热平肝，缓急解痉；络石藤祛风通络，舒筋消瘀，消肿止痛；海风藤祛风除湿，通脉行络；鸡血藤养血活血，舒筋通络；威灵仙祛风湿、行经脉、通络止痛。全方药性中和，药力集中，配伍得当，方简药精，便于临证加味应用。

加减：体虚之关节疼痛、产后身痛者，合黄芪建中汤补虚通络止痛；RA 病程较长者，合当归四逆汤养血温经止痛；四肢冷痛、遇寒加重之寒痹，加附子、桂枝温经散寒通络止痛。

应用体会：举凡 SS 伴有风寒湿邪阻滞，瘀血阻络，引起关节肌肉疼痛、肢体麻木者均可在辨证基础上合用本方。

─────────── 参考文献 ───────────

[1] 董振华. 增液润燥汤加减治疗干燥综合征 24 例临床观察 [J]. 中国临床医生，2006，34 （2）：51-52.

[2] 袁斯远，郝伟欣，刘连起，等. 增液润燥汤对干燥综合征 NOD 小鼠颌下腺的影响 [J]. 中华中医药杂志，2016，31 （8）：3024-3027.

[3] 袁斯远，温彬宇，张允岭，等. 增液润燥汤对干燥综合征 NOD 小鼠颌下腺中 T、B 淋巴细胞浸润及 AQP5 表达水平的影响 [J]. 中华中医药杂志，2017，32 （8）：3483-3486.

[4] 王哲，袁斯远，温彬宇，等．增液润燥汤对干燥综合征 NOD 小鼠 BAFF 的影响 [J]．中华中医药杂志，2020，35（1）：110-113．

[5] 邱新萍，陈裕文．甘露饮临床应用概况 [J]．中国临床医生，2006，34（4）：18-20．

[6] 宣磊，王景，张昊泽，等．中药治疗原发性干燥综合征阴虚夹湿燥毒证的临床研究 [J]．北京中医药，2017，36（10）：882-886．

[7] 余敏．知柏地黄丸对泼尼松副作用的影响 [J]．深圳中西医结合杂志，2013，23（3）：163-164．

[8] 陈一峰，任军生，韩朝军．清燥救肺汤合大黄䗪虫丸治疗干燥综合征26 例 [J]．浙江中医杂志，2000（2）：57．

[9] 王思恒，王善博．补中益气汤治疗化疗后白细胞减少症80 例临床研究 [J]．亚太传统医药，2015，11（22）：136-137．

[10] 吕菲菲，赵志勇，马玉琛．东垣升阳益胃法对类风湿关节炎治疗增效减毒作用 [J]．医学研究与教育，2013，30（2）：26-29．

[11] 方玉珍，宋杰云，曲莉莎，等．圣愈汤药理作用初探 [J]．中成药，1996，18（5）：34-36．

[12] 杜旭，刘爱民．古方温清饮现代药理与临床应用研究进展 [J]．中国中医药科技，2008，15（5）：399-400．

第九章

中医古籍有关干燥证、 燥病的论述

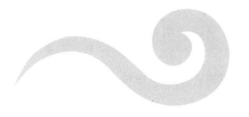

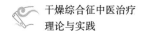

《素问·阴阳应象大论》：“燥胜则干。”

《素问·气交变大论》：“岁金太过，燥气流行，肝木受邪，民病两胁下少腹痛，目赤痛眦疡，耳无所闻。”

《素问·五常政大论》：“太阴在泉，燥毒不生。”

《素问·至真要大论》：“岁阳明在泉，燥淫所胜，则雾霁清暝。民病喜呕，呕有苦，善太息，心胁痛不能反侧，甚则嗌干面尘，身无膏泽，足外反热。”

《素问·痹论》：“痹，或痛，或不痛，或不仁，或寒，或热，或燥……”

金·刘完素《素问玄机原病式·六气主病》：“诸涩枯涸，干劲皴揭，皆属于燥”。

“夫燥之为病，血液衰少也，而又气血不能通畅，故病然也。”

金·李东垣《脾胃论》：“气少作燥，甚则口中无涎。泪亦津液，赖气之升提敷布，使能达其所，溢其窍。今气虚津不供奉，则泪液少也，口眼干燥之症作矣。”

金·张从正《儒门事亲》：“燥乘肺者，气壅不利，百节内痛，头面汗出，寒热往来，皮肤干枯，细疮燥痒，大便秘涩，涕唾稠黏，非燥咳之云乎？”

“燥于外则皮肤皴揭；燥于中则精血枯涸；燥于上则咽鼻焦干；燥于下则便溺结闭。”

明·李梴《医学入门·燥》：“经曰：燥者润之，养血之谓也。盖燥则血涩，而气液之凝滞，润则益旺，而气液为之流通，由内神茂而后外泽矣。”

明·张景岳《景岳全书》：“盖燥盛则阴虚，阴虚则血少。所以或为牵引，或为拘急，或为皮肤风消，或为脏腑干结。此燥从阴化，营气不足而伤乎内者也。治疗当以养营补阴为主。”

清·喻昌《医门法律·伤燥门》：“燥胜则干。夫干之为害，非遽赤地千里也，有干于外而皮肤皴揭者，有干于内而精血枯涸者，有干于津液而荣卫气衰、肉烁而皮着于骨者，随其大经小络所属上下中外前后，各为病所。”

“治燥病者，补肾水阴寒之虚，而泻心火阳热之实；除肠中燥热之甚，济胃中津液之衰；使道路散而不结，津液生而不枯，气血补而不涩，则病日已矣。”

清·叶天士《临证指南医案·燥》：“燥为干涩不通之疾，内伤外感宜分。外感者，由于天时风热过胜，或因深秋偏亢之邪，始必伤人上焦气分。其法以辛凉甘润肺胃为先……内伤者，乃人之本病，精血下夺而成，或因偏饵燥剂所致。病从下焦阴分先起，其法以纯阴静药，柔养肝肾为宜。要知是症大忌者苦涩，最喜者甘柔。若气分失治，则延及于血；下病失治，则槁及乎上，喘咳、痿厥、三消、噎膈之萌，总由此致。"

清·石寿棠《医原·燥气论》："六气伤人，因人而化，阴虚体质，最易化燥，燥故为燥，即湿亦化为燥；阳虚体质，最易化湿，湿固为湿，即燥亦必夹湿。"

"人能体察燥湿二气之因寒因热所由生，而以之为纲；再察其化热未化热之变，与夫燥郁则不能行水而又夹湿，湿郁则不能布精而又化燥之理，而以之为目，纲举目张，一任病情万状，而权衡在握矣。"

"推致燥之由，有因于天者，有因于人者。阳明燥金司天，或久旱无雨，燥化大行，伤及肺金，此因于天者也；七情不节，气结、神伤、精损，及病时汗、吐、下太过，或久劳风日之中，频近炉火之旁，或食味辛热太过，或虚劳误投温燥，与夫服食家久服金石之品，皆能燥伤津液，此因于人者也。然究其本源，皆缘血液不足所致。盖阴血虚则不能营运乎百体，津液耗则不能滋养乎三焦。由是邪热怫郁，燥变多端，或燥于外而皮肤皴裂，或燥于内而精血枯涸，燥于上则咽鼻干疼，燥于下则便溺闭结，兼热则手足痿，化风则痛痉作，实而燥热必发颠狂，虚而燥热必致劳咳，燥伤肺金不能敷布水精，则又停痰停饮，燥中夹湿而为噎膈。因燥致病，何可胜言！"

清·林珮琴《类证治裁》："燥有外因，有内因。因于外者，天气肃而燥胜，或风热致伤气分，则津液不腾，宜甘润以滋肺胃，佐以气味辛通；因乎内者，精血夺而燥生，或服饵偏助阳火，则化源日涸，宜柔腻以养肾肝，尤资血肉填补。"

清·张千里《清代名医医案精华·张千里医案》："向有跗肿，或大小足指痛不能行，每发必纠缠累月。近因心境动扰，先觉脚痛，继以齿痛，延及左半头额颧颊，甚至身热左耳流脓。迄今两旬，耳脓及额俱痛而彻夜不能成寐，烦躁益增，咽腭干燥，耳鸣口干，咯有凝血，食少便难。脉两关见弦。素体操劳忧郁，由来久矣。心脾营虚是其质，近来复感风燥之火，上烁肺金，金不制木，肝阳化风化火，上扰清空，肺胃津液皆为消烁，是以现症种种，虚实混淆，宜先用甘凉濡润，以存津液，以化虚燥。鲜生地、知母、胡麻仁、夏枯草、茅根、驴皮胶、麦冬、杭黄菊、西洋参、桑叶、石决明、

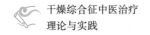
枣仁、川芎、川贝母。"

清·周学海《读医随笔·气血精神论》："盖阴气凝结，津液不得上升，以致枯燥。治宜温热助阳，俾阴精上交阳位，如釜底加薪，釜中之水气上腾，其润泽有立至者。……但枯燥有由于阴竭者，必须大剂濡养，如救焚然。故同一枯燥，而有阴凝、阴竭之分，二证霄壤，至宜细审，不可误也。"

清·陈葆善《燥气总论》："燥者，六淫之一也。六淫之伤人，有感而即发，有伏而后发。燥气亦然，其为病也，外感有伤气、伤血之分；伏气有专气、兼气之别。燥之初入，必先于肺、胃，盖太阴、阳明同为燥金，治气以类从也。其伏者，当分其专气、兼气之别。专气者，燥之本气也；兼气者，燥气之外兼有别气，或兼湿，或兼寒，或兼火之类，此言燥病之由于外感也。"

"凡燥之伤人，首先入肺，次传于胃，或伤气分，或伤血分，或伤络脉。初起恶风寒，日晡发热，痰嗽胸痞，口渴不引饮，唇燥，舌或无苔而燥，或苔白如循沙板，此气分受邪也；或舌绛无苔而干，或苔白，舌心干绛，外则发热恶寒，内肤胁痛，或不痛而痹，喘促咳逆，甚则唾血，此气分连及血分也；或有胁肋、膺乳掣引而疼，不得转侧，咳逆甚而血溢，此气血两伤，连及络脉也。故燥病之始，当以伤气、伤血为大纲，或有气、血、络俱受者。要之燥主秋收之令，近似寒湿，异于火热，间有候与火热相同。亦燥邪久着，血液内燔，形虽同于火热，实亦燥中之兼气、化气者耳。"

"凡燥之治，在表在气者，疏之散之也。初起而轻者，偏于热，如桑杏汤、桑菊饮类；偏于寒湿，如杏苏散、葱豉汤类。日久而重者，偏于热，如麻杏甘石类，偏于寒湿，如大小青龙类。其内连血分者，达之润之也。偏于热，麻杏甘石汤加桑、榆、栀、豉类；偏于寒湿，大小青龙加归、芍、牡丹皮类。或并及血络者，通之导之也，偏于热，加羚羊、地龙、瓜络类；偏于寒湿，加香附、葱白、木香类。其要仍不外麻杏甘石、大青龙二方相出入也。惟燥火偏胜，表里俱热者，则清之滋之，如清燥救肺汤加冬、地、三石之类也。"

何廉臣《全国名医验案类编》："燥为虚证，阴亏失润，肌肤干燥，法宜甘寒养其阴而润其燥。"

第十章

中医药治疗干燥综合征
研究进展

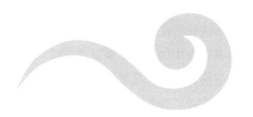

中医古籍无干燥综合征的记载，根据其特征性的表现，多归属于燥证、燥毒或燥痹的范畴进行辨证论治，自 1979 年吴伯平[1]报道应用中医药治疗首例 SS 的文献以来，迄今为止中医药治疗该病的报道已达数百篇之多。中医药在通过调整人体异常的免疫功能，改善局部及全身症状，尤其在缓解口眼干燥症状方面优于单纯西药治疗，具有一定的优势。中药与西药合用后可增加疗效并减少毒副作用、降低复发率，提高患者的生活质量。现将中医药治疗 pSS 的研究进展综述如下。

一、 理论探讨

（一） 病名研究

SS 在中医学文献中无相似病名的记载，但其复杂的临床表现在许多古典医籍中有类似的描述。如金元时期的刘河间在论《内经》病机十九条中加入论燥一条："诸涩枯涸，干劲皴揭，皆属于燥。"现代多数学者认为宜将本病归属燥证、燥病的范畴进行辨证论治，薛芳[2]、张文藻[3]提出依据本病"燥胜则干"之特点，将其归属中医燥病、燥证的范畴，似无疑义。傅宗翰[4]认为，本病难以用单一的病名赅之，虽属燥证，但不同于一般内燥，又非实火内亢，治疗不易速效，故以"燥毒症"名之。赵丽娟等[5]认为本病的病理变化不能仅用阴虚内燥来概括，而应归属于虚劳的范畴，治疗应以气血阴阳为纲，以五脏虚证为目。姜黎平等[6]亦认为于本病系慢性病，病程长，可累及多个器官受损，后期多出现脏腑气血亏虚的表现，因此主张将其归于虚劳范畴。1989 年路志正教授首创燥痹之病名，提出燥痹是由燥邪（外燥、内燥）损伤气血津液而致阴津耗损、气血亏虚，使肢体筋脉失养，瘀血痹阻，痰凝结聚，脉络不通，导致肢体疼痛，甚至肌肤枯涩、脏器损害的病症。虽然与西医疾病很难对号入座，但基本符合中医病因病机和临床特点，为此在当年全国中医痹病专业委员会（现中华中医药学会风湿病分会）所著的《痹病论治学》中明确地命名本病为燥痹[7]。不论以何种病名命名，总的来说都是为了更好地体现本病的病因病机和临床特点。

（二） 病因研究

迄今尚无统一认识，归纳文献大体有阴虚津亏论、燥毒为害论、水津失布论、虚劳致病论、瘀血致燥论等。

1. 阴虚津亏论　多数学者认为本病临床上常见口干无津、眼干少泪、鼻干唇裂、皮肤干裂脱屑、大便干燥、妇女阴道干涩等一派津液枯涸、脏腑孔窍失却濡润的燥象，其病变脏腑责之于肝、肾、肺、胃，尤以肝肾阴虚多见。且起病隐袭，进展缓慢，病程缠绵，治疗不易速效，符合中医阴虚内燥证的特点，故应以阴虚为本。究其原因有：一是本病发病以更年期女性居多，女子以阴血为本，多有经产乳育之苦，易耗伤阴血，肝藏血，体阴用阳，复加 40 岁以上女性天癸渐竭，冲任空虚，正气抗邪能力明显低下，燥邪乘虚侵入伤阴；二是西医学认为本病的发病与遗传有关，而肾为先天之本，主藏精，调节一身之阴阳平衡，各脏腑之阴均赖其滋养；三是本病常以舌质红绛，舌面干燥甚至苔少舌裂为主要舌象，据张绪磊[8]观察 40 例 SS 患者阴虚舌象所见：大部分可见舌质红绛，有裂纹或光滑如镜，舌面干燥，舌体瘦小等，符合阴虚证的表现，因此当属阴虚津亏无疑，轻则肺胃阴虚，重则肝肾阴虚。如潘文奎[9]认为本病口眼干燥乃为表象，而阴虚津亏是其本质。阴虚的脏腑，主要涉及肺胃、脾胃、肝肾，其中以肾为主。因肾在五行属水，在液为唾，其主要生理功能为藏精。若肾水不足，津液化生无源，疏布失调，而致津枯血燥，内至脏腑，外至诸窍、皮毛，皆失于濡润滋养，其虽涉及心肝脾肺肾等诸脏然最终病本在于肾。因此内燥之质以阴虚津亏为本，阴虚津亏之源则在于肾之精血不足。

马永祯[10]认为本病基础为阴血亏虚，多因素体阴虚或感染邪毒而致津液生化不足，阴血亏虚，津液枯涸。主要与肺、胃、肝、肾阴虚有关，强调治疗重点为"滋阴救液"，治法以甘寒滋润为主。其后沈丕安[11]也强调肾阴亏虚为本病的发病主因，由素体不足，肾阴亏损，阴虚火旺，热伤阴津而致阴虚津亏而成，治疗以养阴生津为主，辅以清热化瘀。

2. 燥毒为害论　中医认为，"毒"系脏腑功能和气血运行失常致使体内的生理或病理产物不能及时排出，蕴积体内过多，以致邪气亢盛，败坏形体转化而成[12]。傅宗翰[4]最早提出 SS 的发生可能与"毒邪"的蕴积密切相关。燥毒之形成，一是内在禀赋阴虚燥盛之质，属"阴虚质"或"燥红质"者多见，加之反复招罹外来温热感染，干扰人体津液的生成转化和敷布；二是由金石药毒所伤，积热酿毒，灼津炼液，化燥阻络而致。周翠英[13-14]等则认为燥毒是本病发生发展的关键因素。燥毒的实质是因本病的发生与多种病毒感染有关，包括 EB 病毒、丙型肝炎病毒、逆转录病毒等，可导致免疫损伤的持续存在，这与中医学中"毒邪皆五行标盛暴烈之气"，易攻脏腑，损伤组织，不似一般邪气的含义相吻合，可归于燥毒成分之一；恶劣的环境因素如大气污染、干旱燥盛、化肥农药污染，以及其他物理、化学因素长期刺激人体，形成对机体的毒害，可归于燥毒成分之二；患者多有肝脏、肾脏损害，易导致体内蓄积的代谢废物，可归于燥毒成分之三。以上均是燥毒源源不断产生的根源。故主张应以燥毒为本，外来之燥毒与内生之燥毒二者互为因果，相互促进，使病情顽恶固结，且毒寓于燥，毒随燥入，燥由毒生，变由毒起。燥毒为害，使机体脏腑虚损，津液无源，脏腑不荣，机体失润，则燥象丛生，导致了本病病程的迁延性和干燥程度的严重性。洪庆祥[15]认为SS由燥毒引起，其本为毒为热，其标为燥为干，只有燥毒引起干燥，并非干燥引起燥毒。

3. 水津失布论　津液在人体的正常运行和敷布，有赖气的运动，且气能生津，是化生津液的动力。故气旺能运载津行，血运流畅，气虚则津液亏损，津失敷布，血行不利，呈现"供津不足"之燥象。临床所见某些SS患者既有口舌、眼鼻、皮肤干燥之燥象，又有舌苔厚腻，口唾涎沫，水肿尿少之湿象；也有某些既有关节肿痛，局部怕冷，遇暖则舒，肢冷便溏等寒湿征象；又有口舌干燥，舌红无苔之燥热征象，均为燥郁不能行水而夹湿或湿郁不能布津而化燥，导致津液敷布障碍证候。何迅等[16]总结SS水津失布病机的原因有三：第一，肺为"水之上源"，若肺热阴伤，治节无权，不能通调水道，使水津四布，则口干、眼干、皮肤黏膜干燥；第二，脾虚失运，不能"为胃行其液"，津液不得上承致燥；第三，素体阳虚，或久病阴损及阳，阳虚不能化水，津液不能正常敷布，提示在治疗上益气布津、温阳化津的治法不容忽视。戴恩来等[17]认为"肺为水之上源"，从脾转输而来的津液要靠肺气的宣发肃降，才可以敷布到体表、输布到内脏，提出SS当从肺论治。提出其变化有三：其一治节失权，不能通调水道，水津不布，产生一派燥象；其二气机失畅，化热伤阴，病久及肾，伤及五脏根本；其三气病及血，则血脉瘀阻，水津不能上承而致燥。

4. 虚劳致病论　赵丽娟等[5]基于本病可侵犯全身多个系统，导致多脏器的损害，多见者有肾小管酸中毒、雷诺现象、高丙种球蛋白血症、紫癜、贫血、血小板及白细胞减少、肝功能异常、弥漫性间质性肺纤维化等。中医临床表现为气、血、阴、阳的虚损，具有病程长，缠绵难愈，整体机能低下等特点，随病情的发展，可由一脏虚损导致多脏虚损，认为应归属于虚劳的范畴。

5. 瘀血致燥论　近年的临床观察或实验研究均表明 SS 存在一定程度的瘀血征象。瘀血既可致燥，同时也是燥证的病理产物和继发性致病因素。瘀血的形成或因"久病入络""久病必瘀"；或因阴虚燥热，日久耗气伤津，气虚无以运血，加之津液不足，血液浓缩；或因情志不畅，肝气不疏，气滞血瘀。瘀血形成后，气机受阻，水津不布是瘀血致燥的病机所在。所以 SS 的病机除阴虚燥热外，瘀血贯穿始终，并且是疾病发展和缠绵不愈的重要原因。董振华[18]提出本病的瘀血表现主要有腮腺反复肿大或结节、雷诺现象、皮肤结节性红斑或紫癜样皮疹、胁痛兼肝脾肿大、妇女闭经或月经量少、舌质紫暗、瘀斑瘀点或舌下络脉青紫怒张等，认为形成原因有三：①因燥致瘀：阴虚生内燥，燥气伤津液，阴津耗伤则津不运血，血不载气，血液浓缩变稠，血行涩滞不畅，瘀血乃成。②因郁致瘀：本病多发于中年妇女，女子以肝为先天，肝为藏血之脏。如血虚阴亏之体，复加情志郁结，气机不畅，可致气滞血瘀；或气郁化火，灼伤津液，形成津亏郁热血瘀。③因虚致瘀：本病的病程一般较长，病久则邪气入络，由气及血，气虚无力鼓动血脉运行，瘀血停滞为患，所谓"久病入络"或"气分失治，则延及于血"。

（三）　病机研究

SS 的病机虽然错综复杂，但近代诸医家看法较为一致，均认识到其本质是阴津亏虚，而燥为其貌。干燥症状的出现，总在于津液的失衡失润，或由津液的亏损耗夺，或由津液敷布受阻，即津液代谢失调所致[19]。

刘征堂等[20]分析 SS 的中医病机如下：①病在肺胃肝肾：口、咽、眼干燥，舌面干燥少苔，唾液、泪液甚至胃液分泌减少皆为津液亏涸之征，从病位上看口、咽、眼、食管皆属于上焦，病位在肺胃。肺主宣发肃降，在液为涕，鼻为肺之窍，喉为肺之门户。脾胃主运化水液，输布精微，在液为涎。肝主藏血，在液为泪，开窍于目。肾藏精，主水液，在液为唾，为一身阴阳之根本。若先天禀赋不足，阴液素亏，另加外感、内伤而起病。一般而言，病程短，口咽干燥为主，系统损害较轻者，病在肺胃，病程较久，系统性损害较重者，病在下焦肝肾。②阴液亏虚为本，燥热为标：本病阴虚为本，燥热为标。精血亏虚是内燥的根本，口眼干燥是其表象。燥盛成毒引起津液损伤或输布障碍，造成机体津液绝对或相对不足所致，并与女性本身的生理特点有一定相关性。阴液亏虚、血瘀津滞和燥热内盛，三者相互交错、相互影响。阴虚津亏、精血枯涸或津液失于输布导致脏腑孔窍失润，故阴虚为本，燥热为标。③本虚标实，湿热内阻：在其病理演变过程中，阴津亏虚是基本的病理基础，但亦同时兼夹湿热为患。肺处上焦，失于宣发通调，或脾胃失于运化，或肾虚，水失所主，致使水液代谢障碍，水湿内停，与燥热相互搏结而成湿热内阻。一方面，阴津亏虚，四肢九窍，脏腑经脉失于濡润，而见泪少、口干等津液亏涸之征；另一方面，可以见到湿热内阻，如黄疸、口中黏腻、苔黄腻等征。④久病及血，阴虚络滞：本病虚实夹杂，病势缠绵反复发作，病程较长，久病入络；或者阴津亏虚，阴虚血燥，血液运行失畅而瘀结于内，阻于经络关节，不通则痛，而见关节疼痛，指端青紫，面色晦暗，舌质紫暗，或有瘀斑瘀点，脉细涩等象。⑤阴伤及阳，阴阳两虚：本病属慢性病，阴虚燥热，虚实夹杂，病久难愈。迁延日久或失治误治，部分患者可见阴伤及阳，阴阳俱虚之象，如四肢不温，畏寒怕冷，小便清长，夜尿频多等征，病情严重，预后欠佳。

孙天福[21]认为 SS 的病机是以阴津亏虚为本，禀赋不足为病理基础：阴津亏虚，燥热内生，初期仅见口眼干燥之象。燥甚成毒，更加销铄津液，以致五液俱伤，四肢、肌肉、筋骨，内及五脏六腑失濡，变证丛生。而燥、毒、瘀互结是病情发展、变化之关键：禀赋不足，阴虚燥甚之质，或因外感温热邪毒或金石毒物、化学药品所伤，积热酿毒；或因热病、大病久病之后，阴血亏虚等，致使燥象丛生。初期主要表现为燥热炽甚，口眼等清窍失濡，常见口眼干燥，口腔破溃，两眼干涩红肿，舌质红绛、舌面干燥、苔少舌裂等，病位主要在唾液腺和泪腺受损。燥甚日久，酝酿成毒，燥毒炽盛，燔灼津液，五液俱伤，脉络枯涩，肌肉、筋骨及肝、肺、肾等多处脏器皆可受侵犯，在口腔见牙齿发黑，片状脱落的猖獗齿表现，另外伴有发热，皮肤红斑，关节疼痛，饮食难下，大便干结，胸闷咳嗽气促，尿频数无度，甚则神昏抽搐等。瘀血内停，妨碍津液的敷布，进一步加重病情。

秦长林[22]根据清代医家叶天士所云燥证"延绵日久，病必入血分"的论述，探讨 SS "燥必入血"的病理机制。认为不论内燥外燥，总以津液匮乏为主要表现，燥伤津血，病程日久必由津液亏竭渐至血液枯少，燥邪灼伤津血可成瘀，现代研究证实燥痹患者多存在血液流变学改变、红细胞聚集性增强、微循环障碍的异常，故提出燥证当从血分治疗，不仅应滋阴润燥，更应养血活血、生津除燥。

二、 临床研究

（一） 辨证分型

目前，有关 SS 的辨证分型各家不一，综合来看多从以下几方面分型：
①以气血阴阳失调分型有阴虚型、气虚型、气阴两虚型、阳气亏损型、气滞血瘀型、阴阳两虚型[23-24]等；②以邪气所犯脏腑而论有肝肾阴亏、脾胃气虚、肝郁气滞、病气犯肺[25]等；③根据涎腺表现结合中医辨证分为肿大型（湿热型）、类肿瘤型（气阴两虚型）、萎缩型（阴虚内热型）、感染型（风热型）[26]。此外，有人提出就邪气而言，有外燥与内燥之分，外燥包括病气犯肺型，内燥包括阴虚内热型、脾胃阳虚型、气血瘀阻型和气阴大伤型[27]。也有人分为燥毒内伤、瘀血阻络等。

以上的证候分类所以较为混乱，是因为研究者大多是依据患者体质因素的不同，以及所处的不同地区、不同季节、不同发病阶段表现出不同的症状而划定的，甚或仅凭笔者经验或临床印象，缺乏大样本的统计和规范化操作，因此重复性也差。姜迎萍等[19]曾查阅近十年有关文献报道，统计了辨证分型治疗本病的病例 968 例，其中阴虚内热型 364 例（37.6%），气滞血瘀型 188 例（19.4%），气虚阳弱型 161 例（16.6%），燥邪犯肺型 121 例（12.5%），其他 134 例（13.8%）。从统计资料来看，燥邪犯肺型、阴虚内热型、气血瘀阻型、气虚阳弱型在 SS 中所占的比例较高。

郝炜欣等[28]对近 20 年经北京协和医院确诊的 106 例 SS 患者进行中医证候学分类的回顾性研究，分为阴虚内燥 12 例（11%）、气阴两虚 17 例（16%）、阴虚血瘀 32 例（30%）、阴虚湿热 9 例（8%）、气阴两虚血瘀 29 例（27%）、气阴两虚伴血瘀湿热 7 例（7%）6 个证型。同时显示，SS 患者兼夹瘀血和湿热比率分别为 64% 和 15%，说明病理产物在其发生发展过程中具有重要作用。而且发现舌体干燥无津者占 47%，舌质以红舌和红暗舌为主，舌苔以无苔和薄白苔为主，脉象以沉细脉最为多见，均是本病津亏液燥的病理反应。认为本病是以肝肾阴虚为主，累及肺脾气虚，兼夹瘀血、湿热为患，并以虚实夹杂为其证候学特点的疾病。

刘维等[29]对 376 例 SS 患者分为 4 型，阴虚证候为 SS 患者的共有证候，除单纯的阴虚证候外，还有气阴两虚、阴虚热毒和阴虚血瘀等证候。其中以

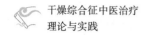

气阴两虚证最多，占全部患者的 26.33％，其次为阴虚热毒证，占 25.26％。提示临床上治疗应以益气养阴、活血通络为主。

宣磊等[30]通过对 200 例 SS 中医证型分析，发现单证型者占 32％；复合证型者占 53％。其中阴虚血瘀证 34 例（17％）最多，气虚证 30 例（15％）次之，气阴两虚证 26 例（13％）再次之。认为本病以复合证型为主，阴虚血瘀证最多，气虚血瘀证最重。

马武开等[31]通过对 SS 中医证候分类临床文献进行检索，在显示符合研究标准的 16 篇文献共 1316 例病例中，共有证候类型 32 种，出现频次最高的是气阴两虚证 11 次（68.75％），其次是津亏血瘀 7 次（43.75％）、肝肾阴虚 6 次（37.50％）、阴虚内热 4 次（25.00％）。按病例数排列，气阴两虚证 244 例（18.54％）、津亏血瘀证 200 例（15.20％）、阴虚津亏 125 例（9.50％）。证候分布特点以阴虚和阴虚夹实为主，阴虚是主要证候类型，瘀血是其发病中的一个主要因素。阴虚（津亏）血瘀可能是 SS 发病的根本。

目前认为 SS 系一异质性疾病，即由于患者的发病原因不同，遗传素质不同，因之很可能发病机制过程也不完全相同，从而临床表现的病程、轻重、类型、治疗反应、预后也各不相同[32]。此外，本病常以系统性损害为首发症状，临床表现多样，而唾液腺和泪腺受累所致口干、眼干则常易被病人或医师忽略[33]，不仅造成西医方面误诊的发生率较高，而且使中医的病因病机和证候学研究趋于复杂化。就临床而言，SS 病程长，病机复杂，邪实正虚并存，单一证候少见，每每多证相兼，在证候规范化、标准化研究工作存在许多需要解决的问题。

（二）　证候演变规律

SS 在疾病的不同阶段，证候类型的分布也有相应的变化。陈湘君[34]认为 SS 急性期属阴虚燥热偏盛型，症见口干舌燥、目涩泪少、唇燥起皱、舌体光瘦、脉形细涩等一派燥涩之象，病初病变通常仅涉及肺胃，多见气阴两虚证，病至中后期，病变深入肝肾，多见肝肾阴虚证。

刘征堂等[20]认为疾病早期，系统性损害较轻者，从肺论治；中晚期，系统性损害较重者，从肝肾论治。随湿热内阻、瘀血阻滞、癥瘕、阳虚等兼证不同加减用药。

吴丹[35]发现阴虚络滞证占研究病例的 49％，病程上多为 SS 中后期，病情评价最重。而阴虚内燥证占研究病例的 5％，以发病初期多见，病情评价最轻。提示 SS 中医证候的类型与疾病阶段有一定相关性，可以此评估患者病情以指导临床治疗。

丁德经[36]对 85 例 SS 患者进行研究，结果显示初发或急性发作期病机证素以火热、瘀火、瘀热、燥火为主。随病情的迁延，以阴虚、气虚、气阴两虚、阴精亏虚为主的病机证素比重逐渐升高并占主要地位。慢性缓解期病机证素以阴虚、气虚、燥、气阴两虚为主，并贯穿各时间点无明显变化。

（三）辨证论治

1. 分型治疗　傅宗翰等[37]从疾病自身演变的规律，将本病分作 4 型论治：①燥毒型：治宜清燥解毒、泄热降火，兼以宁络护阴，方选犀角地黄汤、加味白虎汤、三紫汤加减；②阴伤型：治宜补养肝肾之阴，方选增液汤、六味地黄丸、二至丸等加减；③气虚型：治宜补脾益气流津，方选参芪汤、四君子汤、七味白术散加减；④涩滞型：具体分为瘀、痰、热、燥 4 型，瘀阻者，方选血府逐瘀汤、大黄䗪虫丸化裁；痰凝成核者，方选瘰疬丸加味。

赵丽娟等[23]对 60 例患者分为 4 型论治：①阴虚型 26 例，治疗用百合固金汤、益胃汤、知柏地黄汤、左归饮等加减；②气阴两虚型 22 例，选用参苓白术散合右归饮加减；③脾胃气虚型 6 例，方用参苓白术散合三仁汤加减；④血瘀血虚型 3 例，方用桃红四物汤加减。结果总有效率为 92%。

杨香生等[38]将本病分为 5 型论治：①"病气"犯肺型：治宜疏散风热、宣肺布津，方以桑杏汤化裁。②阴虚内热型：偏于肺胃阴虚的，方选百合固金汤和玉女煎化裁；偏于肺肾阴虚的，方选百合固金汤加减；偏于肝肾阴虚的，方选杞菊地黄汤合一贯煎化裁；偏于脾肾阴虚的，方选益胃汤合六味地黄汤化裁。③脾胃阴虚型：常以补中益气汤或丁蔻附桂理中汤加减。④气血瘀阻型：治宜活血化瘀通络，方以血府逐瘀汤加减。⑤气阴大伤型：此为重症，治宜益气养阴生津，增液润燥，方选生脉散合清骨散加减。

丁永敏等[39]对 70 例 SS 患者辨证分为 4 型：①湿热型（肿大型）方用平胃散合二妙丸加减；②气阴两虚型（类肿瘤型）方用六味地黄丸合八珍汤加减；③阴虚内热型（萎缩型）方用一贯煎加减；④风热型（感染型）方用桑杏汤加减。所有患者在服用中药的同时，均辅以胸腺肽肌内注射，共观察治疗 15 个月，结果好转率为 88.6%，有效率为 11.4%。

王鹏宇等[40]辨证治疗本病 73 例，分为外燥、内燥两型。外燥分为外感燥邪、兼夹风热用自拟疏风解毒银翘汤疏风清热、解毒散结（蝉衣、僵蚕、连翘、防风、桑枝、甘草、羌独活、金银花、芦根、玄参、牛蒡子、桑叶、板蓝根、葛根、薄荷）和风寒湿痹、化燥伤阴用自拟除痹润燥汤通络除痹、养阴润燥（桑枝、桂枝、威灵仙、甘草、细辛、防风、川芎、忍冬藤、片姜黄、葛根、当归、枸杞子、桑叶、石斛、怀牛膝、生石膏）；内燥分为津液气化、敷布失常用五苓散或半夏泻心汤调节气化功能，津血亏损、失于滋润用自拟苁蓉龟杞汤养血润燥、填精补髓（肉苁蓉、生熟地、龟板、阿胶、当归、神曲、怀牛膝、枸杞子、白芍、桑枝、麻仁、菊花、甘草）。结果治愈11例，显效38例，总有效率为92%。

杨南陵[41]根据临床症状将本病分为3种证型：①阴虚内燥证，治以滋阴生津，清解燥邪，慎用温燥耗液、滋腻碍脾之品，方以一贯煎和六味地黄丸加减；②气阴两虚证，以益气、温阳、布津为法，方选一贯煎和补中益气汤加减；③脾阳虚损证，治以温阳益气，佐以生津润燥之品，用附子理中汤合益胃汤加减。

冯建华[42]将本病分作5型：①肺胃阴伤，治宜滋肺益胃、生津润燥，方选沙参麦冬汤、百合固金汤、玉女煎等化裁治之；②肝肾阴虚，治宜滋养肝肾、益阴润燥，方选杞菊地黄丸、左归丸、一贯煎化裁；③脾肾阴虚，以补脾滋肾、益气养阴治之，方选益胃汤、生脉散、六味地黄丸加减；④脾肾阳虚，治宜健脾和胃、益气布津，方以补中益气汤、理中汤、参苓白术散加减治之；⑤气滞血瘀，方选血府逐瘀汤、桃红四物汤加减活血化瘀治之。

李贵安[43]将本病分4型：①燥气伤肺型，治以清肺润燥，生津止咳，方用清燥救肺汤加减；②脾胃阴虚型，治以补脾益胃，生津止渴，方用益胃汤加味；③肝肾阴虚型，治以滋肝补肾，养阴明目，方用杞菊地黄汤加减；④气阴两虚型，治以益气养阴，生津润燥，方用生脉饮加减。

汪悦[44]的临床证型治法如下：①风燥伤肺证，治以清宣润燥止咳；②内燥酿毒证，治以清燥解毒，泻热降火；③脾虚津停证，治以益气扶阳，生津润燥；④燥伤脾胃证治以清养肺胃，生津润燥；⑤燥伤肝阴证治以养阴柔肝，佐以理气通络；⑥燥伤肾阴证治以滋补肝肾，益精生津；⑦气阴两虚证，治以益气养阴，增液润燥；⑧痰瘀阻络证，治以化痰祛瘀，益气通络；⑨营分热盛证，治以清营泄热。

叶一萍[45]将本病分4型：①阴虚火旺型，治以滋阴降火，凉血化瘀，方用大补阴丸合玉女煎加减；②气滞血瘀型，治以活血行滞，气化津液，方用血府逐瘀汤加减；③湿热郁遏型，治以清热祛湿，化浊通络，方用黄芩滑石汤加减；④阳虚寒凝型，治以温经散寒，化气行津，方用附子汤合五苓散加减。

2. 分期治疗　苑丽娟[46]以朱丹溪的"阳常有余，阴常不足"为理论基础，抓住 pSS 阴虚燥热致病的病理，认为本病并非某脏某腑的单纯性病变，而是全身性津液亏损而致，若单独治某脏某腑，则很难奏效，用"三段三方"治疗本病颇有新意：先用导赤散合增液承气汤加减，治疗上焦，清心热、疏利气机；再以益胃汤治疗中焦，养胃阴和胃气，生津止渴；后以六味地黄丸化裁，滋补肾阴。一般每个治疗阶段，需要 2~3 周，临床取效较为满意。

3. 专法专方

（1）从燥毒论治：治疗燥毒症当以解毒清燥为原则，傅宗翰[4]常以土茯苓、重楼、生甘草、绿豆、大黑豆、磁石、紫草、紫竹根等掺入辨证方中，代表方有三紫汤（紫草、紫竹根、紫丹参）、犀角地黄汤等。孙素平等[47]也提出应以甘寒凉润之解毒药为主，选用金银花、蒲公英、土茯苓、白花蛇舌草、生甘草、绿豆、紫草等，少用或不用苦寒伤阴之品，如黄芩、黄连、黄柏等。

胡建东等[48]治疗强调解毒清络以治本，养阴生津以治标，用自拟解毒清络生津方（白花蛇舌草、菊花、连翘、忍冬藤、莪术、生地黄、玉竹、乌梅、五味子、枸杞子、桔梗、玄参、桑椹、白芍、木瓜、生甘草）加减治疗本病 33 例，结果显效 8 例，有效 21 例，无效 4 例，总有效率为 87.9%。

刘维等[49]认为本病多为正虚邪盛、阴虚内热、毒蕴血瘀所致，采用自拟清燥方（生地黄、白花蛇舌草、生黄芪、当归、沙参、麦冬、王不留行、夏枯草、露蜂房），清燥养阴与活血软坚同步，治疗本病 30 例，对照组口服泼尼松，每日 0.5mg/kg，每月减量 5mg。两组均以 3 个月为 1 个疗程。结果治疗组显效 9 例，总有效率 76.7%，对照组：显效 10 例，总有效率 73.3%。疗效差异无显著性（$P>0.05$）。中药组与西药对照组疗效虽无差异，但副反应少。

（2）从阴虚论治：徐宜厚等[50]以大补地黄丸加减治疗本病 11 例，药用生地黄、熟地黄、枸杞子、山茱萸、炒黄柏、当归、炒白芍、肉苁蓉、玄参、天花粉、天冬、麦冬、山药、炒知母。并予针刺治疗：外阴萎缩或瘙痒，针曲骨、归来、关元；双眼干涩、视力下降，针四白、鱼腰、合谷；口干津少，针地仓、颊车、足三里。施平补平泻手法，每日针1次，10次为1疗程。结果近期痊愈4例，有效7例。

钟琴等[51]以六味地黄丸为基础方，阴虚夹湿热加半夏、陈皮、天南星、川贝等清热化湿、养阴补液；阴虚夹湿毒加金银花、贯众、夏枯草、紫花地丁等化湿解毒补阴；阴虚夹瘀血阻络加鸡血藤、益母草、何首乌等活血化瘀、滋阴补液，共治疗SS45例。治愈34例，显效6例，好转3例，无效2例。

申康[52]应用六味地黄汤合增液汤为基本方（熟地黄、生地黄、山药、山茱萸、茯苓、麦冬、天花粉、牡丹皮、沙参、乌梅等）加减治疗30例，常规水煎服，1周服5剂，服药时间6个月。对照组采用西药人工泪液和盐酸溴己新治疗，结果治疗组疗效明显优于对照组（$P<0.05$），客观指标及实验室检查均有明显改善。结论：该中药方疗效明显优于常规西药治疗，疗效维持时间长。

董振华[53]应用自拟增液润燥汤（生地黄、麦冬、玄参、升麻、葛根、当归、枸杞子、山慈菇、生甘草）加减治疗本病24例，疗程3~4个月。结果显效8例，有效12例，总有效率83.3%。

蔡凤信[54]运用滋阴润燥汤治疗SS46例，予滋阴润燥汤加味：生地黄、天花粉、麦冬、天冬、玄参、白芍、玉竹、石斛、枸杞子、女贞子、墨旱莲等，总有效率达73.9%。陈良干[55]认为干燥入血伤阴夺津碍气，久则成瘀，因此辨治当从燥、虚、瘀入手，自拟润燥汤（黄芪、丹参、白芍、生地黄、沙参、天花粉、牡丹皮、栀子、五味子、枸杞子、玄参、女贞子、麦冬、川芎、白术、茯苓、沙苑、炙甘草）以滋阴生津，清热润燥，活血通络，能有效改善临床症状及实验室指标。

王琬茹[56]等将80例SS患者随机分为中药补肾清热育阴汤组（生地黄、山茱萸、山药、茯苓、牡丹皮、泽兰、泽泻、生甘草、淡竹叶、玄参、天冬、麦冬、天花粉、青风藤、砂仁等）和硫酸羟氯喹组。结果治疗12周后中药组总有效率明显优于西药组（$P<0.01$），疾病活动指数、中医证候积分均较前显著降低，口干、眼干症状、ESR、C反应蛋白、免疫球蛋白M等方面改善优于西药组（$P<0.05$或$P<0.01$），认为补肾清热育阴汤治疗可有效改善肾虚气阴两虚型患者口眼干症状，并可抑制免疫炎症。

（3）从气阴两虚论治：洪用森等[57]采用益气养阴法为主治疗SS7例，基本方为南沙参、北沙参、麦冬、太子参、白芍、玄参、生地黄、生黄芪、五味子、甘草，随证加减。服药2~3个月后，结果缓解2例，好转4例，无效 1 例。

王慕虹等[58]运用自拟益气生津汤治疗 12 例患者，基本方为黄芪、党参、白术、麦冬、生地黄、玄参、石斛、沙参、当归、白芍、熟地黄、女贞子等，随证加减。30 剂为 1 个疗程，结果总有效率 83.3%。

廖承建[59]以麦冬清肺饮加减治疗 32 例患者，方药组成为麦冬、沙参、玄参、生地黄、黄芪、太子参、葛根、乌梅、五味子、当归、知母等，对照组用 0.5% 羧甲基纤维素液或金霉素眼膏点眼，口服盐酸溴己新。疗程 4 周，结果治疗组治愈 21 例，好转 9 例，无效 2 例；对照组好转 3 例，无效 8 例。

张静[60]应用益气养阴润燥法为主治疗本病 36 例，基本方为黄芪、党参、百合、枸杞子、知母、白术、生地黄、当归、天冬、五味子、麦冬、菊花、沙参、玉竹、石斛、白芍、肉苁蓉。随证加减，3 个月为 1 疗程，结果总有效率 91.66%。

吴国琳等[61]应用益气养阴祛瘀法为主治疗 37 例，基本方为生地黄、百合、枸杞、石斛、黄芪、水牛角片、麦冬、天花粉、知母、玄参、桃仁、红花。3 个月为 1 疗程，共观察 2 疗程。结果 1 疗程后，8 例显效（临床症状明显好转，实验室检查如 ESR、ANA、抗 SS-A、抗 SS-B、IgA 等基本恢复）；21 例有效（临床症状明显好转，实验室检查有明显好转）；8 例无效（症状及实验室检查无变化或加重）。观察用药至第二疗程，则显效人数上升至 15 例，而有效人数为 20 例，仅 2 例无效。

陈湘君[62]认为对本病的治疗应以益气养阴，酸甘生津为基本治则，对 60 例 SS 患者采用酸甘生津方 1 号和 2 号治疗阴虚津亏型及气阴两虚型，中医证候积分及实验室指标都取得了显著的疗效。

李肖[63]对 50 例 SS 患者随机分为对照组和观察组各 25 例，对照组给予常规对症处理，观察组在对照组常规治疗基础上加用玉屏风散合沙参麦冬汤加减治疗，结果观察组总有效率以及口干、眼干、血管炎症状缓解时间均明显优于对照组（$P<0.05$）。

王北等[64]将 72 例 SS 患者分为治疗组 38 例和对照组 34 例，治疗组采用益气生津散（西洋参、麦冬、玉竹、石斛、玄参、枸杞子、砂仁）治疗，对照组服用羟氯喹。结果 2 周后治疗组患者口干、眼干症状即有改善，4 周后口眼干症状较前有显著改善（$P<0.05$）；总有效率高于对照组。

（4）从阴虚血瘀论治：陈一峰等[65]用清燥救肺汤合大黄䗪虫丸治疗 SS 26 例。治疗组 26 例予清燥救肺汤合大黄䗪虫丸加减（太子参、丹参、麦冬、生地黄、阿胶、杏仁、胡麻仁、地鳖虫、枇杷叶、生甘草、霜桑叶、制大黄）。1个月为1疗程。对照组12例予左旋咪唑25mg，3次/d，服3日停4日。结果治疗组26例中显效14例，有效9例，无效3例，总有效率88.5%；对照组12例，显效1例，有效6例，无效5例，总有效率58.3%。疗效明显高于对照组。

王建英等[66]以活血养阴中药为主，基础方为当归、丹参、炙黄芪、乌梅、川芎、天冬、麦冬、石斛等，再按以下五型加减用药：①燥邪犯肺型，基础方加桑叶、杏仁、枇杷叶、茯苓；②肺肾阴虚型，基础方加百合、川贝母、桔梗、沙参、知母；③肝肾阴虚型，基础方加旱莲草、山茱萸、枸杞子、何首乌、熟地黄；④肺胃阴虚型，基础方配白芍、玄参、玉竹、知母；⑤阴虚内热型，基础方加地骨皮、鳖甲、白薇、淮小麦。5周为1个疗程，结果显效12例，好转8例，无效3例，总有效率87%。

郭琳琳[67]用养阴通络汤（沙参、麦冬、石斛、枸杞子、生地黄、白芍、丹参、生黄芪、白花蛇舌草、生甘草）随证加减，治疗本病67例。6~8周为1个疗程，待其症状改善后将汤药改为丸剂或散剂。每日2次，每次6g，巩固疗效。结果显效20例，有效39例，总有效率占88.02%。

袁乃荣等[68]对60例SS患者随机分为治疗组和对照组。均给予硫酸羟氯喹片口服。治疗组另给予养阴通络方（生地黄、玄参、麦冬、沙参、枸杞子、当归、石斛、郁金、土鳖虫、丝瓜络、水蛭、荔枝核、焦三仙、甘草）；对照组另给予白芍总苷胶囊。疗程3个月。结果治疗组总有效率为83.33%，对照组为56.7%（$P<0.01$）。ESR、γ球蛋白及IgG、IgA、IgM均较治疗前明显改善（$P<0.05$或$P<0.01$），治疗组各指标改善均优于对照组（$P<0.05$）。

苏晓等[69]将SS 60例随机分为治疗组和对照组。对照组为西药治疗组（泼尼松龙、甲氨蝶呤），治疗组在对照组用药的基础上加用养阴活血生津方（生地黄、玄参、五味子、川芎、青葙子、生蒲黄）加减。疗程6个月，结果治疗组总有效率为86.67%，对照组总有效率为46.67%（$P<0.01$）。临床疗效上，对于改善口干、眼干、潮热、乏力、便秘、红绛舌、光剥苔等局部及全身症状，在降低免疫球蛋白，增加泪液、唾液分泌等方面，治疗组明显优于对照组。

（5）从湿热论治：张淑瑛[70]认为湿热内蕴、津液不布也是引起SS的病因，此类患者其症特点不仅口眼干燥，还可见患者身体沉重，困倦乏力，头目眩晕，舌苔白或略黄黏厚腻，常见舌体胖大边有齿痕，脉弦细或濡细，治当以芳香除湿为主。采用自拟清热除湿方为主治疗 SS18 例取得较好的临床疗效，基本方为藿香、佩兰、紫苏梗、生薏苡仁、白豆蔻、杏仁、清半夏、陈皮、川厚朴、砂仁、连翘、滑石、生姜。随证加减，3 个月为 1 个疗程。结果治愈 4 例，占 22.2%；显效 7 例，占 38.9%；有效 5 例，占 27.8%（5 例全部患有类风湿性关节炎）；无效 2 例，占 11.1%（2 例皆伴有恶性肿瘤），总有效率 88.9%。

吕文增[71]认为 SS 部分患者是湿热郁遏气机，津液生成不足，组织器官及孔窍失其濡润。症见双眼、口唇发干，口渴不欲多饮，困倦乏力、干呕、食少、舌苔黄腻，或黄燥，大便干，小便黄赤。治疗方选三仁汤加减以清利湿热，宣畅气机。合并肾小管酸中毒者给予补钾，调整水电解质平衡紊乱；合并反复腮腺肿大、呼吸困难者，每日给予泼尼松 0.5mg/kg，缓慢减量；ESR>100mm/h 者，给予羟氯喹 200mg/d，ESR 降至 50mm/h 以下者停用。14 天为 1 个疗程。休息 3 天后再行第 2、3 个疗程，共治疗 3 程。结果 80 例中，显效 52 例，有效 24 例，无效 4 例，总有效率为 95%。

（6）从脏腑论治：从肺论治，钱垠等[72]认为，肺为 SS 的主要病位，从肺论治 SS 可以调畅脏腑气机和水液代谢，并提出养阴清肺润燥、开肺布津通络等治法。戴恩来等[73]认为肺为水上之源，肺的宣发肃降功能在津液的输布中起决定性作用。SS 系因肺失宣肃，水液代谢异常，津液敷布障碍所致，治疗当从肺论治，采用益气养阴、宣肺通络之法。

1）从脾论治：陈盛等[74]认为 SS 的病因、病机、典型症状与脾的关系密切，脾主运化，脾主升清，脾虚是 SS 缠绵难愈的根源，治疗当强健脾胃、扶正祛邪。王芳等[75]倡用健脾益气法、健脾益气温阳法、健脾益气补血法、健脾益气化湿法、健脾益气化瘀法等治疗 SS。

吕慧青等[76]用健脾益气生津法为主治疗 27 例患者，内服太子参、白术、茯苓、山药、白扁豆、石斛、黄精、玉竹、天花粉、甘草等水煎剂，随证加减；同时用白花蛇舌草、谷精草、金银花、石斛、玄参煮沸后以蒸汽熏蒸双眼及口腔，30 天为 1 个疗程。2 个疗程后，患者治疗前后唾液流率改善（$P<0.001$）。显效 15 例，有效 8 例，无效 4 例，总有效率 85.19%。

谢幼红等[77]用健脾益气通阳汤（生黄芪、川桂枝、黑附片、云茯苓、白术、炒山药、甘草、玄参、白芍、当归、柴胡、陈皮、炒山甲、炒白芥子）治疗原发性与继发性 SS58 例，疗程 12 周，结果总有效率分别为 90.48% 和 81.25%，说明治疗本病必须从调整脏腑功能入手，可减少异常免

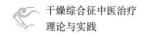

疫反应给机体带来的损伤。

齐志刚等[78]将56例患者随机分为试验组（30例）和对照组（26例），试验组予健脾益阴汤（太子参、生山药、炒白术、生地黄、熟地黄、白芍、玉竹、女贞子、墨旱莲、山茱萸、牡丹皮、茯苓、菊花、甘草）及羟氯喹，对照组仅予羟氯喹，疗程为6个月。结果中医证候积分总有效率试验组为96.67%，对照组为84.62%，（$P<0.01$）。治疗后两组患者口干、眼干、关节疼痛症状评分、ESR、CRP、IgG等指标较治疗前均有明显改善（$P<0.01$），试验组优于对照组（$P<0.01$）。

2）从肝论治：刘国英[79]认为SS的燥因不同于一般的内燥，又非实火亢炽之证，其燥乃是气机失畅，郁而化热，气津敷布受障，阴阳偏颇所致，故非单纯滋阴补液所能复，当顺其病因，以疏肝养肝，兼以降逆化痰、活血化瘀，津必上承，燥证自除，其用四逆散疏肝为主，酌加苏梗、郁金，随证治之每获良效。顾军花等[80]认为大部分SS可从肝论治，肝体阴用阳，为气血调达不可或缺之脏，辨证分型为肝郁气滞证、心肝火旺证、肝胆（胃）郁热证、肝郁脾虚证、肝气失敛证（或称肝泄太过证）、肝肾阴虚证、肝肾精血两亏证。治疗用疏调肝气，补养肝血，柔肝养阴等，能较快地缓解临床症状，较一般临床常用之养阴法见效快。尹梦赟等[81]常运用养血柔肝、疏肝理气、调达情志、育阴潜阳、滋补肝肾、化瘀解毒六法，达到气血调和、阴阳平衡及免疫调节的作用，既有助于缓解口干、眼干等临床症状及实验室指标，也可以改善患者抑郁情绪。

3）从肾论治：肾在液为唾，藏精主水，肾阴为人体阴液之根本。近年来，医家多从肾论治SS，或滋肾养阴、补益肾气，或乙癸同源、补益肝肾，或金水相生、滋肺养肾，或先后天互资、补脾益肾。刘征堂等[82]认为，SS病程日久，病势迁延，累及肝肾，导致肾阴、肝阴受损，不能濡润脏腑筋骨、四肢百骸，病在下焦，宜滋阴润燥、补益肝肾，临证多选用生地黄、山茱萸、枸杞子、女贞子等。

黄继勇等[83]认为肾阴虚是本病发病的根本所在。肾阴虚五脏失养，五窍失充，复感于邪，邪气稽留，生痰生瘀，化火蕴毒，外阻五窍，内侵五脏，津液不行，变生干燥。治应以补肾阴为主，兼补五脏，并根据病因、病理产物的不同，随证治之。

4）从三焦论治：三焦沟通脏腑，为水液代谢的通道，气机之升降、津液的输布与三焦的疏利密切相关。《通俗伤寒论》云："燥先伤肺津，次伤胃液，终伤肝血肾阴。"近年来，许多学者提出从三焦论治的方法。

刘志勤[84]将 SS 以三焦分步治疗：第一步病在上焦，当清热润燥，方用导赤散合清燥救肺汤加减；第二步病在中焦，当补脾益胃、养阴生津，方用益胃汤合玉女煎加减；第三步病在下焦，当滋补肾阴，为疾病病程后期，方用六味地黄丸加味，均取得理想的疗效。

许扬等[85]认为辨证关键在于三焦功能失常，才是本病的本质所在。由于三焦气化功能长期失常，津液不能正常敷布，导致水液代谢失调。本病患者少见肺肾阳虚及脾肾阳虚的典型病理改变，说明病位主要在腑，由三焦气化功能不畅所致。

刘维等[86]临证以滋阴润燥为主，且以三焦辨证分治本病。病在上焦，治以甘寒滋阴；病在中焦，祛邪与养阴并重；病在下焦，咸寒增液兼以祛邪。

高龙等[87]也认为本病由于禀赋不足、阴津亏虚，使水液输布功能失调，与三焦运行水液功能障碍有关。提出上燥治肺，以养阴润燥清肺为主，方选养阴清肺汤加减；中燥脾胃，以养阴健脾、滋胃生津为主；下燥肝肾，治肝以条达气机、滋阴养血、疏利肝胆为主，治肾方选六味地黄丸加减。

4. 中药制剂治疗　胡传美等[88]观察本病 60 例，分气阴两虚、燥毒内滞和气血两虚、脉络失和两型，前者用增液 I 号（黄芪、黄精、生地黄、葛根、玉竹、石斛、天冬、丹参等组成），后者用增液 II 号（黄芪、黄精、山药、花粉、生地黄、鸡血藤、金刚刺、鹿衔草等组成）。两方均制成合剂，20ml，每日 2 次，3 个月为 1 个疗程。治疗 2 个疗程，显效 45 例，好转 13 例，无效 2 例，总有效率为 96.7%。

赵丽娟等[89]选择 60 例患者，采用清开灵注射液 40ml 加入 5% 葡萄糖注射液 500ml 静脉滴注，每日 1 次，15 日为 1 个疗程，共治 3 个疗程，临床症状及实验室检查均明显改善。

冯玉环等[90]用生津润燥冲剂（由麦冬、沙参、五味子、甘草等组成）治疗 34 例患者，以 30 日为 1 个疗程。结果显效 15 例，有效 8 例，无效 11 例。

李春先等[91]应用生脉注射液治疗本病 120 例，随机分成对照组 40 例，治疗组 80 例，对照组采用常规替代对症治疗，治疗组在此基础上，加用生脉注射液 40ml 加入 5% 葡萄糖 250~500ml 中静脉滴注，1 次/d，连续 15 天为 1 个疗程。治疗组泪液分泌量、唾液流率明显高于对照组。治疗组显效 39 例，有效 24 例，无效 17 例，总有效率 78.75%。

钱先等[92]以自制的生津润燥养血颗粒（首乌、鬼针草各 30g，北沙参、白芍各20g，枸杞子、菊花、女贞子、丹参各15g，麦冬、石斛各10g）治疗pSS，能改善口干眼干的症状及泪流率，且安全性较高。

5. 辨病结合辨证治疗　在不违背辨证的原则下，选择某些经现代药理研究具有免疫抑制作用的中药应用于临床，达到辨证与辨病相结合的疗效。如沈丕安[93]根据SS阴津不足，血热瘀滞的特点，认为治疗应以养阴生津、清热化瘀为主。其自拟由生地黄、生石膏、芦根、金雀根四药组成的芦根润燥汤。重用生地黄养阴生津、凉血养血，主要含甾醇类、苷类和多糖类等，具有抑制免疫功能和提高激素水平，抑制血管炎，促进腺体分泌等多方面的药理作用。清热为治疗免疫性疾病的大法，重用生石膏30~60g，取其清热生津之功，减轻口干症状。芦根生津力强，又无石斛、天花粉等增强免疫的作用，用之尤为适宜。金雀根化瘀通络，具有免疫抑制作用，无毒副反应，还有弱的益气强壮功效，四药合用，共奏养阴生津，清热化瘀之功。并根据病情选用能抑制免疫、血管炎的中药，如黄芩、忍冬藤、苦参、虎杖、羊蹄根、广郁金等。以及能促进唾液腺、泪腺腺体分泌的中药，如玄参、沙参、麦冬、白茅根、知母等。同时选用一些清热解毒药，如黄芩、黄连、土茯苓、大青叶等以消除腮腺、唾液腺和泪腺的继发感染。

6. 多系统受累的治疗　SS多系统受累是本病预后不良的重要原因，不仅给早期确诊带来了困难，也是临床治疗比较棘手的问题。有鉴于此，中西医结合治疗研究的重点应放在中药是否能够防治本病早期的多系统、多器官损害方面。但有关文献报道不多。

钟起诚[94]采用益气养阴润燥、养血活血、化瘀通络的滋养生血汤（主要药物为黄芪、党参、白芍、白术、山茱萸、女贞子、补骨脂、玄参、灵芝、生地黄、丹参、赤芍、白花蛇舌草、太子参、鹿角胶、龟胶、山楂、当归、炙甘草等）加减治疗SS合并血液系统损害的患者186例，疗程为3~6个月，并与用西药糖皮质激素和免疫抑制剂治疗组对照，结果治疗组总有效率为94.62%；对照组总有效率为69.89%。差异显著（$P<0.05$，$P<0.01$）。

吴国庆等[95]以中西医结合方法治疗SS肾小管损害38例，治疗组38例用六味地黄汤合桃红四物汤配合泼尼松治疗，对照组26例单用泼尼松治疗，以血肌酐作为观察指标，疗程2个月，结果治疗组有效率为89.5%，对照组有效率为76.9%。两组比较具有显著性差异（$P<0.05$）。

姜淑华等[96]将SS肝损伤患者100例随机分为治疗组与对照组。对照组给予谷胱甘肽治疗，治疗组在对照组治疗基础上给予一贯煎加减（生甘草、麦冬、北沙参、当归、知母、丹参、菟丝子、白芍、枸杞子、生地黄、太子参、玄参、制何首乌、黄芪）治疗。结果治疗组总有效率、血液流变学指标改善程度、IgG、AST、ALT 水平均显著下降，优于对照组，且在治疗后治疗组明显优于对照组（$P<0.05$）。

7. 中西医结合治疗 李慧等[97]用自拟方（玉竹、天冬、麦冬、桃仁、石斛、枸杞子、生地黄、熟地黄、太子参、黄芪）配合胸腺肽 4mg 肌内注射，隔日 1 次，3 个月为 1 个疗程。治疗本病 10 例，总有效率 90%，随访 2 年未发现明显不良反应者。唐云平等[98]亦用自拟方（沙参、玄参、天冬、麦冬、天花粉、茯苓、党参、甘草、鲜石斛）配左旋咪唑口服，疗程 3 个月，总有效率为 86.11%。

赵东鹰等[99]用杞菊地黄汤加石斛随证加减，急性发作阶段采用口服泼尼松，氢化可的松滴眼液、硫酸软膏素保护角膜，含漱 1%~2%枸橼酸或 2%甲基纤维素。治疗本病 28 例，总有效率 89.3%。

赵敦友等[100]用左归饮化裁治疗以肝肾阴虚为主，兼有他症的 SS24 例，合服更年康中成药，西药给以维生素 C 及复合维生素 B，所有患者在开始治疗前 7~10 天均用 0.2%氯己定溶液、2%碳酸氢钠溶液交替含漱，疗程 4~6 个月，显效 8 例，有效 13 例，无效 3 例。

陆安康[101]应用中西医结合方法治疗 SS 18 例。阴虚内热型用炙龟板、炙鳖甲、生地黄、天花粉、知母、玄参、牡丹皮、茯苓、天麦冬、钩藤、生甘草；气阴两虚型用生地黄、玄参、当归、黄芪、女贞、旱莲草、炙龟板、山茱萸、炙鳖甲、石斛、茯苓、生甘草；气血瘀阻型用当归、生地黄、桃仁、红花、枳壳、赤芍、牛膝、鹿御草、柴胡、甘草；湿热型用生地黄、栀子、竹叶、当归、牡丹皮、知母、大黄、黄柏、玄参、茯苓、车前草、生甘草；脾胃阳虚型用太子参、当归、白芍、茯苓、黄芪、怀山药、肉桂、白术、淫羊藿、仙茅、大枣、炙甘草。疗程 2~3 个月。西医治疗有 15 例用人工泪液，12 例使用羟氯喹 400mg/d 或硫唑嘌呤 50mg/d。结果显效 4 例，有效 11 例，无效 3 例。

三、 实验研究

施荣山等[102]对津血源胶囊治疗 SS 的机理进行了实验研究。利用雄性小鼠甲亢阴虚模型，观察给药后小鼠体重，8 天内死亡率等指标；并观察津血源胶囊对家兔唾液腺分泌和泪流量的影响。实验结果说明该药明显改善阴虚小鼠的虚弱症状，保护阴虚小鼠免于死亡，同时使小鼠体重、进食量和进水量较对照组均有明显改善。并使家兔的唾液腺分泌有显著增加，泪流量明显增多，气管内酚红含量明显增加，说明津血源胶囊具有显著的养阴生津作用。

徐治鸿等[103]选用临床常用滋阴清热药制成煎剂进行动物实验研究，通过测定腹腔巨噬细胞吞噬功能、T淋巴细胞酸性α-醋酸酯酶和抗体形成细胞数即溶血空斑试验，探讨其对免疫功能的作用。用LACA系雄性小白鼠，分为给药组和对照组。给药组给予滋阴清热复方煎剂（知母、天麦冬、玉竹、枸杞、玄参、生熟地等），每日服用0.6ml，对照组给予相应体积的自来水。结果表明滋阴清热复方中药煎剂有提高机体免疫力的作用（三个指标的给药组和对照组比较 $P<0.01$，有明显差异），是扶正固本法则的一个体现。说明滋阴清热复方煎剂具有提高机体免疫力的作用。

孙晓平等[104]对38例SS进行了T细胞亚群的检测，发现该病患者有T8减少，T4/T8增高的倾向。观察用中药活血生津丸治疗后患者T细胞亚群的变化，结果表明，疗后T8水平及T4/T8比例恢复正常。推论该病的自身免疫状态与T4/T8比例失衡有关，提示中药的治疗作用在于调整了这种失衡状态。

董振华等[105]对60例SS中患者的血液流变学进行了检测，发现SS患者的全血黏度低切变率、ESR与红细胞聚集指数各项指标均明显高于健康对照组，说明本病血液黏滞性升高主要是红细胞聚集性增强所致。对其中22例采用养阴生津中药治疗后，血浆黏度明显下降，提示该药具有纠正血浆黏度异常的作用，符合中医理论"养阴增液"的作用。

徐治鸿等[106]检测到SS患者红细胞变形能力低下，血液黏度增大，红细胞聚集性增强，血流速度缓慢，阻力增加，有明显的微循环障碍，以活血生津药治疗后以上指标大为改善，且临床症状明显缓解。

钱垠等[107]认为β2-M在一定程度上可以反映SS患者的病情活动。用养阴润燥、宣肺布津、通络行瘀的增液布津汤治疗30例，结果患者口干、眼干症状缓解明显，血β2-M下降显著。

魏强华等[108]观察92例SS患者，51例检测血液流变学，在血浆黏度、全血低切黏度、全血高切黏度、全血低切还原黏度、全血高切还原黏度等指标中有1项异常者占33%，有2项及以上异常者占47%，用清热活血法治疗取得满意疗效。

四、 问题与展望

SS 是病因病机较复杂的一种自身免疫性疾病，发病率呈现明显上升趋势，因此，加强对本病的研究具有现实的必要性和重要性。从近 40 年的文献报道来看，中医药对该病的研究取得了一定进展，通过辨证施治从总体上把握该病，与西药相比，近期疗效肯定，远期疗效稳定，临床观察结果提示患者的各种体征及实验室指标也有不同程度的改善。同时在减少西药毒副作用、降低复发率、改善症状体征等方面具有独特优势。

但也存在着以下问题：现有文献报道多局限于临床总结或经验介绍，且病例选择、分型与疗效标准不统一，缺乏循证医学依据；缺乏大样本宗病例的前瞻性研究和理论探讨；总结中部分结论带有推测性；中医辨证分型和临床疗效标准不统一；有效成分及其作用机理的研究不多；目前还缺少统一的辨证诊断标准，更缺乏统一而又科学的疗效评定标准，给临床疗效的评价造成了某种程度的不确定性。为了评价中药治疗 SS 的有效性和安全性，罗辉等[109]检索到中药治疗 SS 的中文文献 1134 篇，最终对纳入符合要求的 52 篇，涉及 3886 例 SS 患者进行系统评价和 meta 分析。结论是中药治疗 SS 具有改善症状的疗效。认为由于纳入研究的质量不高，仍需要多中心、大样本及双盲的随机对照试验加以验证。

其次中医药防治 SS 的实验研究尚处于起步阶段，缺乏进行药效学评价的动物模型，更无适用于中药新药研究的病症结合动物模型。随着分子生物学、免疫学、遗传学等学科的不断发展，中医药科研工作者应投入更多的精力，开展实验研究，并应引入现代先进的科学技术和方法，探索阐明中医药治疗 SS 的疗效机理。

我们不仅要重视基础研究，如从免疫学、内分泌学等方面探讨发病机制，同时要加快中医药对此病的临床研究，建议临床研究中，可采用大宗病例的前瞻性研究，制定统一的中医辨证分型和疗效标准，以进一步深入探讨本病的论治规律。随着社会的进步、科学的发展和中医药研究的进一步深入，中医药在防治 SS 方面将发挥更大的作用。

参考文献

[1] 吴伯平. 口眼干燥和关节炎综合征 1 例治验 [J]. 新医药学杂志, 1979 (4): 230-231.

[2] 薛芳. 干燥综合征与"燥胜则干" [J]. 辽宁中医杂志, 1982 (7): 7-9.

[3] 张文藻. 舍格林氏综合征的中医治疗 [J]. 中华口腔科杂志, 1982, 17 (1): 51-52.

[4] 傅宗翰. 干燥综合征初探 [J]. 中医杂志, 1983 (8): 564-568.

[5] 赵丽娟, 李振吉, 王珣. 补脾益气及阴阳双补法治疗干燥综合征 [J]. 中医杂志, 1985 (6): 441-442.

[6] 姜黎平, 马形军. 玉女甘露汤治疗干燥综合征 [J]. 浙江中医学院学报, 1990, 14 (3): 21.

[7] 路志正, 焦树德. 实用中医风湿病学 [M]. 北京: 人民卫生出版社, 1996: 269-271, 490-492.

[8] 张绪磊. 40 例干燥综合征的阴虚舌象分析 [J]. 江苏中医杂志, 1982 (1): 28-29.

[9] 潘文奎. 口眼干燥综合征的辨证论治 [J]. 辽宁中医杂志, 1988 (5): 21.

[10] 马永祯. 运用滋阴法治疗干燥综合征 [J]. 甘肃中医, 1995, 8 (1): 13.

[11] 洪禄, 沈丕安. 沈丕安治疗干燥综合征经验介绍 [J]. 浙江中医杂志, 2006, 41 (1): 10-11.

[12] 雷燕. 络病理论探微 [J]. 北京中医药大学学报, 1998, 21 (2): 18-19.

[13] 孙素平, 潘文萍, 周翠英. 试论干燥综合征以燥毒为本 [J]. 山东中医杂志, 2001, 20 (10): 581-582.

[14] 孙素平, 米杰. 周翠英教授从燥毒辨治干燥综合征的学术思想浅析 [J]. 福建中医药, 2004, 35 (6): 11-12.

[15] 洪庆祥. 12 例干燥综合征临床观察 [J]. 上海中医药杂志, 1995 (9): 16-17.

[16] 何迅, 陶巧林. 干燥综合征的中医诊治近况 [J]. 四川中医, 2001, 19 (7): 14-16.

[17] 戴恩来, 王庆胜. 从肺论治干燥综合征体会 [J]. 甘肃中医学院学报, 2005, 22 (2): 9-10.

[18] 董振华. 活血化瘀法在干燥综合征中的运用 [J]. 北京中医, 2001, 20 (3): 9-11.

[19] 姜迎萍, 李靖. 干燥综合征的中医证治规律探讨 [J]. 四川中医, 2003, 21 (4): 7-8.

[20] 刘征堂, 金实, 于佐文. 中医药治疗干燥综合征的思路评析 [J]. 中医药学刊, 2004, 22 (9): 1714.

[21] 孙天福. 干燥综合征的中医诊疗思路探讨 [J]. 中医研究, 2004, 17 (5): 17-18.

[22] 秦长林. 从干燥综合征看"燥必入血"的病变特点 [J]. 山东中医杂志, 2000, 19 (12): 710-712.

[23] 赵丽娟, 李振吉, 黄颐玉, 等. 干燥综合征60例证治体会 [J]. 中医杂志, 1987, (12): 907-909.

[24] 冯建华. 干燥综合征的辨治 [J]. 中国中医药信息杂志, 1998, 5 (12): 41.

[25] 杨南陵. 浅谈干燥综合征的中医治疗 [J]. 江西中医药, 1998, 2 (3): 49.

[26] 丁永敏, 胡北平, 戚清权. 中医辨证分型为主治疗口眼干燥关节炎70例 [J]. 上海中医药杂志, 1996 (8): 40-41.

[27] 王鹏宇, 王静. 辨证治疗干燥综合征73例 [J]. 浙江中医药杂志, 1997, 32 (4): 164-165.

[28] 郝炜欣, 董振华. 干燥综合征106例中医证候分类回顾性研究 [J]. 中医杂志, 2006 (7): 528-529.

[29] 刘维, 张磊, 刘晓亚, 等. 干燥综合征中医证候规律探讨 [J]. 中华中医药杂志, 2010, 25 (9): 1374-1376.

[30] 宣磊, 董振华, 梁晓春, 等. 原发性干燥综合征中医证型特点的研究 [J]. 世界中西医结合杂志, 2012, 7 (11): 975-977.

[31] 马武开, 唐芳, 王莹, 等. 干燥综合征中医证候分类临床文献研究 [J]. 中华中医药杂志, 2013, 28 (2): 482-485.

[32] 张乃峥.临床风湿病学［M］.上海：上海科学技术出版社，1997：
9-10.

[33] 李敬扬，周炜，张卓莉，等.101例原发性干燥综合征临床首发症状
及误诊分析［J］.中国医刊，2004（11）：19-21.

[34] 周裙，顾军花，茅建春.陈湘君教授扶正法治疗干燥综合征经验
［J］.辽宁中医药大学学报，2008，10（2）：91.

[35] 吴丹.干燥综合征中医证候的临床研究［D］.南京：南京中医药大
学，2009.

[36] 丁德经.干燥综合征病机演变规律流行病学调查研究［D］.南京：南
京中医药大学，2010.

[37] 傅宗翰，刘永年.干燥综合征的辨证施治规律［J］.南京中医学院学
报，1987，11（3）：11-14.

[38] 杨香生，陈高材.干燥综合征中医分型论治探讨［J］.江西中医药，
1989（5）：26.

[39] 丁永敏，胡北平，戚清权.中医辨证分型为主治疗口眼干燥、关节炎
综合征70例［J］.上海中医药杂志，1996（8）：40-41.

[40] 王鹏宇，王静.辨证治疗干燥综合征73例［J］.浙江中医药杂志，
1997，32（4）：164-165.

[41] 杨南陵.浅谈干燥综合征的中医治疗［J］.江西中医药，1998，29（3）：49.

[42] 冯建华.干燥综合征的辨治［J］.中国中医药信息杂志，1998，5
（12）：41.

[43] 李贵安，陈爱林，王素芝.中医辨证分型治疗干燥综合征56例［J］.
陕西中医，2007，28（2）：168-169.

[44] 陈呈豪.汪悦教授治疗燥痹经验研究［D］.南京：南京中医药大
学，2009.

[45] 叶一萍.试述干燥综合征的辨型分治［J］.浙江中医杂志，2010，8
（25）：72-273.

[46] 苑丽娟.三段三方治疗干燥综合征［J］.辽宁中医杂志，1996，23
（8）：353.

[47] 孙素平，潘文萍，周翠英.试论干燥综合征以燥毒为本［J］.山东中
医杂志，2001，20（10）：581-582.

[48] 胡建东，薛鸾，施晓芬，等.解毒清络生津方治疗原发性干燥综合征

33 例 [J]. 湖南中医杂志, 2005 (4): 51-52.

[49] 刘维, 王慧, 杨晓砚, 等. 清燥方治疗干燥综合征临床观察 [J]. 中国中西医结合杂志, 2005, 25 (1): 53.

[50] 徐宜厚. 大补地黄丸治疗 11 例干燥综合征报告 [J]. 中医杂志, 990 (8): 42-43.

[51] 钟琴, 严鲁萍, 曹永芬, 等. 六味地黄丸加味治疗干燥综合征 48 例临床观察 [J]. 贵阳中医学院学报, 2002, 24 (3): 34.

[52] 申康. 六味地黄汤合增液汤治疗原发性干燥综合征 30 例 [J]. 山东中医杂志, 2002, 21 (8): 467-469.

[53] 董振华. 增液润燥汤加减治疗干燥综合征 24 例临床观察 [J]. 中国临床医生, 2006, (2): 51-52.

[54] 蔡凤信. 滋阴润燥汤治疗干燥综合征 46 例 [J]. 河北中医, 2009, 31 (6): 852-853.

[55] 陈良干. 自拟润燥汤治疗干燥综合征 [J]. 湖北中医杂志, 2014, 36 (8): 44-45.

[56] 王琬茹, 孔维萍, 徐愿, 等. 补肾清热育阴汤治疗干燥综合征气阴两虚证 40 例 [J]. 环球中医药, 2016, 9 (2): 227-230.

[57] 洪用森, 洪晓鸣. 益气养阴法治疗干燥综合征七例 [J]. 浙江中医杂志, 1987 (3): 118.

[58] 王慕虹, 张新, 何止湘. 益气生津法治疗干燥综合征的体会 [J]. 实用中西医结合杂志, 1997, 10 (5): 471.

[59] 廖承建. 门冬清肺饮加减治疗干燥综合征 32 例 [J]. 新中医, 1999, 31 (4): 44.

[60] 张静. 益气养阴润燥法治疗干燥综合征 36 例 [J]. 新中医, 2001, 34 (1): 53-54.

[61] 吴国琳, 范永升. 益气养阴祛瘀法治疗原发性干燥综合征 37 例 [J]. 浙江中医杂志, 2002, 37 (10): 423.

[62] 陈湘君, 顾军花, 茅建春, 等. 酸甘生津方对干燥综合征两种中医证型治疗作用研究 [J]. 山东中医药大学学报, 2007, 31 (4): 299-302.

[63] 李肖. 玉屏风散合沙参麦冬汤治疗原发性干燥综合征疗效分析 [J]. 亚太传统医药, 2016, 12 (3): 142-143.

[64] 王北, 马从, 王玉明, 等. 益气生津散治疗干燥综合征临床研究 [J]. 北京中医药, 2012, 31 (4): 263-265.

[65] 陈一峰, 任军生, 韩朝军. 清燥救肺汤和大黄䗪虫丸治疗干燥综合征 26 例 [J]. 浙江中医杂志, 2000, 35 (2): 5.

[66] 王建英, 智春宁, 王凤莲. 中药治疗干燥综合征 23 例 [J]. 四川中医, 2001, 19 (4): 48-49.

[67] 郭琳琳. 养阴通络汤治疗干燥综合征 67 例 [J]. 中医研究, 2005, 18 (10): 51.

[68] 袁乃荣, 周晓莉, 郭洪波. 养阴通络方联合硫酸羟氯喹片治疗阴虚血燥型原发性干燥综合征 30 例临床观察 [J]. 中医杂志, 2016, 57 (18): 1579-1582.

[69] 苏晓, 张娜. 养阴活血生津法治疗干燥综合征 [J]. 中华中医药学刊, 2009, 27 (11): 2264-2267.

[70] 张淑英. 清热除湿法治疗干燥综合征 18 例 [J]. 河北中医, 2001, 23 (4): 265-266.

[71] 吕文增. 三仁汤治疗原发性干燥综合征 80 例 [J]. 辽宁中医杂志, 2004, 31 (10): 862.

[72] 钱垠, 金实. 从肺论治干燥综合征 [J]. 南京中医药大学学报 (自然科学版): 2002, 18 (5): 268-269.

[73] 戴恩来, 王庆胜. 从肺论治干燥综合征体会 [J]. 甘肃中医学院学报, 2005, 22 (2): 9-10.

[74] 陈盛, 温成平. 干燥综合征从脾论治思路探讨 [J]. 甘肃中医学院学报, 2014, 31 (3): 23-25.

[75] 王芳, 刘健. 从脾论治干燥综合征探讨 [J]. 中华中医药学刊, 2013, 319 (8): 1656-1658.

[76] 吕慧清, 姜洪玉, 陈友栋. 健脾益气化津治疗原发性干燥综合征 27 例 [J]. 山东中医药大学学报, 2001, 25 (4): 288.

[77] 谢幼红, 王北, 周乃玉. 健脾益气通阳法治疗原、继发性干燥综合征 [J]. 中国中医风湿病学杂志, 2005 (34): 112-114.

[78] 齐志刚, 温淑云. 健脾益阴汤治疗干燥综合征 56 例 [J]. 辽宁中医杂志, 2014, 41 (4): 712-713.

[79] 刘国英. 疏肝法治疗干燥综合征体会 [J]. 中医杂志, 1997, 38 (3): 47.

[80] 顾军花，陈湘君．从肝论治干燥综合征 [J]．中医杂志，2011，52 (4)：292-294.

[81] 尹梦赟，纪伟．浅析从肝论治干燥综合征 [J]．环球中医药，2017，10 (5)：599-601.

[82] 刘征堂，金实，于佐文．中医药治疗干燥综合征的思路评析 [J]．中医药学刊，2004，22 (9)：1714.

[83] 黄继勇，王新昌，张艳．肾阴虚在干燥综合征发病中的作用 [J]．浙江中医药大学学报，2011，35 (4)：511-512.

[84] 刘志勤．中医三步治疗干燥综合征述要 [J]．中医药学刊，2005，23 (3)：345.

[85] 许扬，赵英凯，程建斌．从三焦辨证治疗干燥综合征的思路与方法 [J]．中国针灸，2006，26 (1)：57.

[86] 刘维，丁园园．从三焦论治干燥综合征 [J]．中国中医药信息杂志，2013，20 (3)：87.

[87] 高龙，苏晓，姚重华．干燥综合征从三焦论治探讨 [J]．辽宁中医药大学学报，2013，15 (4)：221-222.

[88] 胡传美，万铭，张杏书．增液合剂治疗干燥综合征 60 例疗效观察 [J]．浙江中医杂志，1992，27 (1)：10.

[89] 赵丽娟，黄颐玉，李佳瑜，等．清开灵注射液治疗干燥综合征疗效总结 [J]．北京中医药大学学报，1995，18 (6)：32.

[90] 冯玉环，田在泉，宋代波，等．生津润燥冲剂治疗原发性干燥综合征疗效观察 [J]．时珍国医国药，2000，11 (4)：327.

[91] 李春先，杨桂玲，冯玉环，等．生脉注射液治疗原发性干燥综合征疗效观察 [J]．中国综合临床，2003，19 (9)：807.

[92] 钱先，胡伟，郭峰，等．生津润燥养血颗粒治疗干燥综合征的临床研究 [J]．中华中医药杂志，2014，29 (11)：3663-3666.

[93] 洪渌．沈丕安治疗干燥综合征经验介绍 [J]．浙江中医杂志，2006，41 (1)：10-11.

[94] 钟起诚．中医药治疗干燥综合征合并血液系统损害的疗效观察 [J]．中国中西医结合杂志，2003 (12)：933-935.

[95] 吴国庆，宋卫国．中西医结合治疗干燥综合征肾小管损害 38 例 [J]．实用中西医结合临床，2004 (4)：49.

[96] 姜淑华，胡丽伟，平利峰，等．一贯煎联合谷胱甘肽治疗干燥综合征肝损伤的临床观察 [J]．陕西中医，2016，37（9）：1217-1218.

[97] 李慧，关铁鑫，王莉．中西医结合治疗舍格林综合征 [J]．吉林中医药，1999，19（2）：39.

[98] 唐云平，于可诚，刘文佳．中西医结合治疗干燥综合征36例 [J]．中医药信息，1999，16（3）：27.

[99] 赵东鹰，马新娟，郭志玲．中西医结合治疗干燥综合征28例 [J]．中国民间疗法，1999，7（8）：24-25.

[100] 赵敦友，鲍远程．中西医结合治疗干燥综合征24例 [J]．安徽中医学院学报，1998，17（1）：15-16.

[101] 陆安康．中西医结合治疗干燥综合征18例 [J]．实用中医内科杂志，2002，16（3）：150.

[102] 施荣山．津血源胶囊治疗干燥综合征的实验研究 [J]．中药药理与临床，1998，14（5）：25-27.

[103] 徐治鸿．口腔滋阴清热煎剂的免疫实验研究 [J]．中华口腔医学杂志，1998（6）：371-373.

[104] 孙晓平，徐治鸿，赵芳．舍格林综合征中医药治疗前后 T 细胞群的变化 [J]．现代口腔医学杂志，1994，8（1）：15-17.

[105] 董振华，郝伟新，刘晋河，等．60例干燥综合征患者血液流变学检测及养阴生津中药治疗效果观察 [J]．中国中西医结合杂志，1998，18（3）：155.

[106] 徐治鸿，孙晓平，赵芳．活血生津药治疗 Sjögren 综合征对红细胞变形性的影响 [J]．中华口腔医学杂志，1992（3）：162-164.

[107] 钱垠，金实，于佐文．增液布津汤对原发性干燥综合征患者血 β2-M 的影响 [J]．中国中医药信息杂志，2003，10（2）：13-14.

[108] 魏强华．清热活血法治疗干燥综合征的立论依据 [J]．中华实用中西医杂志，2005，18（12）：1733.

[109] 罗辉，韩梅，刘建平．中药治疗干燥综合征随机对照试验的系统评价和 meta 分析 [J]．中西医结合学报，2011，9（3）：257-274.

第十一章

干燥综合征的饮食调养

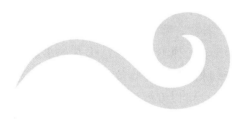

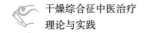
民以食为天，食以养为先，饮食调养对 SS 的治疗有着重要的辅助作用，并有助于临床症状的缓解。一般认为，SS 既然属于中医的燥证、燥痹范畴，临床常见口干、眼干、鼻干、皮肤干燥等阴虚津亏的证候，根据"燥则濡之""燥者润之"的原则，饮食应该以甘寒、甘平濡润等食品为主，其实并不尽然。由于患者的体质有强弱，正气有虚实，地域有南北，证候也有阴阳寒热的不同，因此饮食要做到辨证用膳，根据不同情况适当选择食物。

中医历来强调"药食同源"，就是说药物与食物的关系非常密切。许多药物都是古人在寻找食物过程中发现的，有的食物则是在食用时发现其治疗作用的。因此，其中很大一部分既是食物，也是药物，可以充饥，也可以治病。如五谷杂粮、蔬菜水果、肉类海产等，数不胜数，都具有中草药"性味"的特点。

中药的"性味"是指药物四气和五味。四气即寒、热、温、凉，就是说治疗热性病要选用寒凉性的药物，治疗寒性病要选用温热性的药物。为了配合治疗，增强疗效，对食物也要作相应的选择。如凡属寒、凉性质的食物，食后可清热、泻火甚或解毒，如夏时食绿豆汤可清热下火；凡属热性或温性的食物，食后能温中、补虚、除寒，如冬天吃羊肉、狗肉等可祛寒等。五味就是辛、甘、酸、苦、咸五种不同的味：味辛的多能发散；味甘的多能补益；味苦的多能清热；味酸的多能收敛；味咸的多能通下。食物也是如此，例如生姜和葱性味辛温，可以发散风寒治疗风寒感冒；米类、谷类、山药、甘薯性味甘平或甘温，可以补益脾胃治疗食少消瘦；苦瓜性味苦寒，炒菜或佐餐食用，有清热、明目、解毒的功效。

早在两千年前，中医就有了"药补不如食补"认识，如《素问·脏气法时论》提出："五谷为养，五果为助，五畜为益，五菜为充，气味合而服之，以补精益气。"这些饮食调养的基本准则沿用至今，仍在有效地指导着临床实践。只有合理搭配饮食，使各种营养素之间的比例平衡，才能充分补充气血精微，保证身体健康。因此 SS 的饮食调养要根据患者的体质或辨证类型进行选择。

一、辨证选择食物

（一）阴虚内燥

临床最为多见，平素常有口干思饮、体形消瘦、手足心热、潮热盗汗、皮肤干燥、大便干燥、舌红少苔或干燥无苔等。首先要注意补充水分,多喝水、粥、牛奶、豆浆等。保证每日足够的水分摄入非常重要,每日的补水量应达到2000~2400ml,可以早上起床先喝700ml水。

口舌干燥者可以常含话梅、藏青果等,或常饮酸梅汁、柠檬汁等生津解渴饮料,但切忌过酸。或经常用白沙参、石斛、麦冬、白菊花、金银花、甘草等代茶饮。

饮食宜清淡,滋阴与清热兼顾。食物如大米、小麦、玉米、莲子、鸭肉、绿豆、豌豆、海参等;多吃富含汁液的新鲜瓜果、蔬菜或甘寒、咸寒类养阴生津润燥的食物,保证大便通畅。如鲜梨、桑椹、甘蔗、香蕉、甜橙、西瓜、莲藕、荸荠、萝卜、丝瓜、黄瓜、冬瓜、芹菜、淡菜等甘寒生津之品。

少食或不食辛辣、香燥、温热之品,如酒、茶、咖啡、羊肉、狗肉、鹿肉,以及生姜、生葱、生蒜、辣椒、胡椒、花椒、韭菜、香椿、茴香等辛辣刺激性食物。忌食各类油炸煎烤、助热上火的食物,以防加重干燥症状。

吃补药时不宜吃鹿茸、肉桂、人参、当归、大枣、龙眼肉、肉苁蓉等一类温燥补品,多吃如银耳、山药、海参、甲鱼、燕窝、蜂蜜等滋阴清热生津的食物。

(二) 气阴两虚

平素可见乏力、不耐劳累、易感冒、口舌干燥、纳差食少、心慌气短、舌体胖大少苔等。应给予性质平和而容易消化的食物,适当进补。宜以性味甘平,不寒不热,不腻不燥,补性平和缓慢的药物,一般不容易出现补之不当的偏差,如西洋参、山药、薏苡仁、芡实、莲子、芝麻、银耳、茯苓、百合等药。

避免食用过于滋腻、难消化、加工食物(含化学添加物)或生冷苦寒、辛辣燥热等寒热偏性明显的食物。忌食辛辣、膏粱厚味及鱼虾、海鲜之品。

(三) 阳虚内寒

平素症见面色苍白、神疲嗜睡、手足不温、食欲不振、大便稀溏、小便清长等,饮食宜给予易于消化、热量较高、性味温热的食物以温补阳气。如糯米、粳米、面粉、黑豆、豌豆、黄酒、醋等;瓜菜宜吃生姜、大葱、洋葱、大蒜、韭菜、芥子、胡椒、胡萝卜、香菜等;水果宜吃桂圆、荔枝、栗

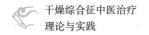

子、石榴、杨梅、木瓜、橄榄、李子等；肉蛋类可选鸡肉、羊肉、狗肉、鹿肉、黄鳝、草鱼、牛奶、鸡蛋、鹌鹑蛋等。忌性寒生冷、高脂肪的食物，尤其少吃生冷瓜果类食物及冷饮。

（四） 湿热体质

平素感觉口渴但不多饮、口臭纳差、口中黏腻、头身重裹、胸闷腹胀、大便不爽、尿黄不畅、舌质红、舌苔厚腻等。饮食宜清淡，适当饮用低脂牛奶、绿茶等。多吃甘寒、甘平等有助于清热化湿的食物，如薏苡仁、莲子、茯苓、红小豆、蚕豆、绿豆、银耳、牛奶等；新鲜蔬果宜食冬瓜、丝瓜、葫芦、苦瓜、黄瓜、白菜、芹菜、卷心菜、莲藕、黄花菜、芥蓝、莴苣、空心菜、生梨、西瓜、香蕉、柠檬、猕猴桃等；肉类包括鸭肉、甲鱼、鲫鱼、鲤鱼等。

忌食辛辣厚味，如生姜、大葱、大蒜、辣椒、胡椒、芥末等；荔枝、芒果、包菜等温热果蔬；羊肉、牛肉、狗肉、鹿肉等温热食物。避免油炸食物和油腻厚味，如动物内脏、糕点、饮料、奶油、冰激凌、炒干货、巧克力及各种酱菜等。严格禁酒，因酒性辛热，最易耗津。

SS患者正确对待饮食宜忌的同时，亦不可忌口太严，如忌口太严，经年累月，反而影响营养的吸收，于病情不利。总之，食物要新鲜，荤素搭配，少食多餐，饮食以适合口味为宜，并保证充足的营养。

二、 三因制宜、 安排饮食

三因制宜即因人、因时、因地制宜的原则。

因人制宜是指根据不同的人群采取不同的食疗方法，如不同年龄、不同性别、不同体质、不同疾病等的人群需要采用不同的食物进行治疗，如上所述。

因时制宜是指在不同的季节，随着气候的变化，饮食调理也要有所更变。《饮膳正要》指出："春气温宜食麦以凉之，夏气热宜食菽以寒之，秋气燥宜食麻以润其燥，冬气寒宜食黍以治其寒。"一般讲，春天阳气生发，万物萌生，饮食宜清淡，避免过食油腻、辛辣等生火助阳之品，此时宜用新鲜蔬菜、豆腐、绿豆芽、青豆等；夏季阳气隆盛，气候炎热，多雨，暑热夹湿，热能伤阴耗气，应饮食应以补气养阴，清热祛暑为好，少食辛甘燥烈食品以免伤阴，多食绿豆、西瓜、甘蔗、瘦肉、冬瓜、黄瓜等；秋季阳气收敛，燥气袭人，此时口咽、皮肤等均易感干燥，易引起燥咳，少食辛燥之品，多食芝麻、蜂蜜、萝卜、银耳、菠菜等清肺降气，生津润燥，适当增用奶、蛋、鱼肉等补养食品；冬季阳气潜藏，气候寒冷，寒气太甚可伤人之阳气，宜食羊肉、牛肉、狗肉等温补之品以固护阳气。

因地制宜是指由于人们所处地理位置、环境的不同，饮食也存在着一定差异性。如生活在北方的人，气候寒冷，寒易伤人阳气，故冬季进补时，应多吃一些温热的食品，如羊肉、狗肉以温阳祛寒；而生活在南方的人，气候多热潮湿，湿则伤脾，故应多食用一些清热利湿健脾的食物如薏苡仁、山药、扁豆、莲子等。生活在潮湿环境的人或水上作业者，多有湿邪内侵，食养时必须佐以辛辣食物以利于除湿；生活在干燥环境的人可适量吃一些多汁滋润的食物以利于润燥。

三、 适合干燥综合征的常用食物

（一） 小麦

性味甘平微寒，有清热除烦、养心安神的功效。《名医别录》记载小麦可"除热，止燥渴，利小便"。《内经》称小麦为"心之谷"，可补益心气，如心烦失眠者可用小麦与大米、大枣一起煮粥服食。用小麦二两煎汤或入药，有滋阴生津止渴的功效，治疗潮热盗汗、口干舌燥、心烦不安等。此外，麦麸含高膳食纤维，对高脂蛋白血症、痔疮、老年性便秘、结肠癌都有防治作用。

（二） 小米

又名粟米，性味甘微寒，有补中益气、健脾和胃的作用，适用于脾胃虚弱、不思饮食、反胃呕吐、腹泻及产后、病后体虚者食用。《食鉴本草》载："粟米粥，治脾胃虚弱。呕吐不能食，渐加羸瘦，用粟米白面等分，煮粥汤而食，养胃气。"小米粥健脾、益胃、补血，有较高的药用价值，不仅适宜消化性溃疡患者食用，而且可缓解某些药物对肠胃的刺激。小米熬粥时上面浮着一层细腻的黏稠物，俗称"米油"。中医认为，米油的营养极为丰富，滋补力最强，故有"米油可代参汤"的说法。

（三） 大米

又名粳米，光亮柔润，北方人称之为"圆粒大米"，可以蒸食，煮粥最养人，老幼皆宜。性味甘平，具有补中益气、健脾和胃、益精强志的功效。《名医别录》记载："主益气，止烦，止泻。"北方冬季室内暖气较热，空气干燥，早晚喝点大米粥，可以远离口干舌燥的困扰。特别需要提醒糖尿病患者的是，大米不同的烹调方法对血糖的影响不同。研究表明，等量大米煮成的干饭比稀饭对血糖的影响小。因此，糖尿病患者早餐进食干饭有利于控制血糖。

（四） 薏苡仁

又叫薏米，性味甘淡微寒，有健脾、补肺、清热、利湿的作用。薏苡仁煮粥食用，其所含蛋白质远比米、面为高，易消化吸收，对减轻胃肠负担、增强体质有益，凡脾虚不运，水湿肿满，心烦消渴，大便溏泄，皆可为滋补食疗之品。适用于 SS 脾胃气虚，水湿不运者。

薏苡仁还能治疗水肿、风湿痹痛、痈脓等病。现代研究证明，薏苡仁有抗肿瘤、增强免疫力、降血糖等功效。将薏苡仁与大米煮粥或加入适量冰糖食用，能增加肿瘤患者食欲、减低放化疗的毒副作用。此外，薏苡仁中含有薏苡素对横纹肌有抑制作用，可减少皱纹，爱美的人不妨多食用。

（五） 白菜

性味甘平，有清热利水、养胃、解毒的功效。《本草纲目》记载白菜可以"通利肠胃，除胸中烦，解酒渴，消食下气。治瘴气，止热气嗽。冬汁尤佳，利大小便"。凡胃热阴伤，口干食少，或痰火咳嗽，胸闷心烦，小便不利者，宜多食，可作为辅助食疗。

大白菜营养丰富，含有较多的维生素 C 和钙质，而且富含纤维素。多吃白菜可以可增进食欲，去油腻，帮助疏通肠道，防治便秘，减轻肠道负担，消除瘀血从而预防痔疮，对胃及十二指肠溃疡也有一定的辅助疗效。

（六） 芹菜

有水芹、旱芹两种，功能相近，药用以旱芹为佳。香气浓郁，口感鲜嫩，旱芹香气较浓，又名"香芹"，亦称"药芹"。性味甘苦，微寒，具有清热利湿、平肝凉血的功效。主治头痛、头晕、目赤烦渴、黄疸水肿、小便热涩不利、妇女带下、痄腮等。芹菜可明显缓解气候干燥、上火等引起的口干舌燥，气喘心烦、头痛、食欲不振等不适，而且可辅治热病烦渴、小便涩痛、疔疮肿毒以及醉酒等病症。

现代研究证实：芹菜中含有一种特殊的有益于心脏的化合物，可降低血压，降低胆固醇，预防心脏病。在芹菜中，还含有一种能促使脂肪加速分解、消化的化学物质，食后有利于减肥。芹菜含铁量高，既是缺铁性贫血患者之佳蔬，又能补充妇女经血的损失。芹菜中富含抗坏血酸，可抗衰美容，因此，常食之使人目光有神，皮肤润泽，面色光华，头发黑亮。芹菜既可凉拌，也可炒食，荤素皆宜。

（七） 冬瓜

又名枕瓜，性味甘淡微寒，具有清热利水、解毒、生津的功效，可以治疗水肿、胀满、脚气、淋病、咳喘、暑热烦闷、消渴、泻痢、痈肿、痔漏等。《随息居饮食谱》记载冬瓜"清热，养胃生津，涤秽治烦，消痈行水，治胀满，泻痢霍乱，解鱼、酒等毒""亦治水肿，消暑湿"。

现代研究表明，冬瓜含有多种矿物质元素，其中含钾量显著高于含钠量，属典型的高钾低钠型蔬菜，对需进食低钠盐食物的肾脏病、高血压、浮肿患者大有益处。冬瓜中含有丙醇三酸可防止人体脂肪堆积，多吃有助于减肥，是爱美女士的首选蔬菜。此外，冬瓜汤还可治疗中暑、发热。由于冬瓜性寒凉，体质虚弱、久病卧床者不宜多吃。

（八） 黄瓜

原名胡瓜，性味甘寒，汁多清香，具有清热、利水、除湿、解毒、镇痛等功效。《日用本草》记载："除胸中热，解烦渴，利水道。"黄瓜可熟食亦可生吃，含有丰富的维生素B、维生素C及钙质。此外，黄瓜还可用来美容，常用黄瓜片或汁敷面，有清洁皮肤、滋润皮肤的功效。因其性味甘凉，因此，炎症性发热的患者食用后可以清热。伴有腹水、胸水或全身水肿的患者，吃黄瓜有利水作用。黄瓜性寒，因此脾虚胃寒、肠胃消化不良者不可多吃。生吃要洗净，凉拌时要加大蒜，以免不洁而引起腹泻。

（九） 番茄

也叫西红柿，性味甘酸、肉厚汁多，含有丰富的维生素，其中以维生素

C 最多，它既是蔬菜，同时又具有水果的特性，故被称为"神奇的菜中之果"。《陆川本草》云："生津止渴，健胃消食，治口渴，食欲不振。"番茄的营养价值很高，各种维生素含量比苹果、梨、香蕉等高 2~4 倍。生吃时这些维生素和其他营养成分几乎毫无损失。番茄与其他菜同烧还可刺激食欲，帮助消化。此外，番茄还具有凉血平肝、清热解毒、降低血压等功效。高血压、眼底出血等患者，每日清晨空腹吃 1~2 个鲜西红柿，可起到良好功效。SS 病人无论生吃或是烧汤喝皆宜。但未成熟的番茄不可生吃。

（十） 甘薯

又称番薯、地瓜、红薯、白薯。味美而甜，营养丰富。性味甘平，功用补脾益胃，解毒消痈。一般米面等粮谷类食物以及动物性食品等均属酸性食品，而甘薯却是碱度较高的碱性食品。对以精米白面为主食，又多吃肉、蛋类的现代人来说，适量吃些甘薯有利于人体保持酸碱平衡。

甘薯有健脾胃、强肾阴的功效。甘薯含有丰富的维生素 A 和维生素 C，因此患有皮肤干燥、眼睛干涩、头发干脆易脱落等症者宜适当多吃些红心甘薯。甘薯中有类似雌激素的物质，对保持皮肤细腻、延缓细胞衰老有一定作用。

（十一） 山药

又称薯蓣、山芋。性味甘平，微温，功能健脾补肺，固肾益精。药性平和，滋而不腻，香而不燥，被历代医家视为"理虚之要药""滋补之上品"。《神农本草经》云："主伤中补虚，除寒热邪气，补中益气力，长肌肉，久服耳目聪明。"非常适宜于身体虚弱、精神倦乏、脾虚泄泻、消化不良等症。

现代研究发现，山药还具有诱生干扰素、增强机体免疫功能的作用，久服可强身健体。山药能供给人体大量的黏液蛋白，预防心血管系统的脂肪沉积，保持血管弹性，防止动脉粥样硬化过早发生，减少皮下脂肪沉积，避免肥胖。可见常食山药对身体十分有益，特别是用山药做成的粥、汤，更是防病治病的良蔬。

（十二） 胡萝卜

性味甘平，有健脾补虚、行气化滞、利肠道、补肝明目、清热解毒的功效。可治消化不良、气滞不畅、食欲不振以及久痢不愈等。《本草纲目》记载："下气补中，利胸膈肠胃，安五脏，令人健食。"胡萝卜含有丰富的胡萝卜素，在氧化剂的作用下，可转化为维生素 A，对促进人体生长发育，维持视力，保护上皮组织健康，增强抗御能力等均有重要的作用。SS 属于湿热或痰湿体质者宜食用胡萝卜调理。因胡萝卜素是脂溶性物质，生吃吸收甚微，最好用油炒或与牛羊肉同煮食用。

（十三） 莲藕

性味甘寒，药性平和，生用清热润肺，凉血行瘀，治热病烦渴、吐血、热淋等；熟用健脾开胃，固精止泻，主治肺热咳嗽、烦躁口渴、脾虚泄泻、食欲不振及各种血证。莲藕富含维生素 C 和粗纤维，既能帮助消化、防止便秘，又能供给人体需要的碳水化合物和微量元素，防止动脉硬化，改善血液循环，有益于身体健康。

每日早晚各服半杯鲜藕汁，可治肺结核出血、产后出血、鼻出血。生藕捣绞取汁，加蜂蜜适量，搅匀，分次服，治热病烦渴不止；藕汁、梨汁各半杯，和匀服用，治上焦痰热、口干咳嗽。

莲藕汤又能消除口腔炎症。将切细的莲藕加水熬汤，每日漱口 5~6 次。发热且口渴严重时，可饮用鲜藕汁，既能退烧，又解除口渴。若加入梨汁，效果更佳。但脾胃消化功能低下、胃及十二指肠溃疡患者忌食莲藕。大便溏泄者不宜生吃。

（十四） 梨

性味甘酸，微寒，具有生津清热、润燥止渴、止咳化痰的功效。《重庆堂随笔》记载梨："温热燥病，及阴虚火炽，津液燔涸者，捣汁饮之立效。"品种有白梨、沙梨及秋子梨三种。白梨肉白酥脆，水多味甜，嚼之无渣，为上品；沙梨（糖梨）质较硬；秋子梨果小酸涩，熟透或蒸食味甜。

生梨脆嫩多汁甜香可口，因此生食有清热解毒、生津润燥、清心降火作用。凡腹中蕴热或邪热伤阴，口渴心烦，热病后期宜用以滋养食疗。

梨煮水或加蜂蜜熬膏，有清热润肺、化痰止咳的功效，可用于阴虚肺燥咳嗽，声音嘶哑，咽喉干、痛、痒，痰多黏稠，喘促气急，大便秘结，小便黄少等症的食疗。阴虚内燥的 pSS 患者无论生吃或蒸熟食之皆宜。但由于因为梨性寒冷，所以脾胃虚寒、消化不良及产后血虚的人，不可多食。

（十五） 苹果

性味甘凉，甜酸可口，芳香馥郁，具有生津开胃、解暑除烦、安眠养神、润肺悦心、清痰止咳、退热解毒、益气和脾、润肠止泻等功效。《医林纂要》记载："止渴，除烦，解暑，去瘀"。因苹果中含有丰富的鞣酸、苹果酸、有机酸、果胶和纤维素，有双向调节作用，故可同时治疗腹泻和便秘。苹果中的鞣酸、苹果酸有收敛作用，果胶有吸附细菌和毒素的作用，每天吃苹果泥，一两天就可止住轻度腹泻。苹果中的有机酸能刺激肠道，利于通行大便，因此可治疗便秘。

苹果具有清洁口腔的作用，如果一个苹果用 15 分钟吃完，苹果中的有机酸等可以把口腔中的细菌杀死，所含的细纤维可以清除牙齿间的污垢，起到保护牙齿、防止蛀牙和牙龈炎的功效。苹果还有改善呼吸系统和肺的功能。苹果中含有丰富的镁、铁、锌、锰等微量元素，还可滋润、细腻、健美皮肤。

（十六） 香蕉

性味甘寒，具有清热生津、润肠通便、解毒的作用，适于口干烦渴、肠燥便秘、热疖肿毒等症，可作为食疗果品。《本草求原》云："止渴润肺解酒，清脾滑肠；脾火盛者食之，反能止泻止痢。"香蕉含有一种能预防胃溃疡的物质，这种物质能刺激胃黏膜细胞产生更多的黏液，增强胃黏膜的抵抗能力。香蕉富含钾，可防止中风，有降低血压和胆固醇的作用。有条件可每天吃 3~5根，或饮香蕉茶，制法：以香蕉50g研碎，加入相等的茶水中，再加适量糖。

（十七） 甘蔗

性味甘寒，具有清热解毒、生津止渴、和胃止呕、滋阴润燥等功效。主治口干舌燥，津液不足，小便不利，大便燥结，消化不良，反胃呕吐，呃逆，高热烦渴等。《本草纲目》说："其浆甘寒，能泻火热。"《本草经疏》亦云："甘蔗……取其除热、生津、润燥之功耳。"甘蔗含有丰富的果糖、葡萄糖和蔗糖，食用后易被人体吸收，转为热量供人体使用。

治疗口干发热、小便不利，可用甘蔗汁直接饮用，也可加入少许的生姜汁饮用，每日 2 次，每次一小杯。SS 患者咀嚼甘蔗，能提高牙齿的自洁和抗龋能力。如口臭、口腔发炎，可含漱甘蔗汁后吞下，能清除异味、缓解疼痛。

甘蔗性微寒，脾胃虚寒或胃寒腹痛者不宜食用。甘蔗出现酸味、酒糟味或削皮后发黄的话，表明已变质，不宜食用，否则可能导致抽筋或呕吐。

（十八） 桑椹

性味甘寒，有滋阴润燥、补益肝肾、润肠排毒的功效，为滋补强壮、养心益智佳果。凡阴虚内热、消渴口干、肠燥便秘、头晕目眩、耳鸣心悸、烦躁失眠、须发早白者皆可服用。《唐本草》记载单食桑椹"主消渴"。《本草经疏》中解释食用桑椹对五脏都有好处的原因是其"甘寒益血而除热，为凉血补血益阴之药，消渴由于内热，津液不足，生津故止渴。五脏皆属阴，益阴故利五脏"。此外，桑椹中含花青素，具有抗氧化、清除自由基、抗肿瘤的作用。桑椹还含有丰富的白藜芦醇，既可抗肿瘤，也可降低血小板聚集，是预防和治疗动脉粥样硬化、心脑血管疾病的化学预防剂。尤其对津液缺乏、口眼干燥的 pSS 患者较为适宜。

一般成人皆适合食用桑椹，女性、中老年人及过度用眼者尤为适合，因桑椹中含有溶血性过敏物质及透明质酸，过量食用后容易发生溶血性肠炎，少年儿童不宜多吃。脾胃虚寒泄泻者慎服。

桑椹有黑白两种，以紫黑者为佳品。生食可清热生津；煎汤或熬膏滋补力强。

（十九） 乌梅

性味酸、微涩，温，是青梅经过加工后的药食同源制品。具有安心、除热、下气、祛痰、止渴调中、杀虫的功效。《神农本草经》记载："主下气，除热烦满，安心，肢体痛，偏枯不仁，去青黑痣、蚀肉。"《本草经疏》云："乌梅味酸，能敛浮热，好唾口干者，虚火上炎，津液不足也，酸能敛虚火，化津液，所以主之也。"乌梅的酸味可刺激唾液分泌，生津止渴。常用来治疗口渴多饮的消渴以及热病口渴、咽干等。夏天可用乌梅煎汤作饮品，能去暑解渴。

pSS 病人，宜用乌梅同冰糖煎水，自制成乌梅汤，酸甜可口，酸甘化阴，饮之尤宜。

（二十） 葡萄

性味甘酸、平。具有滋阴生津、补气利尿的功效。《随息居饮食谱》云：

"补气，滋肾液，益肝阴，强筋骨，止渴，安胎。"葡萄生食能滋肝肾阴液，凡久病肝肾阴虚、心悸盗汗、干咳、腰腿酸痛、筋骨无力者，皆可作为补益食疗的佳品。常食鲜葡萄，还有补益气血、除烦止渴、通利小便的功效。适于脾虚气弱、气短乏力、面浮肢肿、小便不利等症。除生食外，还可晒葡萄干和酿葡萄酒。由于葡萄干含铁较高，能补气血，舒经活络，强心，暖胃健脾，对缺铁性贫血者大有补益。葡萄酒有补血气，暖肾的作用，每天饮适量的葡萄酒，对贫血、血小板减少、腰冷痛等症有一定效果。

（二十一） 猕猴桃

性味酸甘、寒，有清热止渴、生津润燥和利尿通淋的功效。《食疗本草》记载："取瓤和蜜煎，去烦热，止消渴。"猕猴桃含多种维生素，特别是维生素 C 的含量，比柑橘高 3~4 倍，比苹果、梨高 20~100 倍，因而有"维生素之果"之称。如果 1 人每天能吃上 1 个猕猴桃（约 100g），就可满足身体对维生素 C 的需要量。猕猴桃果实除鲜食外，还可加工成果酱、果汁、果脯及酿酒、醋或制作糕点和糖果等食品。因其含酸量大，食用后应立即刷牙、漱口，临睡前不宜食用，以防止龋齿。

（二十二） 鸭肉

性味甘咸，平，有滋阴养胃、利水消肿等功效，主治劳热骨蒸、咳嗽、水肿等症，是一种滋阴清补食品。《随息居饮食谱》中称它能"滋五脏之阴，清虚劳之热。"鸭蛋亦属养阴食品，《本草备要》载："鸭蛋能滋阴。"鸭肉营养丰富，是滋补妙品，尤适于体内有热的人食用，特别是一些低烧、虚弱、食少、大便秘结和水肿的人，食鸭肉最为有益。但对中脘虚寒者，则不宜食用。SS 患者常用鸭肉煨汤喝，最为有益。

（二十三） 鸡肉

性味甘温。功能温中补脾、滋补血液、补肾益精。主治脾胃阳气虚弱、疲乏无力、饮食减少、脘部隐痛、呕吐泄泻、肝脾血虚、头晕目暗、面色萎黄、产后缺乳、肾精不足、腰酸膝软、耳鸣耳聋、小便频数、精少精冷等症。鸡肉以母鸡和童子鸡为佳，质地柔嫩，味道鲜美，易为人体消化吸收，属于高蛋白低脂肪的食疗上品，适用于 SS 阳虚气弱的患者。

（二十四） 猪肉

性味甘咸、平，功效补肾养血、滋阴润燥。适用于热病伤津、消渴瘦弱、燥咳便秘等症。《随息居饮食谱》云："补肾液，充胃汁，滋肝阴，润肌肤，利二便，止消渴，起尫羸。"猪肉含有钙、磷、铁、蛋白质、脂肪、糖类，属于 SS 患者常用的食品。

（二十五） 羊肉

性味甘温，具有益气补虚、温脾暖肾的功效，可治虚劳瘦弱、腰膝酸软、产后虚冷、寒疝腹痛、脾胃虚弱和反胃等症。《日用本草》云："治腰膝羸弱，壮筋骨，厚肠胃。"羊肉能给人体带来热量，故非常适合冬季食用。中医认为羊肉壮元阳、补精血、疗肺虚、益劳损，是一种良好的滋补强壮药。由于羊肉中所含的钙质、铁质高于猪、牛肉，所以吃羊肉对肺病，如肺结核、气管炎、哮喘、贫血、产后气血两虚及一切虚寒证最为有益。阳虚之人喝羊肉汤可助元阳、补精血、益虚劳，SS 属于阳气不足者宜在秋冬之后常食之。

（二十六） 牛肉

性味甘平，有补脾益气、化痰息风的功效。为病后虚劳羸瘦、饮食无味、腰酸膝软及消渴、水肿等症的补益食疗佳品。肉类中以牛肉的营养价值为最，含有钙、磷、铁、胆固醇、维生素 B_1、维生素 B_2。健康人常食能补气健身，因此古有"牛肉补气，功同黄芪"之说。

（二十七） 牛奶

性味甘平，具有补虚益胃、生津润燥的作用。牛奶煮沸后饮用，能补虚损，益五脏，凡病后体弱，虚劳羸瘦，食少，噎膈反胃，均可作为滋补食疗饮用；如果加入药剂中，可治疗消渴、便秘、皮肤干燥等。《名医别录》记载牛奶可："补虚羸，止渴下气。"《日华子本草》云："润皮肤，养心肺，解热毒。"牛奶中含有丰富的蛋白质、脂肪、乳糖、钙、磷、钾、钠、镁、铁等矿物质以及丰富的维生素等，具有预防骨质疏松、降血压、中风、胆结石，促进大脑发育，镇静安神，降低胆固醇，保护视力等作用。牛奶不仅能补充身体所需的营养素，且能预防疾病和防癌抗癌。

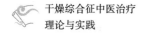
（二十八） 甲鱼

性味甘平，有益气补虚、滋阴养血、补肾健骨、散结消痞等作用。凡久病之后，中气耗伤，羸瘦无力，气短喘促可补益食疗。又可用治肝肾亏损、阴虚内热、虚劳骨蒸和妇女崩漏带下等。《日用本草》记载："大补阴之不足。"《随息居饮食谱》云："滋肝肾之阴，清虚劳之热。"所以，SS患者，食之最宜。

甲鱼的背甲煎熬而成的胶块，称之为"鳖甲胶"，是一味常用中药，具有滋阴补血退热的作用，故阴虚内热的SS患者，均宜食之。

（二十九） 海参

性味甘咸，温，功用补肾益精、养血润燥。主治精血亏损、虚弱劳怯、阳痿梦遗、肠燥便秘、肺虚咳嗽咯血、肠风便血等。《食物宜忌》记载海参："补肾经，益精髓，消痰涎，摄小便，壮阳疗痿，杀疮虫。"《本草求原》："润五脏，滋精利水。"《随息居饮食谱》中说海参能"滋阴补血，健阳润燥，调经，养胎，利产"。可见，海参有滋补肝肾、强精壮阳的作用。凡有久虚成痨、精血耗损，症见眩晕耳鸣、腰酸乏力、梦遗滑精、小便频数的患者，都可将海参作为滋补之品。

海参中含有丰富的优质蛋白和氨基酸，其中包括人体7种必需氨基酸。所含的海参多糖能明显增加机体免疫细胞的活性，且富含维生素和锌、铁、钙、硒、碘等人体普遍缺乏的多种微量元素，营养全面，肉质细嫩，易于消化，以滋阴润燥见长，非常适合老年人、儿童以及体质虚弱者食用。

（三十） 燕窝

性味甘平，为高级滋补品，名贵佳肴。能养阴润燥、益气补中，凡久病体虚、羸瘦乏力、气怯食少以及老年痰喘、咳嗽咯血等均可作为食疗佳品，且对燥证最宜。《本草纲目拾遗》载："燕窝大养肺阴，化痰止嗽，补而能清，为调理虚损劳疾之圣药。一切病之由于肺虚不能清肃下行者，用此者可治之。"《本草再新》亦云："大补元气，润肺滋阴。"体质虚弱的SS患者，宜常食之。

（三十一） 银耳

又称白木耳、雪耳。性味甘淡、平，具有养阴润燥、补脾开胃、益气清肠、补脑安神、美容嫩肤、延年益寿之功。特点是滋润而不腻滞，对阴虚火旺不受参茸等温补的病人是一种良好的补品。《本草再新》载："润肺滋阴。"《饮片新参》中也说银耳："清补肺阴，滋液。"肺开窍于鼻，对于肺阴不足、阴虚有热、鼻干口渴的 SS 病人，最宜常食银耳。

银耳富有天然植物性胶质，加上它的滋阴作用，长期服用可以润肤，并有祛除脸部黄褐斑、雀斑的功效。银耳是种含膳食纤维的减肥食品，它的膳食纤维可助胃肠蠕动，减少脂肪吸收。银耳既能增强人体对肿瘤的免疫力，又可增强肿瘤患者对放、化疗的耐受力。

（三十二） 西洋参

又名花旗参、洋参，性味甘苦微凉，既能补气养阴，又能清虚火生津。对属气阴两伤而虚火偏盛症见咳喘痰血、虚热盗汗、口干咽燥和患热病后体虚者均有良效。《增订伪药条辨》认为："西参滋阴降火，东参提气助火，效用相反，凡是阴虚火旺，劳嗽之人，每用真西参。"现代研究具有抗缺氧、抗疲劳、抗休克、抗应激作用，能提高人体的免疫功能。SS 属气阴两虚兼火旺者，可用西洋参泡茶常饮，最为相宜。服用西洋参的同时，不宜食用萝卜，因其可以减弱西洋参的补益作用。

（三十三） 枸杞子

性味甘平，可补益肝肾之阴，益精明目。适用于虚劳精亏，腰膝酸痛，视力功能下降，眩晕耳鸣等病症。枸杞子具有多种保健功效，是药食同源食物。《神农本草经疏》记载枸杞子："润而滋补，兼能退热，而专于补肾润肺，生津益气，为肝肾真阴不足，劳乏内热补益之要药。"《太平圣惠方》载有枸杞粥：枸杞子 30g，粳米 60g，煮粥食用，对中老年人肝肾阴虚之头晕目眩、腰膝酸软、久视昏暗及糖尿病等，有一定效果。近代研究，枸杞子含多糖、甜菜碱、胡萝卜素、锗、锌等，具有延缓衰老、抗肿瘤、降血脂、防治脂肪肝、促进肝细胞再生的作用。SS 者常以之配合菊花泡茶饮，有清肝明目的效果。

第十二章

干燥综合征的
护理与康复

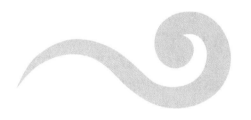

干燥综合征是一种慢性疾病，与其他弥漫性结缔组织病如系统性红斑狼疮、类风湿关节炎、系统性硬化等比较，病情进展相对缓慢，病情程度相对较轻。通过对 SS 患者实施有效的护理措施及健康宣教方案，使患者积极配合治疗护理，严格遵医嘱用药，密切观察病情变化，防治多系统损害，定期复查，可以有效控制病情，减少复发，一般预后良好。

一、 心理疏导

研究表明，SS 患者与正常人群，或类风湿关节炎、系统性红斑狼疮等其他风湿病相比，显得更为焦虑、抑郁，其恶劣心境影响他们的生活质量。SS 和焦虑、抑郁在流行病学上存在着明显的共病倾向[1]。SS 病程冗长，病情易反复，患者缺乏对疾病知识的了解，长期被严重的口眼干燥、关节疼痛等躯体症状所折磨，缺乏特效根治方法以及长期用药带来的经济负担等都会给患者带来焦虑、抑郁的负面情绪[2]。由此导致治疗的不规律、不合理，甚至对治疗失去信心，使病情恶化，甚至危及生命。

中医认为"百病皆生于气"，并把人的日常生活中情绪波动总结为喜、怒、忧、思、悲、恐、惊七种变化，称之为七情。正常情况下，七情不会致病，只有突然、强烈或长期持久的情绪刺激，超过了人体本身的承受能力，使人体气机紊乱，脏腑阴阳气血失调，才会导致疾病的发生。"百病皆生于气"即是指多种疾病的发生可以因脏腑经络气机失调所致，《素问·举痛论》记载有"怒则气上，喜则气缓，悲则气消，恐则气下，寒则气收，炅则气泄，惊则气乱，劳则气耗，思则气结"引起气机失调的九种病因，其中六种是由情志因素引起，可见情志致病的广泛性。此外情绪的异常波动，还有可能使病情加重或恶化，有学者研究发现情志刺激（经历较多生活事件）是 SS 发病的危险因素，尤其是负性情志刺激（即负性生活事件），且经历事件越多或者刺激量越大，发生 SS 的风险越大。同时经历较多负性生活事件、累积较多负性生活事件刺激量，亦可能加重 SS 患者的病情[3]。

综上所述，治疗 SS 应该把心理疏导放在首位，充分地进行医患沟通，注重患者的心理状态和情志变化。鼓励患者倾诉内心的感受，并给予同情和理解。耐心、详细地讲解 SS 的有关知识，让患者了解疾病的长期性、复发性和难治性，消除其紧张恐惧的心理障碍，鼓励患者正确面对疾病，保持积极乐观的心理状态，树立战胜疾病的信心，和健康人一样生活、工作和学习，以利于病情的恢复。

二、 一般护理

（一） 口干

pSS 患者因口腔唾液分泌减少，导致口干，严重者出现猖獗龋。口干症的护理包括：

1. 多饮水，每日饮水量 2000ml 以上，以湿润口腔、补充唾液来保护牙齿。

2. 勤漱口，保持口腔清洁。餐后用牙签将食物残渣清除，可减少龋齿和口腔继发感染的可能。指导正确的刷牙方法，坚持早晚用软毛刷刷牙，动作要轻柔。建议使用氟化物牙膏。对重度龋齿的患者，可用 0.1%~0.2%的氯己定漱口液漱口，消除牙齿上的菌斑。

3. 少吃甜食，忌食辛辣食物，戒烟酒，避免使用抗胆碱的药物（如阿托品，消旋山莨菪碱等）。

4. 注意口腔卫生，定期做牙科检查，观察口腔黏膜有无糜烂和溃疡，及时发现和处理溃疡。

（二） 眼干

眼干燥症是本病最常见的临床表现。多数患者因干燥性角、结膜炎，泪液分泌减少出现眼睛干涩、异物感、沙砾感、烧灼感或眼睛发红、眼前幕状遮蔽感等。

可用人工泪液（3 次/d）滴眼；睡眠前可用 0.5%羧甲基纤维素钠滴眼液，或用硼酸、金霉素软膏涂眼，以保护角膜。干燥性角膜炎者局部可用 10%磺胺醋酸钠滴眼液及抗生素眼膏以减少局部刺激症状，防止继发感染。也不要长期使用多种滴眼液。

平时要防止眼睛疲劳或用眼过度，勿用手揉眼睛；避免长时间看电视、手机、书报等，少用电脑或少夜间驾车，增加卧床和睡眠时间。因强光、灰尘会刺激眼睛，加重症状，因此室内光线应暗淡，避免强光刺激，日光强外出时用遮阳伞，多风天气外出时戴遮阳镜。

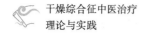
（三） 鼻干

鼻道干燥者可用生理盐水滴鼻，4 次/d，或用滴鼻液、甘油、食用油滴鼻，以保持鼻腔湿润润。戒除挖鼻不良习惯，不宜用力擤鼻，防止损伤出血。

（四） 皮肤干燥

保持皮肤清洁，勤换衣裤、被褥。皮肤干燥瘙痒时防止抓破皮肤，引起感染。洗浴时水温不宜过高，少用或不用碱性肥皂。沐浴后不要完全擦干皮肤，而是轻柔的吸干水分，保留一定的湿度，并使用一些皮肤润滑剂和皮肤保湿剂，避免使用刺激性化妆品。

三、 特殊护理

（一） 唇腺活检前后护理

唇腺活检是 SS 的一种诊断手段，活检前应向患者讲解活检的必要性和过程以及造成的创伤范围，告知术中注意事项及配合方法。活检后可用冰袋置唇外以减少疼痛。如因疼痛不敢张口者，可给高热量、高蛋白流质饮食用吸管吸入，待感觉张口疼痛能忍时可进普通饮食。

（二） 呼吸道护理

SS 由于气管腺体分泌减少可出现干咳，痰液不易咳出，易合并呼吸道感染；肺间质病变可出现气促，严重者呼吸困难。因此要保持室内空气新鲜，温度 18~20℃，湿度 50%~60% 为宜。可以使用室内空气加湿器，尽量不用空调。必要时予吸氧、超声雾化。

（三） 肾小管酸中毒护理

SS 低钾血症出现时要密切观察患者的神志、呼吸、血压、心率、肢体活动情况变化，及时给予补钾、补钙及碳酸氢钠或枸橼酸钠合剂。注意有无乏力、厌食、恶心、心悸、气短等症状，准确记录出入量，留取样本做好各项化验检查[4]。

四、 饮食调摄

饮食宜清淡，宜进食高蛋白、高维生素、高热量、易消化的半流质食物，可选食面条、米粥、番茄汤、银耳汤，避免干性食品如饼干等，保证充足的营养。少食多餐，严禁暴饮暴食。宜食滋阴清热生津的蔬菜、水果和牛乳，如丝瓜、芹菜、豆豉、黄花菜、西瓜、甜橙、鲜梨、鲜藕等。口舌干燥者可常含话梅、藏青果等或常饮酸梅汁、柠檬汁等饮品，切忌过酸。或平素用西洋参、白菊花、金银花、麦冬、石斛等泡茶代饮，以保持口腔湿润。

严格禁酒，因酒性辛热，最易耗津。少食辛辣、香燥、温热之品，如浓茶、咖啡、油炸食物、羊肉、狗肉、鹿肉及姜、葱、蒜、辣椒、胡椒、花椒、茴香等。

激素治疗后常导致食欲增加，宜少量多餐，细嚼慢咽。对有低钾血症者，嘱患者多食富含钾的食物，如奶制品、豆类及橘、橙、绿叶蔬菜等，以补充体内钾盐，必要时口服补钾。

五、 康复指导

SS 患者完全可以同正常人一样生活、工作和学习，但要保持良好的生活习惯，按时作息，避免过度劳累和熬夜。根据个体的病情、体力、爱好选择适宜体育活动，如散步、慢跑、太极拳、健身操等，以提高抗病能力。教会患者练习咽津功，即每日晨起端坐，凝神悬虑，舌抵上腭，闭口调息，津液自生，待到津生满口时，分 3 次缓缓咽下，日久则受益。

正确认识自身的疾病，了解保健常识，保持愉快的心情，消除不良心理因素，避免情绪突然激动。要遵医嘱按时服药，不可突然停药或减量过快。并做到定期随诊，如出现发热、腮腺突然肿痛、上呼吸道感染、口眼干燥或关节疼痛明显加重、血小板降低、蛋白尿等情况要及时就诊。

参考文献

[1] 谢斌华，陈勇. 焦虑、抑郁的免疫机制及其在原发性干燥综合征中的研究进展 [J]. 浙江中医，2011，33 (10)：1551-1555.

［2］ 杨晓燕.干燥综合征相关的抑郁焦虑发生的研究进展［J］.云南医药，
2017，38（6）：643-645.

［3］ 孟凡艳.情志因素与原发性干燥综合征发生风险的相关性研究［D］.
沈阳：中国医科大学，2018.

［4］ 孙琳，王熠.干燥综合征的中西医结合护理进展［J］.天津护理，
2010，18（4）：245-246.

方剂索引

一画

一贯煎（《续名医类案》）：北沙参、麦冬、生地黄、枸杞、当归、川楝子

二画

二仙汤（《高血压病的中医理论和治疗》）：仙茅、淫羊藿、巴戟天、当归、知母、黄柏

二至丸（《医方集解》）：女贞子、旱莲草

十全大补汤（《太平惠民和剂局方》）：人参、肉桂、川芎、地黄、茯苓、白术、炙甘草、黄芪、当归、白芍

七味白术散（《小儿药证直诀》）：人参、白术、茯苓、甘草、木香、藿香、葛根

八珍汤（《正体类要》）：人参、白术、茯苓、当归、川芎、熟地黄、白芍、甘草、姜、枣

三画

三仁汤（《温病条辨》）：杏仁、飞滑石、白通草、白蔻仁、竹叶、厚朴、生薏苡仁、半夏

大补元煎（《景岳全书》）：人参、熟地黄、杜仲、山药、当归、山茱萸、枸杞子、炙甘草

大补地黄丸（《证治准绳》）：黄柏、熟地黄、当归、山药、枸杞子、知母、山茱萸、白芍、生地黄、肉苁蓉、玄参

大补阴丸（《丹溪心法》）：黄柏、知母、熟地黄、龟板、猪脊髓

大定风珠（《温病条辨》）：白芍、阿胶、龟板、干地黄、麦冬、龟板、麻仁、五味子、生牡蛎、麦冬、鳖甲、甘草、鸡子黄

大黄䗪虫丸（《金匮要略》）：熟大黄、土鳖虫、水蛭、虻虫、蛴螬、干漆、桃仁、苦杏仁、黄芩、干地黄、白芍、甘草

小柴胡汤（《伤寒论》）：柴胡、黄芩、人参、半夏、炙甘草、生姜、大枣

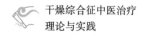

千金麦门冬汤（《千金翼方》）：麦冬、桔梗、桑皮、半夏、生地黄、紫菀、竹茹、麻黄、五味子、生姜、甘草

千金苇茎汤（《备急千金要方》）：苇茎、薏苡仁、瓜瓣、桃仁

四画

天麻钩藤饮（《杂病证治新义》）：天麻、钩藤、石决明、栀子、黄芩、川牛膝、杜仲、益母草、桑寄生、夜交藤、朱茯神

五苓散（《伤寒论》）：白术、桂枝、茯苓、猪苓、泽泻

五子衍宗丸（《摄生众妙方》）：枸杞子、菟丝子、覆盆子、五味子、车前子

五味消毒饮（《医宗金鉴》）：金银花、野菊花、蒲公英、紫花地丁、紫背天葵

升阳益胃汤（《脾胃论》）：黄芪、半夏、人参、炙甘草、独活、防风、白芍、羌活、橘皮、茯苓、泽泻、柴胡、白术、黄连、姜、枣

升陷汤（《医学衷中参西录》）：黄芪、知母、柴胡、升麻、桔梗

升降散（《伤寒瘟疫条辨》）：僵蚕、姜黄、蝉蜕、大黄

化肝煎（《景岳全书》）：青皮、陈皮、芍药、牡丹皮、栀子（炒）、泽泻、土贝母

乌梅丸（《伤寒论》）：乌梅、细辛、干姜、黄连、当归、附子、蜀椒、桂枝、人参、黄柏

六君子汤（《校注妇人良方》）：人参、白术、茯苓、半夏、陈皮、炙甘草

六味地黄丸（《小儿药证直诀》）：熟地黄、山茱萸、山药、泽泻、牡丹皮、茯苓

双合汤（《万病回春》）：当归、川芎、白芍、生地黄、陈皮、半夏、白茯苓、桃仁、红花、白芥子、甘草

五画

玉女煎（《景岳全书》）：熟地黄、石膏、知母、麦冬、牛膝

玉屏风散（《医方类聚》）：黄芪、白术、防风

甘草泻心汤（《伤寒论》）：甘草、人参、干姜、黄芩、半夏、黄连、大枣

甘露饮（《太平惠民和剂局方》）：熟地黄、生地黄、天冬、麦冬、枇杷叶、黄芩、石斛、枳壳、甘草、茵陈

甘露消毒丹（《温热经纬》）：黄芩、藿香、连翘、茵陈、射干、滑石、薄荷、石菖蒲、白豆蔻、川贝母、木通

左归丸（《景岳全书》）：熟地黄、山药、枸杞、山茱萸、川牛膝、菟丝子、鹿胶、龟胶

268

左金丸（《丹溪心法》）：黄连、吴茱萸

右归丸（《景岳全书》）：熟地黄、炮附片、肉桂、山药、酒茱萸、菟丝子、鹿角胶、枸杞子、当归、盐杜仲

平胃散（《太平惠民和剂局方》）：苍术、厚朴、陈皮、炙甘草

归脾汤（《重订严氏济生方》）：白术、茯神、黄芪、龙眼肉、酸枣仁、人参、木香、甘草、姜、枣

四二五合方（《刘奉五妇科经验》）：当归、川芎、白芍、熟地黄、覆盆子、菟丝子、五味子、车前子、牛膝、枸杞子、仙茅、淫羊藿

四生丸（《校注妇人良方》）：生荷叶、生柏叶、生艾叶、生地黄

四君子汤（《太平惠民和剂局方》）：人参、茯苓、白术、甘草

四妙勇安汤（《验方新编》）：金银花、当归、玄参、甘草

四神煎（《验方新编》）：生黄芪、金银花、石斛、牛膝、远志

四藤一仙汤（《祝谌予经验方》）：鸡血藤、钩藤、络石藤、海风藤、威灵仙

生血润肤饮（《医学正传》）：当归、生地黄、熟地黄、黄芪、天冬、麦冬、五味子、黄芩、栝楼仁、桃仁泥、酒红花、升麻

生脉散（《内外伤辨惑论》）：人参、麦冬、五味子

失笑散（《太平惠民和剂局方》）：蒲黄、五灵脂

半夏泻心汤（《伤寒论》）：半夏、黄芩、干姜、人参、炙甘草、黄连、大枣

加味逍遥散（《校注妇人良方》）：当归、白芍、茯苓、白术、柴胡、牡丹皮、炒栀子、炙甘草

加减木防己汤（《温病条辨》）：防己、桂枝、石膏、杏仁、滑石、白通草、薏苡仁

圣愈汤（《兰室秘藏》）：当归、熟地黄、川芎、白芍、人参、黄芪

六画

地黄饮子（《宣明论方》）：熟干地黄、巴戟天、山茱萸、石斛、肉苁蓉、附子、五味子、官桂、白茯苓、麦冬、石菖蒲、远志

芎芷石膏汤（《医宗金鉴》）：川芎、白芷、石膏、藁本、羌活、菊花

过敏煎（《祝谌予经验方》）：银柴胡、防风、乌梅、五味子、甘草

百合固金汤（《医方集解》）：生地黄、熟地黄、麦冬、百合、芍药、当归、贝母、生甘草、玄参、桔梗

当归四逆汤（《伤寒论》）：当归、桂枝、芍药、细辛、通草、甘草

当归饮子（《重订严氏济生方》）：当归、白芍、川芎、生地黄、白蒺藜、防风、荆芥穗、何首乌、黄芪、炙甘草

当归补血汤（《内外伤辨惑论》）：黄芪、当归

当归拈痛汤（《医学发明》）：当归、羌活、人参、苦参、升麻、葛根、苍术、黄芩、茵陈、防风、知母、泽泻、猪苓、白术、炙甘草

血府逐瘀汤（《医林改错》）：当归、生地黄、桃仁、红花、枳壳、赤芍、柴胡、甘草、桔梗、川芎、牛膝

导痰汤（《校注妇人良方》）：半夏、南星、枳实、茯苓、橘红、甘草、姜

异功散（《小儿药证直诀》）：人参、白术、茯苓、炙草、陈皮

防己黄芪汤（《金匮要略》）：防己、黄芪、白术、甘草、生姜、大枣

七画

麦门冬汤（《金匮要略》）：麦冬、半夏、人参、甘草、粳米、大枣

芩连四物汤（《医宗金鉴》）：当归、熟地黄、川芎、白芍、黄芩、黄连

杏仁桔梗煎（《景岳全书》）：桔梗、杏仁、甘草、阿胶、金银花、麦冬、百合、夏枯草、连翘、贝母、枳壳、大血藤

杞菊地黄丸（《中国药典》）：熟地黄、山茱萸、山药、泽泻、牡丹皮、茯苓、枸杞、菊花

沙参麦冬汤（《温病条辨》）：北沙参、玉竹、生甘草、冬桑叶、麦冬、白扁豆、天花粉

补中益气汤（《脾胃论》）：黄芪、人参、白术、当归、陈皮、升麻、柴胡、甘草

八画

肾气丸（《金匮要略》）：炮附子、熟地黄、山茱萸、泽泻、肉桂、牡丹皮、山药、茯苓

知柏地黄丸（《医宗金鉴》）：知母、熟地黄、黄柏、山茱萸、山药、牡丹皮、茯苓、泽泻

参苓白术散（《太平惠民和剂局方》）：人参、茯苓、白术（炒）、山药、白扁豆（炒）、莲子、薏苡仁（炒）、砂仁、桔梗、甘草

九画

茵陈蒿汤（《伤寒论》）：茵陈、栀子、大黄

牵正散（《杨氏家藏方》）：白附子、白僵蚕、全蝎

香砂六君子汤（《医宗金鉴》）：人参、白术、茯苓、甘草、陈皮、半夏、砂仁、木

香、生姜

独活寄生汤（《备急千金要方》）：独活、秦艽、防风、芍药、茯苓、当归、牛膝、桑寄生、干地黄、杜仲、川芎、人参、甘草、细辛、桂心

养阴清肺汤（《重楼玉钥》）：贝母、牡丹皮、薄荷、炒白芍、大生地、麦冬、生甘草、玄参

宣痹汤（《温病条辨》）：防己、杏仁、滑石、连翘、栀子、薏苡仁、半夏、晚蚕砂、赤小豆皮

十画

桂枝汤（《伤寒论》）：桂枝、芍药、炙甘草、生姜、大枣

桃红四物汤（《医宗金鉴》）：桃仁、红花、当归、生地黄、芍药、川芎

柴平煎（《内经拾遗方论》）：柴胡、黄芩、人参、半夏、甘草、陈皮、苍术、厚朴、生姜、大枣

柴胡桂枝汤（《伤寒论》）：柴胡、黄芩、人参、甘草、半夏、桂枝、芍药、大枣、生姜

柴胡疏肝散（《医学统旨》）：柴胡、芍药、枳壳、川芎、香附、陈皮、甘草

柴胡解毒汤（《刘渡舟经验方》）：柴胡、黄芩、茵陈、土茯苓、凤尾草、贯众、草河车

逍遥散（《太平惠民和剂局方》）：当归、芍药（白）、茯苓、白术、柴胡、薄荷、甘草、生姜

益胃汤（《温病条辨》）：沙参、麦冬、生地黄、玉竹、冰糖

消风散（《外科正宗》）：当归、生地黄、防风、蝉蜕、知母、苦参、胡麻仁、荆芥、苍术、牛蒡子、石膏、甘草、木通

十一画

理中丸（《伤寒论》）：人参、白术、干姜、炙甘草

黄芪桂枝五物汤（《金匮要略》）：黄芪、桂枝、芍药、生姜、大枣

萆薢分清饮（《杨氏家藏方》）：川萆薢、益智仁、石菖蒲、乌药

猪苓汤（《伤寒论》）：猪苓、茯苓、泽泻、滑石、阿胶

麻杏石甘汤（《伤寒论》）：麻黄、杏仁、生石膏、炙甘草

旋覆代赭汤（《伤寒论》）：旋覆花、代赭石、人参、半夏、甘草、生姜、大枣

清气化痰丸（《医方考》）：陈皮、杏仁、枳实、黄芩、瓜蒌仁、茯苓、胆南星、制

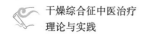
半夏、姜汁

清心莲子饮（《太平惠民和剂局方》）：黄芪、麦冬、地骨皮、车前子、人参、黄芩、石莲肉、白茯苓、甘草

清瘟败毒饮（《疫疹一得》）：石膏、生地黄、犀角、黄连、栀子、桔梗、黄芩、知母、赤芍、玄参、连翘、牡丹皮、鲜竹叶、甘草

清燥救肺汤（《医门法律》）：桑叶、石膏、人参、胡麻仁、阿胶、麦冬、杏仁、枇杷叶、甘草

十二画

葛根汤（《伤寒论》）：葛根、麻黄、桂枝、白芍、炙甘草、生姜、大枣

普济消毒饮（《东垣试效方》）：黄芩、黄连、橘红、玄参、生甘草、连翘、牛蒡子、板蓝根、马勃、白僵蚕、升麻、柴胡、薄荷、桔梗

温胆汤（《备急千金要方》）：半夏、茯苓、竹茹、枳实、陈皮、甘草

温清饮（《丹溪心法附余》）：当归、白芍、熟地黄、川芎、黄连、黄芩、黄柏、栀子

滋水清肝饮（《医宗己任编》）：熟地黄、山茱萸、山药、当归、白芍、泽泻、酸枣仁、茯苓、柴胡、栀子、牡丹皮

滋肾通关丸（《兰室秘藏》）：黄柏、知母、肉桂

犀角升麻汤（《普济本事方》）：犀角、升麻、防风、羌活、白芷、黄芩、川芎、白附子、甘草

犀角地黄汤（《备急千金要方》）：芍药、地黄、牡丹皮、犀角屑

十三画以上

膈下逐瘀汤（《医林改错》）：当归、川芎、桃仁、牡丹皮、赤芍、乌药、玄胡索、香附、红花、五灵脂、枳壳、甘草

增液汤（《温病条辨》）：生地黄、麦冬、玄参

增液润燥汤（《自拟经验方》）：生地黄、麦冬、玄参、升麻、葛根、当归、枸杞子、天花粉、山慈菇